Hans-Christoph Pape, Frank Hildebrand (Hrsg.)

Basis-OPs – Top 20 in der orthopädischen Chirurgie

Hans-Christoph Pape
Frank Hildebrand (Hrsg.)

Basis-OPs – Top 20 in der orthopädischen Chirurgie

Mit Beiträgen von: Prof. Dr. med. Jonas Andermahr, Mechernich; PD Dr. med. Maurice Balke, Köln; Dr. med. Marc Banerjee, Köln; Dr. med. Ingo J. Banke, München; Prof. Dr. med. Gerhard Bauer, Stuttgart; Prof. Dr. med. Bertil Bouillon, Köln; Dr. med. Bernhard Fuß, Aachen; PD Dr. med. Ralph Gaulke, Hannover; PD Dr. med. Matthias Gebauer, Hamburg; Prof. Dr. med. Thorsten Gehrke, Hamburg; Prof. Dr. med. Torsten Gerich, Luxembourg; Prof. Dr. med. Paul A. Grützner, Ludwigshafen; PD Dr. med. Carl Haasper, Hamburg; Univ.-Prof. Dr. med. Andreas B. Imhoff, München; Dr. med. Ulf G. Leichtle, Tübingen; Dr. med. Wolfram Lipka, Laatzen; PD Dr. med. Reinhard Meier, Offenburg; PD Dr. med. Dietrich Pape, Luxembourg; Prof. Dr. med. Stefan Rammelt, Dresden; Prof. Dr. med. Dieter Rixen, Duisburg; Prof. Dr. med. Oliver Rühmann, Laatzen; Dr. med. Markus-Johannes Rueth, Stuttgart; PD Dr. med. Christian J. P. Simanski, Köln; Dr. med. Christoph G. Wölfl, Ludwigshafen; Prof. Dr. med. Nikolaus Wülker, Tübingen; Dr. med. Markus Wünsch, Laatzen; Prof. Dr. med. Johannes Zeichen, Minden; Prof. Dr. med. Hans Zwipp, Dresden

1. Auflage

ELSEVIER
URBAN & FISCHER

URBAN & FISCHER München

Zuschriften an:
Elsevier GmbH, Urban & Fischer Verlag, Hackerbrücke 6, 80335 München
E-Mail: medizin@elsevier.de

Wichtiger Hinweis für den Benutzer
Die Erkenntnisse in der Medizin unterliegen laufendem Wandel durch Forschung und klinische Erfahrungen. Herausgeber und Autoren dieses Werkes haben große Sorgfalt darauf verwendet, dass die in diesem Werk gemachten therapeutischen Angaben (insbesondere hinsichtlich Indikation, Dosierung und unerwünschter Wirkungen) dem derzeitigen Wissensstand entsprechen. Das entbindet den Nutzer dieses Werkes aber nicht von der Verpflichtung, anhand weiterer schriftlicher Informationsquellen zu überprüfen, ob die dort gemachten Angaben von denen in diesem Werk abweichen und seine Verordnung in eigener Verantwortung zu treffen.

Für die Vollständigkeit und Auswahl der aufgeführten Medikamente übernimmt der Verlag keine Gewähr.
Geschützte Warennamen (Warenzeichen) werden in der Regel besonders kenntlich gemacht (®). Aus dem Fehlen eines solchen Hinweises kann jedoch nicht automatisch geschlossen werden, dass es sich um einen freien Warennamen handelt.

Bibliografische Information der Deutschen Nationalbibliothek
Die Deutsche Nationalbibliothek verzeichnet diese Publikation in der Deutschen Nationalbibliografie; detaillierte bibliografische Daten sind im Internet über http://www.d-nb.de/ abrufbar.

1. Auflage 2014

Der Urban & Fischer Verlag ist ein Imprint der Elsevier GmbH.

14 15 16 17 18 5 4 3 2 1

Um den Textfluss nicht zu stören, wurde bei Patienten und Berufsbezeichnungen die grammatikalisch maskuline Form gewählt. Selbstverständlich sind in diesen Fällen immer Frauen und Männer gemeint.

Planung und Lektorat: Dr. Martina Braun, München; Julia Glöckner, München
Redaktion: Janin Schroth, München
Herstellung: Petra Laurer, München
Satz: abavo GmbH, Buchloe/Deutschland; TnQ, Chennai/Indien
Druck und Bindung: Printer Trento, Italien
Umschlaggestaltung: SpieszDesign, Neu-Ulm
Titelfotografie: © smartmediadesign-Fotolia.com

ISBN Print 978-3-437-24816-0
ISBN e-Book 978-3-437-16737-9

Aktuelle Informationen finden Sie im Internet unter **www.elsevier.de** und **www.elsevier.com**

Vorwort

Genaue Kenntnisse bezüglich Indikationsstellung, peri- bzw. intraoperativem Vorgehen und adäquaten Behandlungskonzepten sind wesentliche Voraussetzungen für ein optimales Behandlungsergebnis. Dementsprechend ist eine suffiziente Vorbereitung auf die durchzuführende Operation für das operative Ergebnis und den eigenen Lernerfolg von entscheidender Bedeutung. Allerdings ist es in Zeiten einer zunehmenden Arbeitsverdichtung und knapper werdenden personellen Ressourcen sowie bei dringlichen Operationsindikationen nicht immer möglich, eine langwierige Operationsvorbereitung durchzuführen.

Dieses Buch möchte Assistenzärzten und jungen Fachärzten in der Orthopädie und Unfallchirurgie die Möglichkeit geben, die Operationsschritte des entsprechenden Eingriffs schnell und übersichtlich zu erfassen, um eine sorgfältige, gleichzeitig aber auch suffiziente Operationsvorbereitung zu gewährleisten. Es fokussiert auf die durch Assistenzärzte oder junge Fachärzte am häufigsten durchgeführten Operationen mit verschiedenen Schwierigkeitsgraden.

20 der häufigsten Operationen, die in der Assistenzarztzeit und als junger Facharzt durchgeführt werden, wurden aus der großen Fülle bekannter Verfahren ausgewählt und systematisch bearbeitet. Es wurde besonderer Wert darauf gelegt, eine weitgehend einheitliche Struktur zur Darstellung der Operationsverfahren zu gewährleisten und die Beschreibungen anhand einer Vielzahl von Abbildungen möglichst anschaulich zu gestalten. Somit soll zum einen eine rasche Orientierung innerhalb der Kapitel ermöglicht werden, zum anderen Merkhilfen für die jeweilige Operation zur Verfügung gestellt werden. Neben wichtiger anatomischer Aspekte werden das klinische Bild und notwendige Verfahren zur Diagnosestellung beschrieben, die zur Indikationsstellung unerlässlich sind. Weiterhin erfolgt die Darstellung das peri- und intraoperativen Vorgehens unter besonderer Berücksichtigung von Patientenaufklärung, Patientenlagerung und des benötigten Instrumentariums. Die einzelnen Operationsschritte werden ausführlich mithilfe einer Vielzahl von Abbildungen erläutert. Informationen zur Nachbehandlung und zu möglichen Komplikationen sowie Literaturhinweise zur vertiefenden Lektüre schließen die Kapitel ab.

Aachen, im März 2014

Univ.-Prof. Dr. med. Hans-Christoph Pape

Univ.-Prof. Dr. med. Frank Hildebrand

Adressen

Herausgeber

Univ.-Prof. Dr. med. Frank Hildebrand, MHBA
Uniklinik RWTH Aachen
Klinik für Unfall- und Wiederherstellungschirurgie
Pauwelsstr. 30
52074 Aachen

Univ.-Prof. Dr. med. Hans-Christoph Pape, FACS
Uniklinik RWTH Aachen
Klinik für Unfall- und Wiederherstellungschirurgie
Pauwelsstr. 30
52074 Aachen

Autoren

Prof. Dr. med. Jonas Andermahr
Abteilung für Unfallchirurgie
Kreiskrankenhaus Mechernich
St. Elisabeth-Str. 2–6
53894 Mechernich

PD Dr. med. Maurice Balke
Klinik für Orthopädie, Unfallchirurgie und Sporttraumatologie
Köln Merheim
Kliniken der Stadt Köln
Ostmerheimerstr. 200
51109 Köln

Dr. med. Marc Banerjee
Klinik für Orthopädie, Unfallchirurgie und Sporttraumatologie
Köln-Merheim
Kliniken der Stadt Köln
Ostmerheimerstr. 200
51109 Köln

Dr. med. Ingo J. Banke
Klinik für Orthopädie und Sportorthopädie
Klinikum rechts der Isar
Ismaninger Str. 22
81675 München

Prof. Dr. med. Gerhard Bauer
Sportklinik Stuttgart
Taubenheimstr. 8
70372 Stuttgart

Prof. Dr. med. Bertil Bouillon
Klinik für Orthopädie, Unfallchirurgie und Sporttraumatologie
Kliniken der Stadt Köln
Ostmerheimerstr. 200
51109 Köln

Dr. med. Bernhard Fuß
Praxisklinik Orthopädie
Franziskushospital
Sanatoriumstr. 10
52064 Aachen

PD Dr. med. Ralph Gaulke
Unfallchirurgische Klinik
Medizinische Hochschule Hannover
Carl-Neuberg-Str. 1
30625 Hannover

PD Dr. med. Matthias Gebauer, MBA
Gelenkchirurgie
HELIOS ENDO-Klinik Hamburg
Holstenstr. 2
22767 Hamburg

Prof. Dr. med. Thorsten Gehrke
Gelenkchirurgie
HELIOS ENDO-Klinik Hamburg
Holstenstr. 2
22767 Hamburg

Prof. Dr. med. Torsten Gerich
Service d'Orthopédie et de Traumatologie
Centre Hospitalier de Luxembourg
4, rue Barblé
L-1210 Luxembourg

Prof. Dr. med. Paul A. Grützner
Klinik für Unfallchirurgie und Orthopädie
Berufsgenossenschaftliche Unfallklinik Ludwigshafen
Ludwig-Guttmann-Str. 13
67071 Ludwigshafen

PD Dr. med. Carl Haasper
Gelenkchirurgie
HELIOS ENDO-Klinik Hamburg
Holstenstr. 2
22767 Hamburg

Univ.-Prof. Dr. med. Andreas B. Imhoff
Abteilung für Sportorthopädie
Klinikum rechts der Isar
Ismaninger Str. 22
81675 München

Dr. med. Ulf G. Leichtle
Klinik für Orthopädie
Universitätsklinikum Tübingen
Hoppe-Seyler-Str. 3
72076 Tübingen

Dr. med. Wolfram Lipka
Klinik für Orthopädie, Unfallchirurgie und Sportmedizin
Klinikum Agnes Karll Laatzen/Klinikum Region Hannover
Hildesheimer Str. 158
30880 Laatzen

PD Dr. med. Reinhard Meier, MHBA
Unfall-, Hand- und Wiederherstellende Chirurgie
Ortenau Klinikum Offenburg-Gengenbach
Ebertplatz 12
77654 Offenburg

PD Dr. med. Dietrich Pape
Clinique d'Eich, Centre Hospitalier de Luxembourg
Akadem. Lehrkrankenhaus der Universität des Saarlandes
78, rue d'Eich
L-1460 Luxembourg

Prof. Dr. med. Stefan Rammelt
UniversitätsCentrum für Orthopädie und Unfallchirurgie
Universitätsklinikum Carl Gustav Carus der TU Dresden
Fetscherstr. 74
01307 Dresden

Prof. Dr. med. Dieter Rixen
Klinik für Orthopädie und Unfallchirurgie
Berufsgenossenschaftliche Unfallklinik Duisburg
Großenbaumer Allee 250
47249 Duisburg

Prof. Dr. med. Oliver Rühmann
Klinik für Orthopädie, Unfallchirurgie und Sportmedizin
Klinikum Agnes Karll Laatzen/Klinikum Region Hannover
Hildesheimer Str. 158
30880 Laatzen

Dr. med. Markus-Johannes Rueth
Sportklinik Stuttgart
Taubenheimstr. 8
70372 Stuttgart

PD Dr. med. Christian J. P. Simanski
Klinik für Orthopädie, Unfallchirurgie und Sporttraumatologie
Köln-Merheim
Lehrstuhl für Unfallchirurgie/Orthopädie der Universität Witten-Herdecke
Kliniken der Stadt Köln gGmbH
Ostmerheimer Str. 200
51109 Köln

Dr. med. Christoph G. Wölfl
Klinik für Unfallchirurgie und Orthopädie
Berufsgenossenschaftliche Unfallklinik Ludwigshafen
Ludwig-Guttmann-Str. 13
67071 Ludwigshafen

Prof. Dr. med. Nikolaus Wülker
Klinik für Orthopädie
Universitätsklinikum Tübingen
Hoppe-Seyler-Str. 3
72076 Tübingen

Dr. med. Markus Wünsch
Klinik für Orthopädie, Unfallchirurgie und Sportmedizin
Klinikum Agnes Karll Laatzen/Klinikum Region Hannover
Hildesheimer Str. 158
30880 Laatzen

Prof. Dr. med. Johannes Zeichen
Klinik für Unfallchirurgie und Orthopädie
Mühlenkreiskliniken
Hans-Nolte-Str. 1
32429 Minden

Prof. Dr. med. Hans Zwipp
UniversitätsCentrum für Orthopädie und Unfallchirurgie
Universitätsklinikum Carl Gustav Carus der TU Dresden
Fetscherstr. 74
01307 Dresden

Abkürzungen

A.	Arteria
Aa.	Arteriae
a. p.	anterior-posterior
ACFM	A. circumflexa femoris medialis
ACG	Akromioklavikulargelenk
ACT	autologe Knorpelzelltransplantation
AI	Akromion-Index
AL	anterolateral
AO	Arbeitsgemeinschaft für Osteosynthesefragen
ARCO	Association Research Circulation Osseous
AVN	avaskuläre Nekrose des Hüftkopfs
CC-Gelenk	Kalkaneokuboidalgelenk
CHL	korakohumerales Ligament
CRP	C-reaktives Protein
CRPS	komplexes regionales Schmerzsyndrom
CT	Computertomografie
DFO	medial schließende distale Femurosteotomie
DIP-Gelenk	distales Interphalangealgelenk
ECRB	M. extensor carpi radialis brevis
ECRL	M. extensor carpi radialis longus
ED	M. extensor digitorum
FAI	femoroazetabuläres Impingement
FCL	Lig. fibulocalcaneare
FDL	M. flexor digitorum longus
FTA	Lig. fibulotalare anterius
FTP	Lig. fibulotalare posterius
HKB	hinteres Kreuzband
HTO	medial aufklappende Osteotomie des Tibiakopfs
IMT-Winkel	Intermetatarsalwinkel
IP-Gelenk	Interphalangealgelenk
LAA	lateraler Akromionwinkel
LCE	lateraler Zentrum-Erker-Winkel
Lig.	Ligamentum
M.	Musculus
Mm.	Musculi
MACI	matrix-gestützte autologe Chondrozytenimplantation
mLDFA	mechanischer lateraler distaler femoraler Winkel
mMPTA	mechanischer medialer proximaler tibialer Winkel
MRT	Magnetresonanztomografie
MT	Os metatarsale
MTP-Gelenk	Metatarsophalangealgelenk
MTP-Winkel	Metatarsophalangealwinkel
N.	Nervus
Nn.	Nervi
NC-Gelenk	Navikulokuboidalgelenk
NSAR	nichtsteroidale Antirheumatika
OATS	osteochondrale autologe Transplantation
OCT	osteochondrale Transplantation
OSG	oberes Sprunggelenk
PASTA	Partial Articular Surface Tendon Avulsion
PB	M. peroneus brevis
PE	Polyethylen
PET	Positronen-Emissions-Tomografie
PIP-Gelenk	proximales Interphalangealgelenk
PM	posteromedial
RPI	Retinaculum peroneale inferius
SGHL	superiores glenohumerales Ligament
SPECT	Single-Photon-Emissions-Computertomografie
SPR	Retinaculum peroneale superius
TMT-Gelenk	Tarsometatarsalgelenk
TMT-I-Gelenk	Tarsometatarsal-I-Gelenk
TN-Gelenk	Talonavikulargelenk
TP	M. tibialis posterior
VKB	vorderes Kreuzband

Benutzerhinweise

DIAGNOSTIK

Hier finden Sie die obligate Diagnostik.

! AUFKLÄRUNGSPUNKTE

In diesem Kasten sind wichtige Aufklärungspunkte aufgeführt.

Dieser Kasten zeigt mögliche Pitfalls bei der Operation auf.

i

In diesem Kasten finden Sie grundsätzliche Informationen und Praxistipps.

Abbildungsnachweis

Der Verweis auf die jeweilige Abbildungsquelle befindet sich bei allen Abbildungen im Werk am Ende des Legendentexts in eckigen Klammern.

F558 D. Paley und J. Pfeil (2000): Prinzipien der kniegelenknahen Deformitätenkorrektur, Der Orthopäde, Vol. 29, Issue 1, pp. 18–38; Abb. 1 Seite 19

F559 Endres T, Grass R, Rammelt S, Zwipp H. Ankle arthrodesis with four cancellous lag screws. Oper Orthop Traumatol 2005;17 (4–5)

L255 Irina Kart, Berlin

M356/M727 Prof. Dr. med. Paul A. Grützner/Dr. med. Christoph G. Wölfl, Berufsgenossenschaftliche Unfallklinik Ludwigshafen

M373/M725 Prof. Dr. med. Stefan Rammelt/Prof. Dr. med. Hans Zwipp, UniversitätsCentrum für Orthopädie und Unfallchirurgie, Universitätsklinikum Carl Gustav Carus der TU Dresden

M704/M705 Univ.-Prof. med. Dr. Andreas B. Imhoff/Dr. med. Ingo J. Banke, Klinikum rechts der Isar, München

M706 PD Dr. med. Reinhard Meier, Unfall-, Hand- und Wiederherstellende Chirurgie, Ortenau Klinikum Offenburg-Gengenbach

M707/M708/M709 Prof. Dr. med. Bertil Bouillon/PD Dr. med. Maurice Balke/Dr. med. Marc Banerjee, Klinik für Orthopädie, Unfallchirurgie und Sporttraumatologie Köln Merheim, Kliniken der Stadt Köln

M710/M711 Prof. Dr. med. Gerhard Bauer/Dr. med. Markus-Johannes Rueth, Sportklinik Stuttgart

M712/M713 Prof. Dr. med. Thorsten Gehrke/PD Dr. med. Matthias Gebauer, HELIOS ENDO-Klinik Hamburg

M712/M714 Prof. Dr. med. Thorsten Gehrke/PD Dr. med. Carl Haasper, HELIOS ENDO-Klinik Hamburg

M715/M716/M717 Prof. Dr. med. Oliver Rühmann/Dr. med. Markus Wünsch/Dr. med. Wolfram Lipka, Klinik für Orthopädie, Unfallchirurgie und Sportmedizin, Klinikum Agnes Karll Laatzen/Klinikum Region Hannover

M718 PD Dr. med. Dietrich Pape, Clinique d'Eich, Centre Hospitalier de Luxembourg

M719 Prof. Dr. med. Dieter Rixen, Klinik für Orthopädie und Unfallchirurgie, Berufsgenossenschaftliche Unfallklinik Duisburg

M720 Prof. Dr. med. Johannes Zeichen, Klinik für Unfallchirurgie und Orthopädie, Mühlenkreiskliniken, Minden

M720/M721 Prof. Dr. med. Johannes Zeichen/Sven Olaf Stange, Mühlenkreiskliniken, Minden

M721 Sven Olaf Stange, Mühlenkreiskliniken, Minden

M722 Dr. med. Ulf G. Leichtle, Klinik für Orthopädie, Universitätsklinikum Tübingen

M723 Prof. MU Dr. Jan Bartonicek, Department of Orthopaedic Trauma, 1st Faculty of Medicine, Charles University and CMH Prague

M724 PD Dr. med. Christian J. P. Simanski, Klinik für Orthopädie, Unfallchirurgie und Sporttraumatologie Köln-Merheim, Kliniken der Stadt Köln – Krankenhaus Merheim

M726/M725 Thomas Albrecht (DGPh)/Prof. Dr. med. Zwipp, Universitätsklinikum Carl Gustav Carus der TU Dresden

M728 Dr. med. Bernhard Fuß, Praxisklinik Orthopädie, Franziskushospital, Aachen

M729 PD Dr. med. Ralph Gaulke, Unfallchirurgische Klinik, Medizinische Hochschule Hannover

M730/M731 Prof. Dr. rer. nat. Dr. h. c. Jürgen Koebke/Univ.-Prof. Dr. rer. nat. Martin Scaal, Zentrum Anatomie, Medizinische Fakultät, Universität zu Köln

M732 Prof. Dr. med. Jonas Andermahr, Abteilung für Unfallchirurgie, Kreiskrankenhaus Mechernich

S007-1-23 Sobotta, Atlas der Anatomie des Menschen Band 1, 23. Aufl. Elsevier GmbH, Urban & Fischer Verlag München 2010

Inhaltsverzeichnis

KAPITEL

1

Ingo J. Banke und Andreas B. Imhoff

Omarthrose

1.1 Anatomie

Das Schultergelenk wird aus fünf Teilgelenken mit glenohumeraler, akromiohumeraler, akromioklavikularer, sternoklavikularer und skapulothorakaler Artikulation gebildet (➤ Abb. 1.1). Bis auf die skapulothorakale Artikulation sind alle Teilgelenke von hyalinem Gelenkknorpel überzogen. In der Klinik gebräuchlich und für die Endoprothetik bei Gelenkverschleiß der Schulter (Omarthrose) relevant ist jedoch meist die begriffliche Reduktion des Schultergelenks auf die Articulatio glenohumeralis, gebildet von Caput humeri und Skapula.

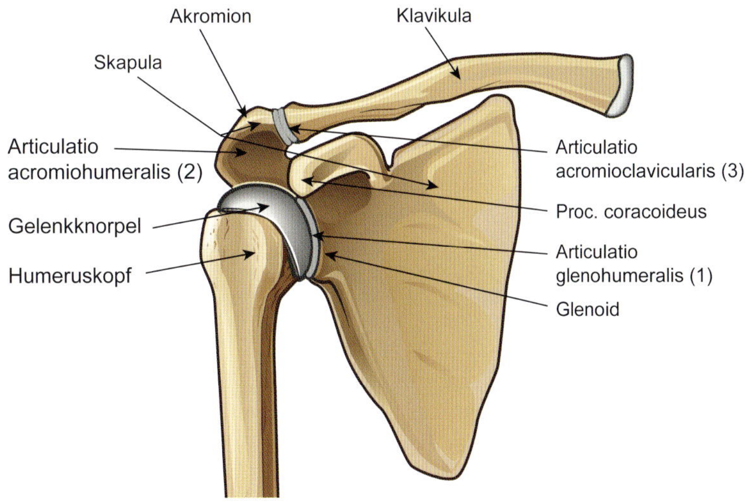

Abb. 1.1 Schematische Übersicht des Schultergelenks mit den Teilgelenken: Articulatio glenohumeralis (1), Articulatio acromiohumeralis (2), Articulatio acromioclavicularis (3), Articulatio sternoclavicularis und thoracoscapularis (nicht dargestellt). [L255]

Die Articulatio glenohumeralis ist ein Kugelgelenk und zeichnet sich durch seine enorme Beweglichkeit im harmonischen Zusammenspiel mit den anderen Teilgelenken aus. Diese Beweglichkeit beruht darauf, dass bei dem beweglichsten Gelenk des Menschen die knöcherne Stabilisierung aufgrund eines deutlichen Missverhältnisses zwischen großem Humeruskopf und kleinem 5°–10° nach dorsal gekipptem Glenoid weitestgehend fehlt. Den schulterumgreifenden, weichteiligen Strukturen kommt daher die Hauptfunktion bei der Schulterstabilisierung zu. Zu nennen sind hier im Wesentlichen das 360° glenoidumgreifende Labrum, die lange Bizepssehne, die Rotatorenmanschette (Mm. supraspinatus, infraspinatus und subscapularis) mit ihrer besonderen humeruskopfzentrierenden Funktion und die periphere schulterumgreifende Muskulatur (Mm. deltoideus, pectoralis major und teres major und minor).

Ist dieses feine Zusammenspiel der knöchernen und insbesondere weichteiligen Strukturen gestört, kann es zu verschiedensten Schulterpathologien wie Instabilität, Impingement, Rotatorenmanschettenläsion mit Funktionseinschränkung und Kraftverlust, Verschleiß der langen Bizepssehne und glenohumeraler Dezentrierung kommen. Bei Chronifizierung kann sich eine Omarthrose entwickeln.

1.2 Ätiologie und Pathophysiologie

Degenerative Veränderungen an der Schulter gehen in der Regel schon frühzeitig mit Einschränkung von Lebensqualität und Arbeitsfähigkeit einher. Sie nehmen daher eine große Rolle im Alltag des konservativ oder operativ tätigen muskuloskelettalen Chirurgen ein. Durch die Gefahr der möglichen Frühberentung bestehen schließlich auch Konsequenzen für die Volkswirtschaft. Dennoch wird die Omarthrose im Vergleich zum Gelenkverschleiß der anderen großen Gelenke (z. B. Hüfte und Knie) deutlich seltener diagnostiziert und therapiert. Dies beruht hauptsächlich darauf, dass die Schulter kein gewichttragendes Gelenk ist und damit, bewusst oder unbewusst, stärker geschont werden kann.

i

Die Klärung der Ursache einer vorliegenden, symptomatischen Omarthrose ist entscheidend für die Wahl des richtigen operativen Therapieregimes und Implantats. Auch die postoperative Nachbehandlung sollte sich, neben patientenspezifischen Faktoren, im Wesentlichen an der zugrunde liegenden Pathologie der Omarthrose orientieren.

Die **primäre Omarthrose** betrifft die überwiegende Anzahl der Patienten. Sie beginnt in der Regel jenseits des 60. Lebensjahres und tritt häufiger bei Frauen mit Befall meist beider Schultergelenke auf. Auch nach umfassender Anamnese und klinischer sowie radiologischer Untersuchung lässt sich keine definitive Ursache für die Erkrankung feststellen. Gründe für den primären Gelenkverschleiß können sein: ganz allgemein eine langjährige mechanische Überlastung des Schultergelenks, sportliche Belastung (z. B. Klettern, Leichtathletik) sowie eine erbliche Prädisposition.

Die primäre Omarthrose zeichnet sich durch einen schleichenden Beginn ohne eindeutige Ursache aus. Die Knochenqualität ist bei diesen Patienten in der Regel als gut einzustufen. Ausnahmen bestehen bei einer weit fortgeschrittenen, deformierenden Omarthrose oder bei reduzierter Knochenqualität aufgrund altersbedingter, generalisierter Osteoporose. Ebenso ist die glenohumerale Zentrierung bei meist intakter Rotatorenmanschette erhalten. Eine Notwendigkeit besonderer operativer Vorsichtsmaßnahmen besteht in der Regel nicht.

Die **sekundäre Omarthrose** ist deutlich seltener als die primäre Form. Allerdings erscheinen die richtige Therapieentscheidung und -durchführung aufgrund wichtiger Begleitfaktoren von größerer Konsequenz.

Die **Cuff-Arthropathie oder Defektarthropathie** ist Folge chronischer Rotatorenmanschettendefekte. Durch ein gestörtes biomechanisches Kraftgleichgewicht (Force-Couple-Theorie) und eine reduzierte nutritive Versorgung der den Humeruskopf umgreifenden Muskulatur kommt es zu einem gestörten Bewegungsablauf mit glenohumeraler und akromiohumeraler Dezentrierung und einem Gelenkverschleiß im Sinne eines Circulus vitiosus. Dabei subluxiert der Humeruskopf bei insuffizientem Rotatorenmanschettendach nach kranial mit Erosion des Akromions (Azetabularisierung).

Die **posttraumatische Omarthrose** kann sowohl Folge von Frakturen des Glenoids als auch des Humeruskopfs sein. Luxationsfrakturen können, analog der traumatisch oder habituell **instabilitätsbedingten Omarthrose,** mit chronischer Dezentrierung und Knochensubstanzverlust des Glenoids anterior, posterior oder kaudal einhergehen. Sowohl die Kippung und Abstützung einer endoprothetischen Glenoidkomponente als auch die glenohumerale Zentrierung bei einliegender Endoprothese können hierdurch negativ beeinflusst werden.

Bei Frakturen des Humeruskopfs ist eine Beteiligung der gelenkbeteiligenden Kalotte eher selten. Jedoch muss bei in Fehlstellung verheilten, konservativ oder operativ versorgten Frakturen von Humeruskopf und proximalem Humerus der möglicherweise veränderten Anatomie Beachtung geschenkt werden, um eine Prothesenfehlimplantation zu vermeiden. Auch einliegendes Osteosynthesematerial kann ein Hindernis bei der endoprothetischen Versorgung darstellen und sollte daher, wenn möglich, vorher entfernt werden.

Eine **operative Intervention** selbst kann durch zu straffe Kapsel-Labrum-Rekonstruktion bei Schulterinstabilität oder Substanzverlust von Knorpel und/oder Knochen durch z. B. Schraubenüberstand zu einer Omarthrose mit geänderter Anatomie beitragen. Letztlich ist auch der nicht seltenen destruierenden Omarthrose mit Inkongruenz der Gelenkflächen, humeraler oder glenoidaler Deformierung mit Gelenkflächeneinbruch, Knochensubstanzverlust und verringerter Knochenqualität Beachtung zu schenken. Als Ursachen sind hier sowohl chronische Polyarthritis, bakterieller Gelenkinfekt, Humeruskopfnekrose, Gicht, Hämochromatose als auch neuropathische Erkrankungen wie diabetische Arthropathie und Syringomyelie zu nennen.

1.3 Klinisches Bild

Im **Frühstadium** der Omarthrose sind die Beschwerden meist sehr unspezifisch. Es stellen sich allmählich diffuse, nur schwer auf das Glenohumeralgelenk zu fokussierende Schulterschmerzen ein. Diese treten oft während oder nach Belastung auf. Eine funktionell relevante Einschränkung der Schultergelenkbeweglichkeit tritt erst verzögert ein. Bei der klinischen Untersuchung ist auf eine vermeintlich gute glenohumerale Beweglichkeit durch skapulothorakale Kompensation zu achten. Zuerst kommt es zu einer schmerzhaft eingeschränkten Rotationsfähigkeit des Arms, beginnend bei der Außenrotation.

Das **fortgeschrittene Stadium** der Erkrankung ist gekennzeichnet durch eine skapulohumerale Funktionseinschränkung mit Schmerzhaftigkeit in allen Ebenen und schmerzbedingter Schonhaltung. In diesem Stadium lässt sich auch meist eine stark schmerzhafte Rotation des 90° abduzierten und unter axialem Druck gegen den Oberkörper stehenden Oberarms auslösen. Als weitere unspezifische Befunde im fortgeschrittenen Stadium gelten eine diffuse Druckschmerzhaftigkeit im Bereich des vorderen und hinteren Gelenkspalts und eine Muskelatrophie.

i

Eine inspektorische Blickdiagnose oder ein eindeutiges klinisches Bild mit beweisenden (Funktions-)Tests einer endoprothetisch zu versorgenden Omarthrose gibt es nicht.

Differenzialdiagnostisch sind anamnestisch, klinisch (Funktionstests), radiologisch und laborchemisch andere Schulterpathologien mit ähnelnder Beschwerdesymptomatik, aber wahrzunehmender Möglichkeit einer gelenkerhaltenden Therapie abzugrenzen. Auch an eine mögliche schulterferne, einer Omarthrose klinisch ähnelnde Beschwerdeursache (z. B. ausgehend von der Halswirbelsäule) sollte gedacht und bei entsprechender Symptomatik nachgegangen werden.

1.4 Diagnostische Verfahren

Grundlagen der Diagnose einer interventionsbedürftigen Omarthrose sind sorgfältige **Anamnese** und **klinische Untersuchung.** Sie dienen der Eingrenzung der Ätiologie der Omarthrose und Evaluierung des subjektiven Leidensdrucks des Patienten. Bei nur geringem Leidensdruck trotz radiologisch fortgeschrittener Omarthrose ist die Indikation zur Endoprothese sicherlich kritisch zu sehen und gemeinsam mit dem Patienten unter sorgfältiger Nutzen-Risiko-Abwägung zu diskutieren.

Zur definitiven Diagnose der Omarthrose und der damit verbundenen wichtigen Frage nach der glenohumeralen Zentrierung sind konventionelle Röntgenaufnahmen der betroffenen Schulter in 3 Ebenen ausreichend (➤ Abb. 1.2). Die erste Röntgenaufnahme in der koronaren Ebene (➤ Abb. 1.2a) wird als True-a. p.-Aufnahme angefertigt mit 30° nach lateral geneigtem Strahlengang, um den glenohumeralen Gelenkspalt orthograd und die kraniokaudale Humeruskopfzentrierung darstellen zu können. Empfehlenswert ist gleich die Aufnahme mit einer Referenzkugel in definiertem Abstand für die spätere digitale Endoprothesenplanung. Die zweite Röntgenaufnahme in der sagittalen oder lateralen Ebene (➤ Abb. 1.2b) zeigt die Glenoidform und die glenohumerale Zentrierung in alle Richtungen. Die dritte Röntgenaufnahme in der axialen Ebene (➤ Abb. 1.2c) bildet den glenohumeralen Gelenkspalt, die anteroposteriore Zentrierung und die ventrale und dorsale Glenoidkante ab. Sie wird beim sitzenden Patienten mit 90° abduziertem Arm, über der Schulter befindlicher Kassette und in die Achselhöhle fokussierendem Strahlengang angefertigt.

Die Omarthrose ist radiologisch durch eine **glenohumerale Gelenkspaltverschmälerung** gekennzeichnet. Bei fortgeschrittener Erkrankung kommt es zur subchondralen Sklerosierung glenoidal und humeral mit Osteophytenbildung am kaudalen Glenoid und korrespondierend auch am kaudalen Humeruskopf. Dies wird auch in den verschiedenen radiologischen Einteilungen (z. B. Stadium I–III nach Samilson) dargestellt. Des Weiteren können subchondrale Geröllzysten mit Einbruch der Gelenkfläche und schließlich eine Deformierung des Humeruskopfs, im Endstadium mit Destruktion des Humeruskopfs, auftreten.

Bei der Beurteilung des Glenoids ist zum einen auf die glenoidale Version oder anteroposteriore Kippung zu achten. Diese beträgt in der Regel 5°–10° Retroversion im Verhältnis zur transversen Skapulaebene. Zum anderen ist die Knochenqualität zu beurteilen. Hier sind eine mögliche Glenoiderosion als auch knöcherne Substanzdefekte bei chronischer Instabilität zu nennen. Sowohl die Glenoidversion und die glenoidale Knochenqualität sind im Falle einer geplanten endoprothetischen Glenoidkomponente zu berücksichtigen. Lässt sich dies mittels konventioneller Röntgendiagnostik nicht ausreichend beurteilen, ist ein CT oder MRT mit ausreichend weiter Schichtung nach medial anzufertigen. Auch bei Verdacht auf Begleitschäden des Subakromialraums, der Rotatorenmanschette oder der langen Bizepssehne ist ein präoperatives MRT, ggf. mit Kontrastmittelgabe, oder eine Sonografie zur Therapieplanung wichtig. Bei posttraumati-

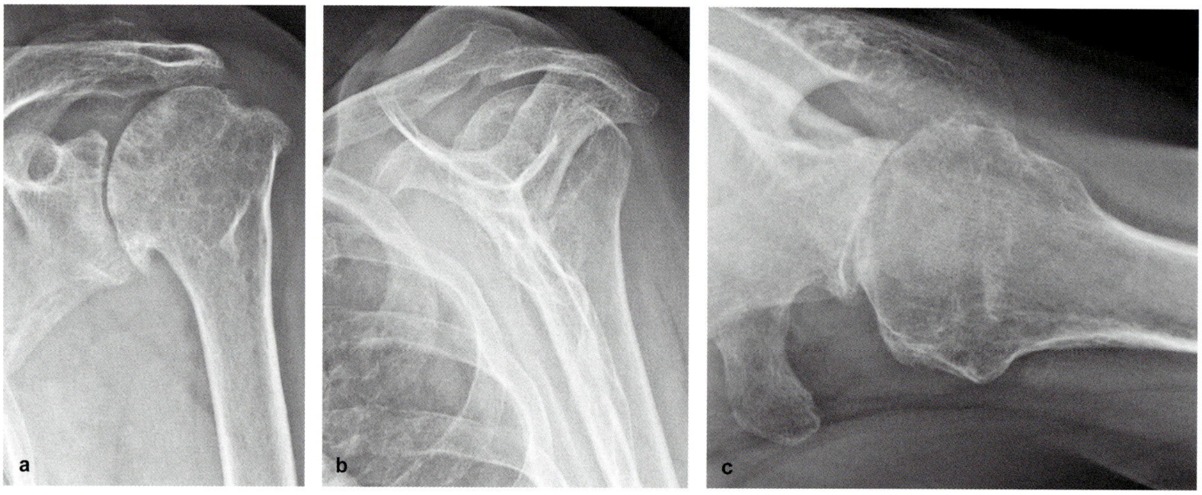

Abb. 1.2 Konventionelle Röntgenaufnahmen einer linken Schulter mit fortgeschrittener glenohumeraler Arthrose und kranialer Dezentrierung. **a** True-a. p.-Aufnahme. **b** Sagittale Aufnahme. **c** Aufnahme in axialer Ebene. [M704/M705]

schen oder postarthritischen Veränderungen ist ein präoperatives Feinschicht-CT zur operativen Planung und bei Bedarf die Anforderung eines individualisierten Sonderimplantats unabdingbar.

> Grundsätzlich ist vor jeglicher Implantation einer Endoprothese ein lokales oder systemisches Infektgeschehen mittels laborchemischer Entzündungsparameter (CRP, Leukozyten) auszuschließen. Zusätzliche laborchemische Untersuchungen (Rheumafaktoren) können zur Differenzialdiagnose einer sekundären Omarthrose herangezogen werden.

Im Zweifel kann bei nicht eindeutiger Ursache der Beschwerden (Omarthrose versus Halswirbelsäule als schulterferne Pathologie) eine diagnostische intraartikuläre Schmerzinfiltration (ohne Kortison) als Reserveoption durchgeführt werden.

DIAGNOSTIK

- Anamnese
- Klinische Untersuchung mit Schmerzgrad und Bewegungsumfang
- Konventionelles Röntgen der Schulter in True-a. p.-Aufnahme (mit Referenzkugel), sagittal und axial
- Laborchemische Entzündungsparameter (CRP, Leukozyten)

1.5 Peri- und intraoperatives Vorgehen

1.5.1 Operationsprinzip

Beim anatomischen Oberflächenersatz wird die gesamte Humeruskopfkalotte überfräst und durch eine Metallkappe mit einer neuen Oberfläche versehen (➤ Abb. 1.3). Bei zusätzlicher Arthrose des Glenoids (bipolare Arthrose) kann diese auch mit einer Glenoidkomponente kombiniert werden (➤ Abb. 1.3).

Der anatomische Oberflächenersatz ist nur für die fokal begrenzte Omarthrose, ggf. mit Beteiligung des Glenoids, bei guter Schulterfunktion und erhaltener glenohumeraler Zentrierung indiziert.

> **Fokaler Oberflächenersatz (Hemicap)** ist nur bei umschriebenen Knorpelschäden mit subchondraler Beteiligung geeignet und **kontraindiziert** bei schon eingetretener Omarthrose.

Bei der anatomischen Schultertotalendoprothese werden die Humeruskopfkalotte und das Glenoid endoprothetisch in anatomischer Artikulation ersetzt und intramedullär mittels Stiel im Humerusschaft verankert. Bei der in Einzelfällen bei unauffälligem Glenoid eingesetzten, anatomischen Schulterhemiendoprothese wird auf die Glenoidkomponente verzichtet.

Die anatomische Schulterendoprothese mit intramedullärer Verankerung ist bei der fortgeschrittenen Omarthrose mit noch erhaltener glenohumeraler Zentrierung und weitestgehend intakter Schulterfunktion indiziert.

Das von Paul Grammont 1985 ins Leben gerufene biomechanische Prinzip der inversen oder reversen Schultertotalendoprothese beruht auf der Artikulation einer konkaven Humeruskomponente mit einem konvexen Glenoidkörper (➤ Abb. 1.4). Die Anatomie zwischen Skapula- und Humeruskomponente wird umgekehrt mit Verlagerung des stabilen Drehzentrums nach medial und distal. Der Hebelarm des M. deltoideus wird verlängert und seine Vorspannung gesteigert. Die inverse Schulterprothese ist, bei sich ständig ausweitender Indikation, indiziert bei Omarthrose mit begleitender Rotatorenmanschetteninsuffizienz und/oder schlechter Schulterfunktion und/oder beginnender Dezent-

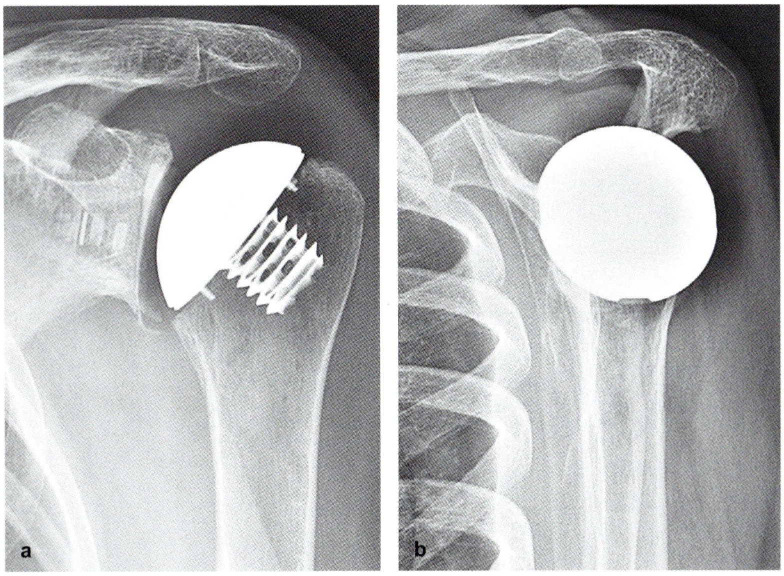

Abb. 1.3 Konventionelle Röntgenaufnahmen einer linken Schulter mit endoprothetischem, bipolarem Oberflächenersatz. **a** True-a. p.-Aufnahme. **b** Sagittale Ebene. [M704/M705]

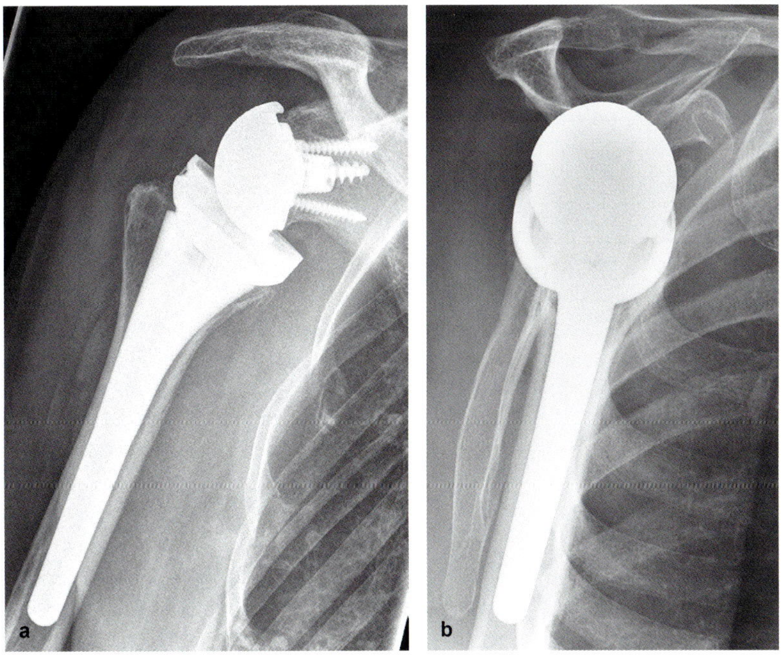

Abb. 1.4 Konventionelle Röntgenaufnahmen einer rechten Schulter mit inverser Schultertotalendoprothese. **a** True-a. p.-Aufnahme. **b** Sagittale Aufnahme. [M704/M705]

rierung, fortgeschrittener Cuff-Arthropathie und irreparabler Rotatorenmanschettenruptur. Voraussetzung für die Implantation einer inversen Schulterendoprothese ist ein intakter M. deltoideus.

1.5.2 Patientenaufklärung

Die allgemeinen Operationsrisiken sind Gefäß- und Nervenverletzung, Wundheilungsstörung, Narbenkeloid, Infektion, Lagerungsschaden, Weichteilverkalkung, Hämatom, Thrombose und Embolie.

Als spezifische Operationsrisiken gelten Fehlimplantation, Instabilität/Luxation, Insuffizienz des M. subscapularis durch Ablösen desselben, Humeruskopfnekrose bei Oberflächenersatz, Verletzung des N. axillaris, Implantatlockerung (insbesondere der Glenoidkomponente) und Implantatversagen sowie begrenzte Prothesenstandzeit mit möglichem (Teil-)Wechsel in der Zukunft, intraoperatives Umsteigen auf ein ausgedehnteres Implantat, Metall-/Knochenzementallergie, Fraktur mit der Notwendigkeit einer Osteosynthese und späteren Metallentfernung, komplexes regionales Schmerzsyndrom (CRPS) und Verletzung der Pleura bzw. des Lungenparenchyms mit der Folge der Anlage einer Thoraxdrainage.

Der stationäre Aufenthalt beträgt durchschnittlich 3–5 Tage in Abhängigkeit vom Ausmaß der endoprothetischen Versorgung. In den ersten 3–6 Wochen kann eine Armschlinge

1

mit Einschränkung der Außenrotation zur Sicherstellung der Anheilung des abgelösten M. subscapularis getragen werden. Die konsequente physiotherapeutische Beübung mit dem Ziel der Zentrierung und der Verbesserung der glenohumeralen Beweglichkeit ist durchzuführen. Der Wiedereintritt der Arbeitsfähigkeit bei die Schulter nicht belastenden Berufen beträgt 6 Wochen, bei körperlich fordernden Berufen ca. 3 Monate. Auf stark schulterbelastende Tätigkeiten mit großem Hebelarm sollte nach endoprothetischem Gelenkersatz beruflich und privat weitestgehend verzichtet werden, um das Ziel einer möglichst langen Prothesenstandzeit zu erreichen.

! AUFKLÄRUNGSPUNKTE

- Allgemeine chirurgische Komplikationen
- Fehlimplantation
- Instabilität/Luxation
- Insuffizienz des M. subscapularis nach insuffizienter Refixation
- Humeruskopfnekrose bei Oberflächenersatz
- Verletzung des N. axillaris
- Implantatlockerung (insbesondere der Glenoidkomponente) und Implantatversagen
- Periprothetischer Frühinfekt und (Low-Grade-)Spätinfekt
- Begrenzte Prothesenstandzeit mit möglichem (Teil-)Wechsel in der Zukunft
- Intraoperatives Umsteigen auf ein ausgedehnteres Implantat
- Metall-/Knochenzementallergie
- Fraktur mit der Notwendigkeit einer Osteosynthese und späteren Metallentfernung
- Komplexes regionales Schmerzsyndrom (CRPS)
- Nachbehandlungszeitraum, Physiotherapie, Wiedereintritt der Arbeitsfähigkeit

1.5.3 Anästhesie und Lagerung des Patienten

Nach Anästhesie mittels Intubationsnarkose erfolgt die Beach-Chair-Lagerung (➤ Abb. 1.5, ➤ Abb. 2.4) mit **beweglicher Lagerung** des betroffenen Arms auf der Armschiene oder mittels Armhalter (der bewegliche Armhalter ist bei kontrakter Schulter oder kranialisiertem Humeruskopf deutlich praktikabler). Nach Rasur, sterilem Waschen der Schulter und des Arms und sterilem Abdecken des Operationsgebiets werden die anatomischen Landmarken, alten Narbe und der geplante Zugang angezeichnet (➤ Abb. 1.5). Eine antimikrobielle Inzisionsfolie kann zusätzlich aufgeklebt werden.

1.5.4 Instrumentarium und Operationsvorbereitung

Die Operation sollte grundsätzlich im Reinraum mit Tragen von Schutzhelm-Reinluftsystemen erfolgen. Vorgehalten werden Abstrichröhrchen mit Medien für die mikrobiologische Untersuchung, falls erforderlich, Bohrmaschine, Osteotom mit unterschiedlich großen und langen Sägeblättern, Meißel verschiedener Größen, ein Standardschulterinstrumentenset mit selbsthaltendem Schulterspreizer und röntgendurchlässigem Schulterretraktor aus Karbon, ein steril abgedeckter C-Bogen mit überprüfter ausreichender Positionierungsmöglichkeit, die digitale Prothesenplanung, ein Implantatsieb (Oberflächenersatz versus anatomische versus inverse Schultertotalendoprothese) mit der Möglichkeit auf intraoperatives Umsteigen, Cerclage-Fäden mit hoher Reißkraft.

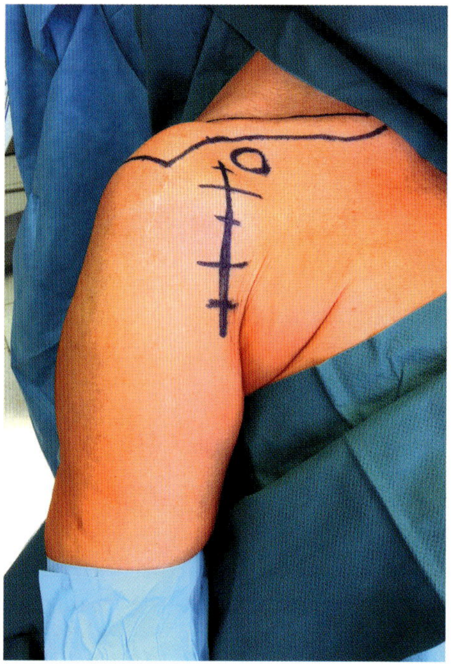

Abb. 1.5 Beach-Chair-Lagerung mit Lagerung des Arms im beweglichen Armhalter, angezeichnete anatomische Landmarken mit deltoideopektoralem Zugangsweg der steril abgewaschenen Schulter. [M704/M705]

Nach perioperativer Single-Shot-Infektionsprophylaxe folgt als letzter Vorbereitungsschritt das Time-Out gemäß Surgical Safety Checklist der WHO.

1.5.5 Operationsschritte

Zugang

Nach dem Setzen eines deltoideopektoralen Schulterzugangs wird scharf-stumpf durch das Subkutangewebe auf die V. cephalica im deltoideopektoralen Intervall präpariert. Nach Lateralisierung derselben und stumpfem Durchtrennen der Muskelfasern in der Raphe, wird auf den M. subscapularis zugegangen. Eröffnen des Rotatorenintervalls und Absetzen des M. subscapularis am Tuberculum minus mit einer knöchernen Schuppe, Anschlingen in modifizierter Mason-Allen-Technik (➤ Abb. 1.6a). Tenotomie der langen Bizeps-

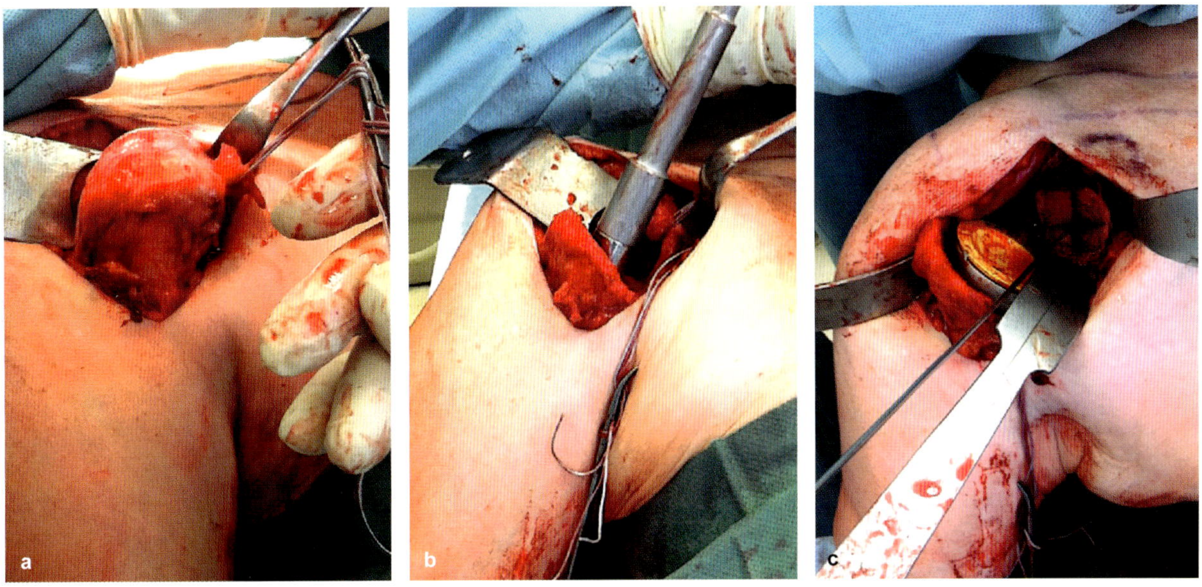

Abb. 1.6 Implantation einer inversen Schulterendoprothese. **a** Knöcherne Ablösung des M. subscapularis. **b** Implantation des Humerusprobestiels. **c** Vorbereitung des Glenoids vor Ansetzen der Fräse etwas kaudal und ventral der Glenoidmitte. [M704/M705]

sehne. Luxation des Humeruskopfes unter Zuhilfenahme eines Humeruskopfretraktors.

Inverse Schulterendoprothetik

Pitfalls bei der Operation

- Rotationsfehler bei inadäquater Retroversion des Humerusschafts von meist 20°, nicht mit dem Zielgerät auf den flektierten Unterarm ausgerichtet
- Humerusschaftfraktur durch primäre Fehlbohrung bei ungenügender Adduktion und Extension
- Inklination der Pfanne und der Metaphyse (je nach Prothesenmodell verstellbar)
- Inferiores Impingement bei zu kranialer Position der Basisplatte
- Schraubenfehlpositionierung (weichteilig) bei der Fixierung der Basisplatte
- Schädigung der Insertion des M. deltoideus am Akromion
- Ungenügende primäre Spannung des M. deltoideus
- Verletzung des N. axillaris bei Ablösung des M. subscapularis
- Ausbruch der dorsalen Glenoidkante bei Glenoidtyp Walch B2 oder C

Bei der Technik der inversen Schulterendoprothetik werden in dieser Position entsprechend der Resektionssägelehre die Humeruskopfkalotte und verbliebene Sehnenreste entfernt. Unter Hohmann-Hebelschutz schrittweises Aufraspeln des Humerusschafts und Einsetzen des Probeschafts (➤ Abb. 1.6b) mit Humerusmetaphyse (➤ Abb. 1.6c). Exposition des Glenoids mit Glenoidretraktoren unter Schonung des N. axillaris (➤ Abb. 1.6c) und komplettes Abpräparieren des Labrums. Das Glenoidzentrum (➤ Abb. 1.6c) wird markiert und ein Zielbohrdraht von kaudal kommend leicht nach dorsal ansteigend leicht inferior und anterior der Glenoidmitte eingebracht, um ein späteres kaudales Impingement der Prothese zu verhindern. Fräsen mit den Glenoidraspeln. Vorbohren der kranialen und kaudalen Glenoidschraube mit dem Zielinstrument. Positionierung der Glenoidbasisplatte mit dem Zielinstrumentarium und Fixieren mit einer kranialen und kaudalen winkelstabilen, multidirektionalen Schraube bis zur festen Verankerung. Radiologische Kontrolle.

Aufsetzen der Glenosphäre. Je nach Firma sind verschiedene Optionen erhältlich: ein zentrisches, lateralisiertes (+ 2 mm) oder ein inferior exzentrisches (+ 2–4 mm) Modell. Verschrauben oder Kaltverschweißen der Glenosphäre mit der Glenoidbasisplatte (➤ Abb. 1.7a). Die Probereposition zeigt stabile Verhältnisse ohne Teleskoping oder kaudales Impingement. Austauschen der humeralseitigen Probeprothese gegen das definitive Implantat und Einzementieren desselben. Aufsetzen des definitiven Polyethylen(PE)-Inlays (➤ Abb. 1.7b).

Nach Reposition Prüfung auf (Sub-)Luxation, Teleskoping oder kaudales Impingement. Das PE-Inlay kann jetzt noch bei Bedarf variiert werden (zentrisch, lateralisiert, vertieft = retentiv). Bei weiterhin zu geringem Offset kann darüber hinaus noch ein lateralisierendes modulares Zwischenstück auf die Humerusmetaphyse aufgebracht werden, um die Vorspannung zu verbessern.

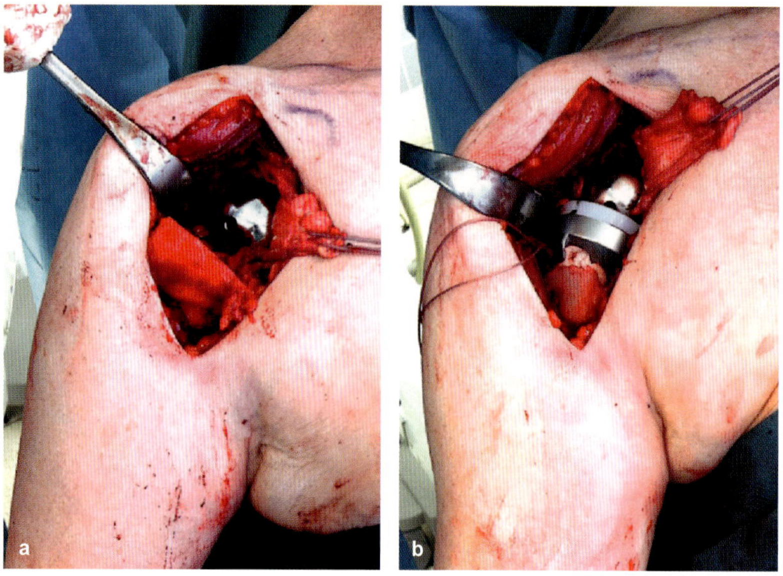

Abb. 1.7 **a** Aufschrauben der Glenoidkomponente. **b** Intraoperativer Abschlussbefund mit einzementiertem Humerusstiel und einliegendem PE-Inlay. [M704/M705]

Anatomischer Oberflächenersatz, anatomische Schultertotalendoprothese

Pitfalls bei der Operation

- Rotationsfehler bei inadäquater Retroversion des Humerusschafts von meist 20°, nicht mit dem Zielgerät auf den flektierten Unterarm ausgerichtet
- Schädigung der Tubercula majus und minus
- Humerusschaftfraktur durch primäre Fehlbohrung bei ungenügender Adduktion und Extension
- Falsche muskuläre Balance zwischen M. infraspinatus und M. subscapularis
- Fehlpositionierung der Kalotte bezüglich der Höhe (Impingement des Supraspinatusansatzes) und der anteroposterioren Ausrichtung (Schädigung des M. infraspinatus und M. subscapularis)
- Instabile und nichtknöcherne Refixation des abgelösten M. subscapularis
- Verletzung des N. axillaris bei Ablösung des M. subscapularis
- Arthrolyse der posterioren Kapsel

Bei dem anatomischen Oberflächenersatz und der anatomischen Schultertotalendoprothese erfolgen nach Absetzen des M. subscapularis prinzipiell nahezu dieselben Schritte entsprechend der jeweiligen Resektionssägelehren und Zielinstrumentarien mit entsprechender radiologischer Kontrolle, jedoch unter Schonung der Rotatorenmanschette. Auch bei diesen Implantaten ist schließlich auf eine exakte Zentrierung und Vorspannung der definitiven Endoprothese zur Vermeidung von (Sub-)Luxation oder Impingement zu achten.

Verschluss

Nach Einsatz der jeweiligen definitiven Schulterendoprothese und regelrechter radiologischer Kontrolle wird mittels gepulster Jet-Lavage ausgiebig gespült. Anschließend wird der M. subscapularis transossär refixiert, eine Redon-Drainage am Unterrand des M. subscapularis eingelegt, die Wunde schichtweise verschlossen und noch in narkotisiertem Zustand ein Schultergilet oder Gilchrist angelegt. Postoperativ sind sofort periphere Durchblutung, Motorik und Sensibilität (Plexus brachialis, speziell N. axillaris) zu überprüfen und zu dokumentieren.

1.6 Nachbehandlung und Komplikationen

Nachbehandlung (➤ Tab. 1.1)

Die schulterspezifische Nachbehandlung mittels Physiotherapie 2- bis 3-mal pro Woche und täglichem Eigentraining unter engmaschiger ärztlicher Kontrolle ist Voraussetzung für das Erzielen des bestmöglichen operativen Ergebnisses. In Kenntnis der in der Regel präoperativ deutlich eingeschränkten glenohumeralen Beweglichkeit ist ein besonderes Augenmerk auf die Verbesserung derselben zu legen.

Zur Schonung der refixierten Subskapularissehne sollte in den ersten 4 Wochen eine Armschlinge getragen werden sowie keine aktive Innenrotation oder passive Außenrotation > 0° erfolgen. Bei intraoperativ minderer Knochenqualität mit nur eingeschränkter Möglichkeit der Prothesenverankerung, knöchernem Glenoidaufbau bei Substanzdefekt, aufgetrete-

Tab. 1.1 Nachbehandlung schematisch

Maßnahme	Empfehlung
Ruhigstellung	Stabilisierende Armschlinge für 3 Wochen
Dynamische, physiotherapeutisch gestützte Nachbehandlung	**1.–2. Woche:** Aktiv-assistierte Abduktion/Adduktion/Flexion/Extension 90°–0°–0°, passive Innenrotation/Außenrotation 80°–0°–0° **3.–4. Woche:** Aktiv-assistierte Abduktion/Adduktion/Flexion/Extension 90°–0°–0°, aktiv-assistierte Innenrotation/Außenrotation 80°–0°–0° **Ab der 5. Woche:** Freigabe des Bewegungsausmaßes, Verbesserung der Beweglichkeit, Koordination und Stabilität, Krafttraining der Arm- und Rumpfmuskulatur, Ausbau der Stützfunktion

ner Fissur oder Fraktur von Humerusschaft oder Glenoid mit und ohne Osteosynthese oder patientenindividuellen Faktoren mit eingeschränkter Compliance gestaltet sich die Nachbehandlung hinsichtlich Immobilisation, Bewegungs- und Belastungsaufbau dementsprechend zurückhaltender. Auf stark schulterbelastende Tätigkeiten mit großem Hebelarm sollte generell verzichtet werden, um frühzeitige Implantatauslockerung oder Materialverschleiß zu vermeiden. Bei prolongierter schmerzhafter Bewegungseinschränkung muss die Physiotherapie verlängert fortgesetzt werden.

Komplikationen

Mögliche Komplikationen bei Schulterendoprothetik:

- Luxation/chronische Instabilität der Prothese (z. B. bei Implantatmalpositionierung)
- Vorübergehende oder dauerhafte Nervenschädigung (z. B. N. axillaris)
- Rotatorenmanschetten-/Deltoideusinsuffizienz
- Fraktur des Glenoids als auch des Humeruskopfs mit der Notwendigkeit einer Osteosynthese und späteren Metallentfernung
- Implantatlockerung (insbesondere der Glenoidkomponente) bzw. Implantatversagen
- Humeruskopfnekrose (z. B. bei Oberflächenersatz)
- Verletzung der Pleura bzw. des Lungenparenchyms mit Anlage einer Thoraxdrainage
- Periprothetischer Früh-/Spätinfekt
- Metall-/Knochenzementhypersensitivität/-allergie
- Schultersteife

LITERATUR

Baulot E, Sirveaux F, Boileau P. Grammont's idea: The story of Paul Grammont's functional surgery concept and the development of the reverse principle. Clin Orthop Relat Res 2011;469(9):2,425–31.

Boudreau S, Boudreau ED, Higgins LD, Wilcox RB 3rd. Rehabilitation following reverse total shoulder arthroplasty. J Orthop Sports Phys Ther 2007; 37(12):734–743.

Brunner UH. Arthropathy of instability. Causes, treatment options and results. Orthopäde 2009;38(1):83–92.

Burkhart SS. Fluroscopic comparision of kinematics patterns in massive rotator cuff tears. A suspension bridge model. Clin Orthop 1992;284:146.

Chaudhury S, Gwilym SE, Moser J, Carr AJ. Surgical options for patients with shoulder pain. Nat Rev Rheumatol 2010;6(4):217–226.

Ha AS, Petscavage JM, Chew FS. Current concepts of shoulder arthroplasty for radiologists: Part 2-Anatomic and reverse total shoulder replacement and nonprosthetic redurfacing. AJR Am J Roentgenol 2012;199(4):768–76. Review.

Kelly JD Jr, Norris TR. Decision making in glenohumeral arthroplasty. J Arthroplasty 2003;18(1):75–82.

Neer CS 2nd, Craig EV, Fukuda H. Cuff-tear arthropathy. J Bone Joint Surg Am. 1983 Dec; 65(9):1,232–44.

Petscavage JM, Ha AS, Chew FS. Current concepts of shoulder arthroplasty for radiologists: Part 1-Epidemiology, history, preoperative imaging, and hemiarthroplasty. AJR Am J Roentgenol 2012; 199(4):757–67.

Smith CD, Guyver P, Bunker TD. Indications for reverse shoulder replacement: a systematic review. J Bone Joint Surg Br 2012; 94(5):577–83.

Sperling JW, Hawkins RJ, Walch G, Mahoney AP, Zuckerman JD. Complications in total shoulder arthroplasty. Instr Course Lect. 2013;62:135–41.

Wülker N. Omarthrose. Orthopäde. 2000;29(10):909–16.

KAPITEL

2 Akromioklavikulargelenkarthrose

Reinhard Meier

2.1 Anatomie

Das Akromioklavikulargelenk (ACG) ist die gelenkige Verbindung der lateralen Klavikula mit dem medialen Akromion (➤ Abb. 2.1). Die Gelenkachse verläuft von dorsomedial nach venterolateral und ist mehr oder weniger nach kaudomedial geneigt. Die Gelenkflächen sind nahezu plan, jedoch, ebenso wie der Verlauf des Gelenkspalts, sehr individuell ausgeprägt.

Im Gelenkspalt ist ein faserknorpeliger Discus articularis in unterschiedlicher Ausprägung (komplett, inkomplett, meniskoid) vorhanden [1].

Die Gelenkkapsel wird durch das superiore, inferiore, anteriore und posteriore Lig. acromioclaviculare verstärkt. Das obere Band ist dicker als das untere und steht in Verbindung mit der deltoideotrapezoidalen Faszie [2, 3].

Nicht unmittelbar zum ACG gehörend, jedoch klinisch relevant, sind die korakoklavikularen Bänder (Lig. trapezoideum und Lig. coronoideum). Sie stabilisieren die laterale Klavikula entscheidend über den Processus coracoideus an der Skapula in horizontaler und vertikaler Richtung.

Anatomische Variationen

- Os acromiale
- Akromioklavikularer Schaltknochen (Ossifikation des Diskus)
- Variable Verläufe der Gelenkflächen

2.2 Ätiologie und Pathophysiologie

Degenerative Veränderungen des Akromioklavikulargelenks können posttraumatische, entzündliche und idiopathische Ursachen haben. Häufige Begleiterkrankungen sind subakromiale Pathologien wie Akromionsporn oder Rotatorenmanschettenläsionen [4]. Es wird eine vermehrte Arthroseneigung bei unphysiologischen Belastungen des ACG beobachtet, z. B. beim Kraftsport [5].

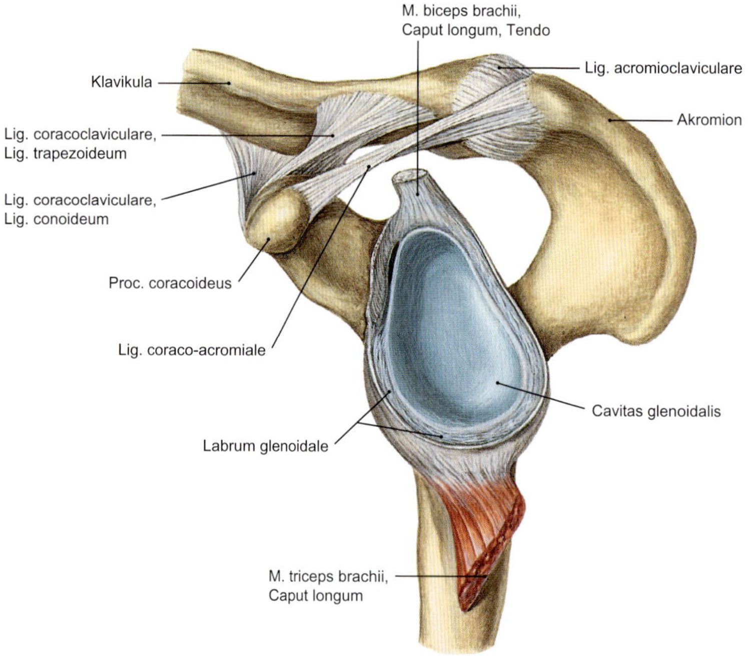

Abb. 2.1 Anatomie des Akromioklavikulargelenks. [S007-1-23]

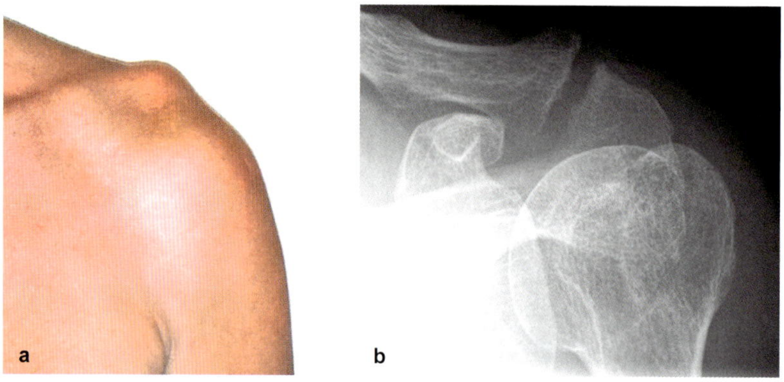

Abb. 2.2 **a** Klinisches Bild der ACG-Arthrose. **b** A.p.-Röntgenaufnahme des Akromioklavikulargelenks. Es sind eine Verschmälerung des Gelenkspalts und eine deutliche kraniale Osteophytenbildung erkennbar. [M706]

2.3 Klinisches Bild

Inspektorisch sind vor allem in ausgeprägten Stadien eine Kapselschwellung bzw. bereits von außen erkennbare Osteophytenanbauten oder bei Arthrosen erkennbare Dislokationen infolge von Instabilitäten nachweisbar (➤ Abb. 2.2a).

Klinisches Leitsymptom ist der lokalisierte, ggf. nach proximal oder distal ausstrahlende, Schmerz über dem Schultereckgelenk. Der Schmerz kann durch Druck auf das ACG verstärkt oder ausgelöst werden. Insbesondere bei einseitig auslösbarem Druckschmerz ist eine ACG-Läsion anzunehmen [2, 6].

Ebenso schmerzhaft ist die Elevation des Arms. Im Gegensatz zum schmerzhaften Bogen zwischen 60° und 120° bei subakromialem Impingement ist keine Schmerzreduktion bei Elevation über 120°–180° (oberer schmerzhafter Bogen) vorhanden.

Als Provokationstest ist der Hyperadduktionstest geeignet. Hierbei wird der Arm des Patienten horizontal vor dem Körper in maximale Adduktionsstellung geführt. Bei ACG-Affektion ist hierdurch Schmerz über dem ACG auslösbar [7].

2.4 Diagnostische Verfahren

Nach der Anamneseerhebung und der klinischen Untersuchung ist eine bildgebende Diagnostik hilfreich. Bei klinischem Verdacht auf Pathologien am Schultereckgelenk ist zusätzlich zur empfohlenen Basisdiagnostik am Schultergelenk eine Aufnahme des ACG im a.p.-Strahlengang zu fordern (➤ Abb. 2.2b). Diese wird nach Ablegen von Schmuck am entkleideten Patienten am besten unter Verwendung eines Rasterwandstativs durchgeführt: Der Patient steht mit dem Rücken zur Kassette. Der Kopf wird zur Gegenseite gewendet. Die Arme hängen seitlich neben dem Körper.

Der Zentralstrahl wird auf das ACG und die Kassettenmitte gerichtet. Die Röntgenröhre wird 15°–20° kaudokranial gekippt. Der Strahlengang ist damit anterioposterior und 15°–20° kaudokranial ausgerichtet. Um ein Verwackeln der Aufnahme zu vermeiden, wird die Aufnahme unter Atemstillstand durchgeführt [8]. Hierdurch erfolgt eine überlagerungsfreie Darstellung des Akromioklavikulargelenks.

Zur Abgrenzung und bildmorphologischen Erfassung eines Os acromiale ist eine axiale Aufnahme des Schultergelenks sinnvoll.

Besteht der Verdacht auf eine Instabilität des Akromioklavikulargelenks, sind zusätzliche Panorama-Belastungsaufnahmen mit an beiden Armen hängenden 10-kg-Gewichten zur Erfassung vertikaler Instabilitäten und die Aufnahme im Alexander-View bzw. alternativ axiale Funktionsaufnahmen zum Nachweis horizontaler Verschiebungen zu empfehlen [9, 10, 11].

Sonografisch können in der Hand des Geübten Gelenkspaltverschmälerung, Kapselverdickung, Gelenkergüsse und Osteophyten sowie begleitende Verletzungen des Bandapparats, der Rotatorenmanschette und andere Pathologien dargestellt werden.

Die MRT-Untersuchung erlaubt zusätzlich eine Einschätzung des Aktivierungsgrads anhand der Beurteilung von Knochenmarködemen, die genauere Erfassung von Nekrosen und entzündlichen Veränderungen. Vor allem aber erlaubt diese die Beurteilung von Begleitläsionen, wie einer durch kaudale Osteophyten bedingten Affektion der Rotatorenmanschette. Das ACG kann hierbei durch koronare Schnittführung parallel zur distalen Klavikula besser als in den herkömmlichen Einstelltechniken der Schulter-MRT dargestellt werden [12].

Die Knochenszintigrafie ist ggf. indiziert, wenn eine laterale Klavikulaosteolyse im präröntgenologischen Stadium oder eine rheumatische Begleitmanifestation des ACG vermutet wird. Angesichts der verbesserten MRT-Diagnostik, die diese Krankheitsbilder ebenfalls schon im Frühstadium erfasst, erscheint sie jedoch insgesamt entbehrlich.

Bei weiterer Unklarheit kann eine unter sterilen Kautelen durchgeführte Instillation von Lokalanästhetikum, ggf. kombiniert mit einem Kortikosteroid, periartikulär die Lokalisationsdiagnostik erleichtern.

DIAGNOSTIK

- Klinische Untersuchung
- Röntgen des Akromioklavikulargelenks a. p., ggf. als Panoramaaufnahme unter Belastung
- Röntgen des Schultergelenks axial, ggf. Alexander-View oder axiale Funktionsaufnahmen

2.5 Peri- und intraoperatives Vorgehen

2.5.1 Operationsprinzip

Grundprinzip der ACG-Resektion ist die Abtragung der lateralen Gelenkfläche der Klavikula und begleitender Osteophyten als Resektionsarthroplastik unter Schonung bzw. Rekonstruktion der stabilisierenden Mechanismen (Kapsel, akromiokorakoidale Bänder). Die Operation kann endoskopisch oder offen erfolgen [13]. Bei begleitenden Instabilitäten ist ggf. eine zusätzliche Stabilisierung (z. B. nach Weaver-Dunn) oder mittels Sehnenaugmentation erforderlich [14].

2.5.2 Patientenaufklärung

Neben den allgemeinen Operationsrisiken inkl. der Infektionsgefahr ist eine Aufklärung über möglichen Kraftverlust, mögliche Instabilitäten, die an der Schulter vermehrt auftretende Keloidbildung und kosmetisch ungünstige Narbenbildung sowie verbleibende Restbeschwerden erforderlich.

! AUFKLÄRUNGSPUNKTE

- Allgemeine chirurgische Komplikationen
- Möglicher Kraftverlust oder Instabilitäten
- Bildung von Keloiden oder kosmetisch ungünstigen Narben
- Verbleibende Restbeschwerden

2.5.3 Anästhesie und Lagerung des Patienten

In der Regel wird der Eingriff in Allgemeinnarkose durchgeführt. Um eine perioperative Analgesie zu erreichen, ist die additive Durchführung einer supraklavikulären Leitungsan-

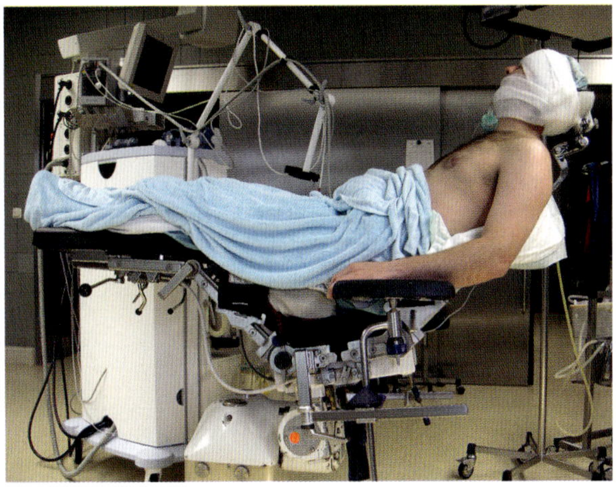

Abb. 2.3 Lagerung des Patienten in Beach-Chair-Position. Der Arm ist frei beweglich. [M706]

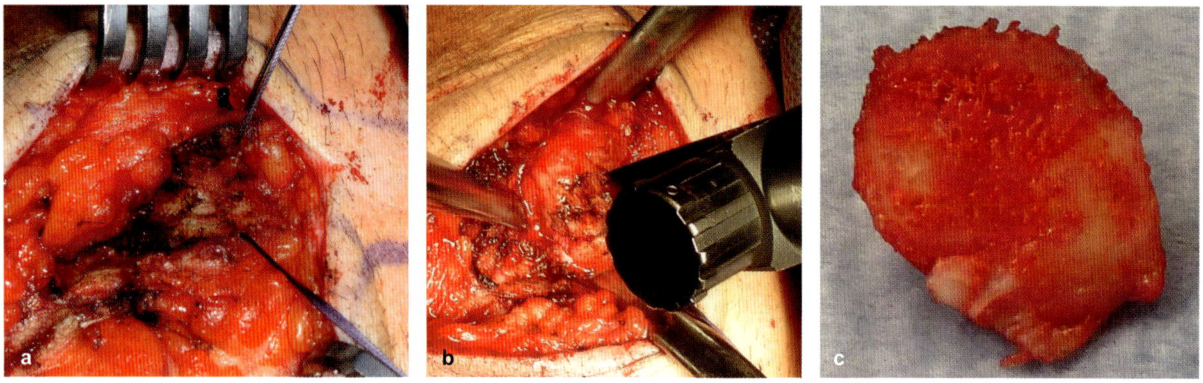

Abb. 2.4 Offene ACG-Resektion. **a** Darstellung der lateralen Klavikula unter Schonung der Gelenkkapsel. **b** Resektion eines ca. 5 mm großen Stücks der lateralen Klavikula mit der oszillierenden Säge. **c** Reseziertes Stück der lateralen Klavikula. [M706]

ästhesie zu empfehlen. Je nach Begleitpathologien und Therapien kann die Anlage eines Katheters auch die postoperative Analgesie und Nachbehandlung erleichtern.

Die Lagerung des Patienten erfolgt halb sitzend in Beach-Chair-Position mit frei beweglichem abgedecktem Arm (➤ Abb. 2.3, ➤ Abb. 1.5). Die Verwendung einer iodhaltigen Folie verringert die Gefahr von Low-Grade-Infektionen. Eine prophylaktische Antibiotikagabe ist empfehlenswert.

2.5.4 Instrumentarium und Operationsvorbereitung

Für die isolierte offene ACG-Resektion sind an Spezialinstumentarium eine oszillierende Säge, eine Feile, eine Luer-Zange sowie geeignete Retraktoren (z. B. nach Hohmann) erforderlich. Für die endoskopische Resektion sind neben den Standardinstrumentarien und Pumpensystemen für die Schultergelenkarthroskopie eine 70°-Optik, eine geeignete Knochenfräse (z. B. Acromionizer), entsprechende Shaver und Koagulationssysteme erforderlich.

2.5.5 Operationsschritte

Pitfalls bei der Operation

- Zu weite Resektion und Schädigung der korakoakromialen Bänder
- Exzentrisch unzureichende Resektion
- Belassener kranialer Osteophyt

Offene ACG-Resektion

Bei isolierter ACG-Resektion wird eine sagitale, säbelhiebartige Inzision in den Hautspaltlinien über dem Schultereckgelenk durchgeführt. Bei begleitenden Pathologien subakromial kann auch ein anteriosuperiorer Zugang bis über das AC-Gelenk erweitert werden.

Durch subkutane Präparation und Spaltung der Muskelaponeurose in Längsrichtung der Klavikula werden die Gelenkkapsel und die lateralen 1,5–2 cm der Klavikula dargestellt (➤ Abb. 2.4a). Die Gelenkkapsel wird in Längsrichtung scharf mit dem Kauter oder dem Messer gespalten und unter sorgfältiger Schonung derselben nach dorsal und ventral mit einem Dissektor abgeschoben.

Es werden nun entsprechende Retraktorhebel von dorsal und ventral an der lateralen Klavikula eingesetzt. Ein zusätzlich durch das AC-Gelenk eingebrachter dritter Hebel verbessert die Exposition und schützt die kaudalen Strukturen bei der Resektion. Ist der laterale Aspekt der Klavikula über 1 cm exakt dargestellt, werden häufig vorhandene kraniale Osteophyten mit dem Luer abgetragen. Mit der oszillierenden Säge wird dann unter Erhalt der korakoklavikularen Bänder die laterale Klavikula reseziert.

Die Resektion sollte nicht über die mediale Kapselinsertion reichen oder die Insertionszone des Lig. trapezoideum tangieren. Diese liegt im Durchschnitt 10 mm medial des Gelenkspalts. Die Resektion sollte daher ca. 5–10 mm betragen (➤ Abb. 2.4b ➤ Abb. 2.4c). Bei Abduktion des Arms darf kein akromioklavikulares Anschlagen auftreten. Dies wird palpatorisch mit eingelegtem Finger in 90° Abduktion geprüft. Ferner wird auf Osteophyten subklavikular oder subakromial geachtet, die ggf. mit Luer und Feile abgetragen werden.

Die Resektionsflächen werden mit Luer und Feile ebenfalls geglättet (➤ Abb. 2.5a). Insbesondere wird die kraniale Klavikulafläche geglättet und angefrischt. Neben der Vermeidung des Belassens von störenden kranialen Osteophyten wird hierdurch ein ungestörtes Einwachsen der gelösten kranialen Kapselanteile ermöglicht.

Soll eine Instabilität adressiert werden, kann nun ein plastischer Bandersatz, z. B. nach Weaver-Dunn, erfolgen. Hierzu wird sagittal das Lig. coracoacromiale mit einer Knochenschuppe am ventralen Akromion abgelöst, in den Osteoto-

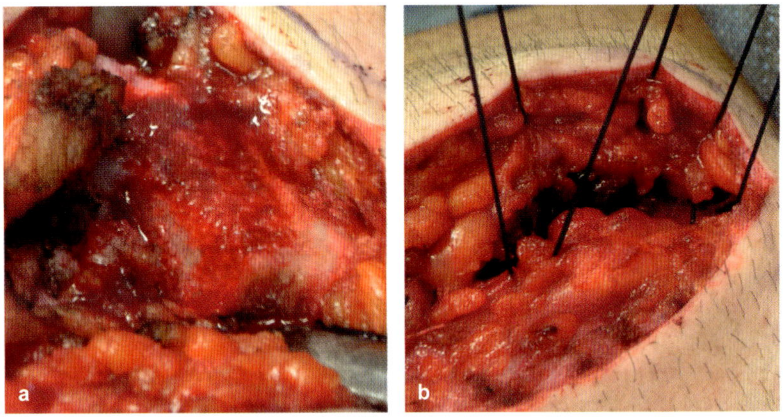

Abb. 2.5 Offene ACG-Resektion. **a** Laterale Klavikula nach Resektion und Glätten des kranialen Osteophyten. **b** Naht der Kapsel. [M706]

miespalt eingeschlagen und mit transossären Nähten fixiert [14]. Alternativ bzw. ergänzend kann auch ein Sehnentransplantat (z. B. Semitendinosussehne) als Achterschlaufe um das Korakoid und die laterale Klavikula geschlungen werden. Die Situation wird durch Transfixation des ACG mit einem in der Klavikula zentral platzierten, vom Akromion her eingebrachten Bohrdraht der Stärke 2,0 für 6 Wochen unterstützt. Die Versorgung mit einem Sehnentransplantat zeigt hierbei, vor allem bei horizontalen Instabilitäten, bessere Ergebnisse [15].

Sind subakromiale Eingriffe (z. B. Rotatorenmanschettennaht) erforderlich, kann der M. deltoideus vom Akromion abgelöst und entsprechend weiter präpariert werden.

Am Ende des Eingriffs wird nach sorgfältiger Spülung, Entfernung des Sägemehls und Blutstillung die ACG-Kapsel und der Periostlappen mit stabilem resorbierbarem Fadenmaterial (z. B. Vicryl Stärke 1) akribisch verschlossen (➤ Abb. 2.5b). Subkutane Naht (z. B. Vicryl 3.0) und Hautnaht (z. B. Prolene 2.0 intrakutan fortlaufend nach Halstedt).

Endoskopische ACG-Resektion

Die endoskopische Resektion beginnt mit einer standardisierten Arthroskopie des Glenohumeralgelenks zur Erfassung häufiger Begleitläsionen über den dorsalen Zugang. Nachdem das Glenohumeralgelenk entsprechend adressiert ist, wird die Optik im dorsalen Zugang in den Subakromialraum umgesetzt.

Über einen anterolateralen Arbeitszugang erfolgt eine Bursektomie und ein entsprechendes Weichteildébridement mittels Koagulationssystem (z. B. VAPR®) und Shaver. Die kaudale ACG-Kapsel wird dargestellt und elektrisch eröffnet. Mit dem Shaver werden Diskusreste und Kapselanteile entfernt. Anschließend wird mittels einer Knöchenfräse die laterale Klavikula reseziert (➤ Abb. 2.6). Ein guter Anhalt für korrekte Resektionsweiten ist hierbei das Abtragen auf etwas mehr als Acromionizerbreite, bis keine knöchernen Brücken mehr bestehen. Die korakoklavikularen Bänder, die ventralen, dorsalen sowie kranialen Kapselanteile müssen hierbei respektiert werden.

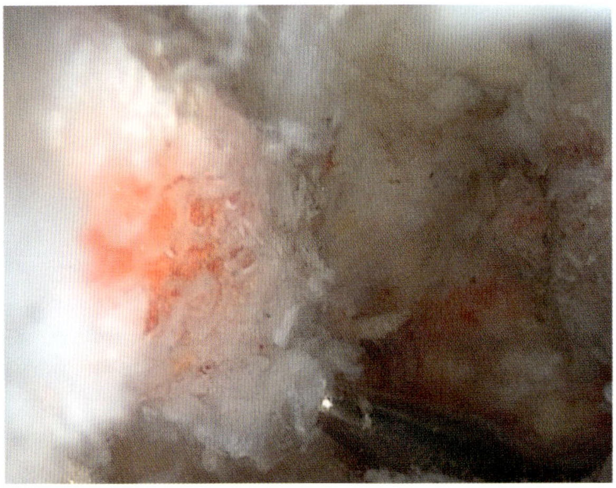

Abb. 2.6 Endoskopische ACG-Resektion. Blick auf die resezierte laterale Klavikula. Der Resektionsabstand beträgt durchgehend ca. 5 mm. [M706]

Es erfolgt analog der offenen Technik abschließend eine Kontrolle auf ausreichende Resektion durch Abduktion des Arms und Orientierung, z. B. am Durchmesser des Shavers, sowie eine Blutstillung mit dem Koagulationssystem. Begleitende Pathologien subakromial können nun adressiert werden. Abschließend Einlage einer subakromialen Redon-Drainage über die Optikschleuse und Hautnähte in Einzelknopftechnik. Steriler Pflasterverband.

2.6 Nachbehandlung und Komplikationen

Nachbehandlung (➤ Tab. 2.1)

Die Nachbehandlung wird wesentlich durch die mitbehandelten Begleitpathologien bestimmt. Isolierte ACG-Resektionen ohne zusätzliche stabilisierende Maßnahmen werden

Tab. 2.1 Nachbehandlung schematisch

Maßnahme	Empfehlung
Schmerztherapie	Supraskalenischer Plexuskatheter, Antiphlogistika (z. B. Diclofenac 50–50–50 mg)
Ruhigstellung	Bei zusätzlicher Stabilisierung Gilchrist-Verband für 6 Wochen, sonst nicht erforderlich
Mobilisation	Bei zusätzlicher Stabilisierung passiv bis 90° Anteversion und Abduktion bis zur Drahtentfernung, sonst frei
Krankengymnastik	Bei zusätzlicher Stabilisierung 1.–6. postop. Woche passiv Flexion/Extension 90°–0°–0° und Abduktion/Adduktion 90°–0°–0°, sonst aktiv

funktionell nachbehandelt. Um das Einsteifen zu vermeiden, ist eine unterstützende krankengymnastische Behandlung über mindestens 6 Wochen sinnvoll. Die Beübung erfolgt aktiv ohne Limitierung der Bewegung. Allerdings sollten belastende Überkopfarbeiten und Sportarten für 12 Wochen vermieden werden.

Wurden stabilisierende Maßnahmen durchgeführt, erfolgt die Nachbehandlung im Gilchrist-Verband. Aus dem Verband heraus wird passiv bis 90° Anteversion und 90° Abduktion beübt. Der transfixierende Bohrdraht wird nach 6 Wochen entfernt. Dann kann aktiv der volle Bewegungsumfang erübt werden.

Eine systemische antiphlogistische Therapie, z. B. mit Diclofenac, kann supportiv unter entsprechender Magenprotektion und unter Beachtung der Kontraindikationen abschwellend wirken und zusätzlich Ossifikationen verringern.

Komplikationen

Spezielle Komplikationen sind in der Regel durch technische Fehler bedingt. Im Vordergrund steht hierbei eine zu weite Resektion der lateralen Klavikula, die den Ansatz des Lig. trapezoideum tangiert. Die Folge sind Instabilitäten bis hin zum spinoklavikularen Impingement. Die Instabilitäten können je nach Resektionsweite die oben beschriebenen Stabilisierungstechniken oder Knochenspaninterponate erforderlich machen.

Eine zu geringe Resektion ist selten und beruht vor allem auf einer exzentrisch unzureichenden Resektion insbesondere bei arthroskopischer Technik. Hier ist ggf. eine weitere Resektion erforderlich. Persistierende Beschwerden können auch durch verbliebene, insbesondere kraniale Osteophyten verursacht werden, die ebenfalls eine weitere Abtragung erforderlich machen.

LITERATUR

[1] Weinstabl R, Hertz H, Grundschober F, Orthner F, Schabus R. Anatomische Studie über den Discus articularis des Acromioclaviculargelenkes. In: Refior, Plitz, Jäger, Hackenbroch (Hrsg.): Biomechanik der gesunden und kranken Schulter. Stuttgart: Thieme Verlag, 1985. S. 2–6.
[2] Worcester JN Jr, Green DP. Osteoarthritis of the acromioclavicular joint. Clin Orthop 1968;58:69–73.
[3] Renfree KJ, Wright TW. Anatomy and biomechanics of the acromioclavicular and sternoclavicular joints. Clin Sports Med 2003;22:219–38.
[4] Jerosch J, Müller T, Sons U, Castro WHM. Die Korrelation von Degeneration des ACGelenkes und Rupturen der Rotatorenmanschette. Z Orthop 1990;6:641–7.
[5] Sparmann M, Mellerowicz H, Stelling E. Auswirkungen spezieller Kraftsportübungen auf das Schultergelenk. In: Hedtmann A. Degenerative Schultererkrankungen. Stuttgart: Enke Verlag, 1991. S. 86–9.
[6] Garretson RB, Williams GR. Clinical evaluation of injuries to the acromioclavicular and sternoclavicular joints. Clin Sports Med 2003;22:239–54.
[7] Buchberger DJ. Introduction of a new physical examination procedure for the differentiation of acromioclavicular joint lesions and subacromial impingement. J Manipulative Physiol Ther 1999;22:316–21.
[8] Zanca P. Shoulder pain: involvement of the acromioclavicular joint. (Analysis of 1,000 cases). Am J Roentgenol Radium Ther Nucl Med 1971;112(3):493–506.
[9] Sluming VA. A comparison of the methods of distraction for stress examination of the acromioclavicular joint. Br J Radiol 1995,68(815):1,181–4.
[10] Alexander OM. Radiography of the acromioclavicular articulation. Med Radiogr Photogr 1954,30(2):34–9.
[11] Tauber M, Koller H, Hitzl W, Resch H. Dynamic radiologic evaluation of horizontal instabilityin acute acromioclavicular joint dislocations. Am J Sports Med 2010;38(6):1,188–95.
[12] Schaefer FK, Schaefer PJ, Brossmann J, Hilgert RE, Heller M, Jahnke T. Experimental and clinical evaluation of acromioclavicular joint structures with new scan orientations in MRI. Eur Radiol 2006;16(7):1,488–93.
[13] Mumford EB. Acromioclavicular dislocation: A new operative treatment. J Bone Joint Surg 1941;23:799–802.
[14] Weaver JK, Dunn HK. Treatment of acromioclavicular injuries, especially complete acromioclavicular separations. J Bone Joint Surg 1972;55:1.187–94.
[15] Tauber M, Gordon K, Koller H, Fox M, Resch H. Semitendinosus tendon graft versus a modified Weaver-Dunn procedure for acromioclavicular joint reconstruction in chronic cases: a prospective comparative study. Am J Sports Med 2009;37(1):181–90.

KAPITEL

3

Marc Banerjee, Bertil Bouillon und Maurice Balke

Arthroskopische Rotatorenmanschetten-rekonstruktion

3.1 Anatomie

Die Rotatorenmanschette besteht aus vier Muskeln und ihren Sehnen, die am Tuberculum minus (M. subscapularis) bzw. Tuberculum majus (Mm. supraspinatus, infraspinatus und teres minor) inserieren (➤ Abb. 3.1). Sie bewirkt eine Zentrierung des Humeruskopfs im Glenoid durch das Zusammenspiel eines koronaren (M. deltoideus versus kaudale Manschette, Mm. infraspinatus und teres minor) und transversalen (M. subscapularis versus Mm. infraspinatus und teres minor) Kräftepaars („force couple") [1]. Die Supraspinatussehne rupturiert am häufigsten, die Sehne des M. teres minor am seltensten.

Der ansatznahe Anteil von Supra- und Infraspinatussehne besteht aus einem halbmondförmigen dünneren Anteil („crescent"), welcher vom sog. Rotatorenkabel („rotator cable") begrenzt wird [2]. Das Rotatorenkabel, das arthroskopisch von intraartikulär sichtbar ist (➤ Abb. 3.1a, **), zieht vom vorderen Insertionsbereich der Supraspinatussehne am Humeruskopf vorbei zum hinteren Insertionspunkt der Infraspinatusehne [2]. Nach Burkhart können Rupturen, welche die Supraspinatussehne und die vorderen Anteile der Infraspinatussehne betreffen, durch das erhaltene Gleichgewicht der beiden Kräftepaare und das erhaltene Rotatorenkabel mit einer normalen Schulterfunktion einhergehen [1, 2, 3]. Burkhart vergleicht Rupturen innerhalb des „crescent" mit dem Prinzip einer Hängebrücke, da die Funktion der Supraspinatussehne durch die intakten Aufhängungen des Rotatorenkabels erhalten bleibt. Erst bei Mitbeteiligung der posterioren Anteile der Infraspinatussehne mit Deinsertion des Rotatorenkabels dekompensieren die Kräftepaare und das Prinzip der Hängebrücke geht verloren, was dann klinisch mit einem Kraftverlust für die Armhebung einhergeht [4].

Die Sehnen der Rotatorenmanschette setzen in unterschiedlicher Form und Ausdehnung flächig am Tuberculum majus bzw. minus an, die Insertionsstelle wird auch als „footprint" (engl. für Grundriss, Grundfläche) bezeichnet. Die mediolaterale Ausdehnung des Supraspinatussehnenansatzes am Tuberculum majus beträgt zwischen 6,9 und 12,1 mm. Dieses ist klinisch insofern von Bedeutung, als dass

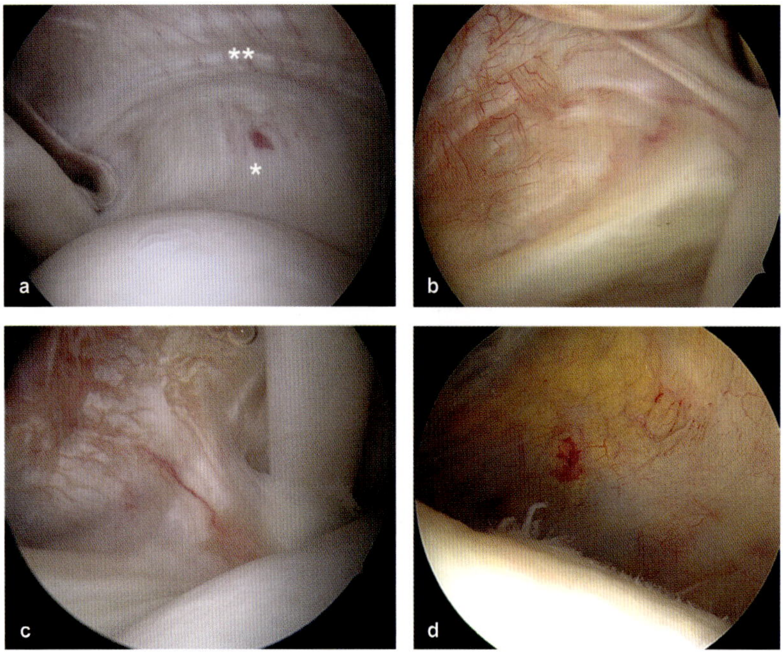

Abb. 3.1 Arthroskopische Anatomie der intakten Rotatorenmanschette (Blick vom dorsalen Portal; a–c intraartikulär, d subakromial). **a** Supraspinatussehnenansatz mit „crescent" (*) und „Rotatorenkabel" (**). **b** Subskapularissehnenansatz und SGHL (superiores glenohumerales Ligament). **c** SGHL, welches die lange Bizepssehne in den Sulkus umlenkt. **d** Blick von subakromial auf die bursaseitige intakte Supraspinatussehne. [M707/M708/M709]

das Ausmaß von artikularseitigen Partialrupturen anhand des frei liegenden „footprints" lateral der Knorpel-Knochen-Grenze bestimmt wird.

i

Als Faustregel gilt, dass 6–7 mm frei liegender Knochen ungefähr einem 50-prozentigen Sehnenriss entsprechen.

Die Subskapularissehne (➤ Abb. 3.1b) ist nur in den oberen zwei Dritteln tatsächlich sehnig, das untere Drittel ist muskulär. Die Insertionsfläche der Subskapularissehne am Tuberculum minus ist kommaförmig, die kraniokaudale Ausdehnung des gesamten „footprints" der Subskapularissehne beträgt durchschnittlich 39,5 mm, die des sehnigen Anteils 26,3 mm.

Die lange Bizepssehne entspringt aus dem kranialen Labrum bzw. vom Tuberculum supraglenoidale und mündet nach intraartikulärem Verlauf in den Sulcus bicipitalis.

Der Oberrand der Subskapularissehne und der Vorderrand der Supraspinatussehne begrenzen das Rotatorenintervall. Dieses wird vom Lig. glenohumerale superior (SGHL) und dem korakohumeralen Ligament (CHL) gebildet, welche den intrartikulären Anteil der langen Bizepssehne vor dem Eintritt in den Sulcus bicipitalis stabilisieren, wobei das SGHL die lange Bizepssehne von intraartikulär in den Sulkus umlenkt (sog. Pulley-Schlinge, „pulley" engl. für Umlenkrolle, ➤ Abb. 3.1c). Läsionen des Rotatorenintervalls (sog. Pulley-Läsionen) können somit die Subskapularissehne, die Supraspinatussehne und das SGHL betreffen.

3.2 Ätiologie und Pathophysiologie

Die Ursache von Rotatorenmanschettenrupturen ist nach wie vor nicht abschließend geklärt. Grundsätzlich unterscheidet man echte traumatische von degenerativen Rissen. Anerkannte Mechanismen traumatischer Rupturen, welche eher **jüngere Patienten** betreffen, sind Schulterluxationen, eine passive forcierte Außen- oder Innenrotation des Arms oder Stürze auf den nach hinten ausgestreckten Arm. Resultierende Risse sind in der Regel relativ groß und betreffen bevorzugt die Supraspinatus- und Subskapularissehnen [5].

Für die Entstehung nichttraumatischer Risse scheinen sowohl intrinsische als auch extrinsische Faktoren eine Rolle zu spielen. Als intrinsische Veränderungen werden **degenerative Prozesse,** die im Sehnengewebe selbst ablaufen, angesehen. Diese werden unter anderem begünstigt durch die eher schlechte Durchblutung der Sehnen. Schon 1931 haben Codman et al. degenerative Veränderungen beschrieben, die Rupturen der Rotatorenmanschette initiieren können [6]. Die Theorie der extrinsischen Rissbildung geht zurück auf Armstrong, der 1949 eine Kompression von Bursa und Rotatorenmanschette unter dem Akromion als ursächlich für das Supraspinatussehnensyndrom angesehen hat [7]. Später beschrieb Neer, dass 95 % aller Manschettenrupturen durch ein mechanisches Impingement verursacht seien [8]. In der Schlussfolgerung wurde die anteriore Akromioplastik als Therapie vorgestellt. Nachdem Bigliani et al. eine Beziehung eines anterioren Akromionsporns mit Rotatorenmanschettenrupturen beschrieben haben [9], weisen neuere Untersuchungen auf einen Zusammenhang zwischen einem weit nach lateral ausladenden oder stark angulierten Akromion und Rotatorenmanschettenrupturen hin (➤ Abb. 3.2) [10, 11]. Dies konnte auch in eigenen Untersuchungen gezeigt werden [12].

Vermutlich ist eine Kombination aus intrinsischen und mechanischen Veränderungen für die Rissbildung verantwortlich.

3.3 Klinisches Bild

Das Spektrum klinischer Symptome bei Rotatorenmanschettenrupturen reicht von der Schmerzfreiheit bei freier Funktion bis zur schmerzhaften Pseudoparalyse. Im fortgeschrittenen Stadium kann eine Schulterteilsteife vorliegen. Nachtschmerz ist ein häufiges Symptom.

i

Da sich die klinischen Bilder ähneln, ist eine Abgrenzung des „einfachen" Impingementsyndroms von der Partial- oder Komplettruptur gelegentlich schwierig.

3.4 Diagnostische Verfahren

3.4.1 Klinische Untersuchung

Neben der Untersuchung der aktiven und passiven Beweglichkeit sowie der langen Bizepssehne, des Schultereckgelenks und der Impingementzeichen sollten insbesondere die **speziellen Krafttests** der einzelnen Anteile der Rotatorenmanschette durchgeführt werden. Positive Tests können die Verdachtsdiagnose einer Sehnenruptur erhärten, negative Befunde schließen eine Ruptur nicht aus.

Die Impingementzeichen nach Neer sowie Hawkins haben in Kombination eine gute Sensitivität bei geringer Spezifität für die Diagnosestellung einer Rotatorenmanschettenruptur [13].

Zur Untersuchung der Supraspinatussehne sind die Genauigkeiten von Empty-Can- und Full-Can-Test ähnlich gut, beim Jobe-Test (Empty-Can) sollte die Kraft und nicht der Schmerz beurteilt werden.

Bei den sogenannten Lag-Zeichen stellt der Untersucher beim Patienten passiv eine Schulterstellung ein, die der Patient dann aktiv halten muss. Das Außenrotations-Lag-Zeichen und der Drop-Arm-Test sind im positiven Fall Indikatoren einer Supraspinatussehnenruptur [14].

Ein positives Außenrotations-Lag-Zeichen zeigt eine fettig degenerierte Ruptur der Infraspinatussehne an, ein positives Hornblower-Zeichen eine fettig degenerierte Ruptur der Teres-minor-Sehne [15]. Bei Patienten mit Pseudoparalyse ist mindestens eine der beiden Insertionen des Rotatorenkabels rupturiert [4].

Für die klinische Untersuchung der Subskapularissehne stehen der Bear-Hug-Test, der Belly-Press-Test, das Napoleon-Zeichen, das Belly-Off-Zeichen und der Lift-Off-Test [16, 17] zur Verfügung. Gemeinsam ist diesen Tests eine hohe Spezifität bei mäßiger Sensitivität [16, 17], wobei der Bear-Hug-Test [16] bzw. das Belly-Off-Zeichen [17] die höchste Sensitivität haben sollen. Insbesondere Teilrupturen bzw. Rupturen des kranialen Drittels der Subskapularissehne können der klinischen Untersuchung entgehen. Während ein positiver Bear-Hug- bzw. Belly-Press-Test eine Ruptur von mindestens 30 % der Sehne und ein positives Napoleon-Zeichen eine Ruptur von mindestens 50 % vermuten lassen, ist der Lift-Off-Test erst bei Rupturen von mindestens 75 % der Sehne positiv [16].

3.4.2 Röntgenaufnahmen der Schulter: True a. p. und Outlet View

In der a. p.-Aufnahme können der Akromion-Index (AI), der laterale Akromionwinkel (LAA, ➤ Abb. 3.2), der akromiohumerale Abstand und das Ausmaß degenerativer Veränderungen im Glenohumeralgelenk und am Akromion bestimmt werden. Das Ausmaß der Kranialisierung des Humeruskopfs korreliert mit der Rissgröße: Rupturen mit Beteiligung der Infraspinatussehne zeigen im Vergleich zu isolierten Supraspinatussehnenrupturen einen vermehrten Humeruskopfhochstand.

Ein akromiohumeraler Abstand von < 6 mm gilt als Hinweis auf eine Komplettruptur der Infraspinatussehne mit fortgeschrittener fettiger Degeneration [18]. Ebenso scheinen ein hoher Akromion-Index und ein niedriger LAA (< 70°) mit dem Vorhandensein von Rotatorenmanschettenrupturen zu korrelieren (➤ Abb. 3.2) [10, 11, 12]. In der Outlet-View-Aufnahme wird der Akromiontyp nach Bigliani klassifiziert [9].

3.4.3 Ultraschall

Mit dem Ultraschall steht dem Geübten ein kostengünstiges bildgebendes Verfahren zur Diagnostik von Rotatorenmanschettenläsionen zur Verfügung. Sensitivität und Spezifität sind für Komplettrupturen höher (96 bzw. 93 %) als für Partialrupturen (84 bzw. 89 %). Die Einschätzung der fettigen Degeneration gelingt im Ultraschall ähnlich gut wie in der MRT.

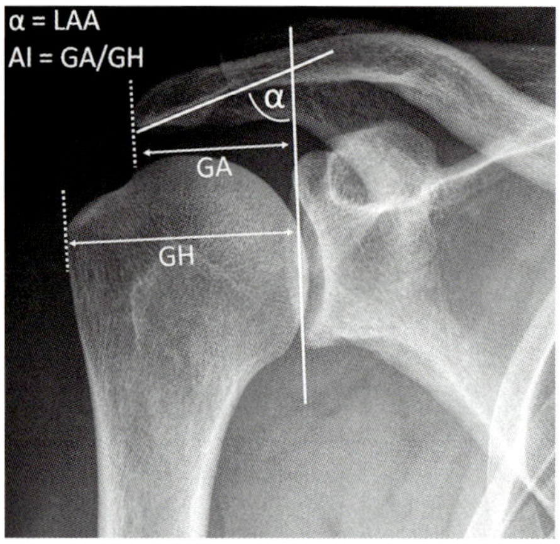

Abb. 3.2 Radiologische Parameter der Akromionform. True-a.p.-Aufnahme einer rechten Schulter mit eingezeichnetem lateralem Akromionwinkel nach Banas (LAA, α [9]) und Akromion-Index nach Nyffeler (AI [11]). Ein niedriger LAA sowie ein hoher AI scheinen mit einer erhöhten Prävalenz von Rotatorenmanschettenrupturen assoziiert zu sein [12]. [M707/M708/M709]

Tab. 3 1 Klassifikation der fettigen Degeneration nach Goutallier et al. [22]

0	Normaler Muskel ohne fettige Degeneration
1	Vereinzelte Fetteinlagerungen
2	Weniger als 50 % Verfettung
3	Gleich viel Muskel und Fett
4	Mehr als 50 % Verfettung

3.4.4 Magnetresonanztomografie

Während Komplettrupturen in der MRT meist gut zu diagnostizieren sind (Sensitivität und Spezifität 91 bzw. 97 %) macht die Abgrenzung zur Tendinose die Diagnosestellung der Partialruptur schwieriger (Sensitivität und Spezifität 80 bzw. 95 %) [19], da bei beiden eine Signalerhöhung in der Sehne besteht.

Rupturen der Subskapularissehne, insbesondere solche der kranialen Hälfte, entgehen der MRT häufig [20] und können daher nur arthroskopisch sicher ausgeschlossen werden. Eine luxierte lange Bizepssehne gilt als Prädiktor für eine Subskapularissehnenläsion.

Das Ausmaß der Retraktion wird in der parakoronaren Schicht nach Patte klassifiziert [21]. Bei Grad I liegt der Sehnenstumpf zwischen Tuberculum majus und Apex des Humeruskopfs, beim Grad II zwischen Apex und Glenoidrand und bei Grad III medial des Glenoidrands.

Die fettige Degeneration, welche von Goutallier et al. urspünglich im CT klassifiziert wurde [22], mittlerweile aber für die MRT übernommen wurde, wird am besten in der schräg-sagittalen T1-Gewichtung beurteilt (➤ Tab. 3.1).

DIAGNOSTIK
- Klinische Untersuchung
- Röntgen Schulter in True-a. p.- und Outlet-View-Aufnahme
- MRT und/oder Sonografie

3.5 Peri- und intraoperatives Vorgehen

3.5.1 Operationsprinzip

Die betroffenen Sehnen werden mittels Fadenankern aus Titan oder Kunststoff am „footprint" refixiert. Bei vorliegender Massenruptur führt auch eine Partialrekonstruktion durch Wiederherstellung der Kräftepaare zu einer Verbesserung von Kraft und Funktion [23]. Grundsätzlich ist die Refixation der Sehne am Knochen mit einer („single-row") oder zwei („double-row") Nahtreihen möglich. Die Double-Row-Technik führt zu einer flächigen Auflage der Sehne am Knochen und zeigt eine höhere Rate eingeheilter Sehnen bzw. für Rupturen > 1 cm eine geringere Re-Rupturrate [24]. In den klinischen Ergebnissen gibt es gegenüber der Single-Row-Technik jedoch keinen Unterschied [25]. Für die Single-Row-Technik bietet die modifizierte Mason-Allen-Naht eine stabile Fixation. Bei dieser werden zwei gleichfarbige Fadenenden aus einem Fadenanker als Matratzennaht durch die Sehne gestochen, vom zweiten Fadenpaar wird ein Fadenende im Sinne einer Einzelknopfnaht medial zwischen der Matratzennaht durchgestochen (➤ Abb. 3.4e und f). Es wird zuerst die Matratzennaht und dann die Einzelknopfnaht geknotet, welche dann von der Matratzennaht gesichert wird.

Das Ausmaß von artikularseitigen Partialrupturen der Supraspinatussehne (**P**artial **A**rticular **S**urface **T**endon **A**vulsion, PASTA-Läsionen [26]) wird bestimmt, indem der frei liegende Knochen lateral der Knorpel-Knochen-Grenze mit dem Tasthaken oder Shaver ausgemessen wird, wobei 6 mm ungefähr einer 50-prozentigen Partialruptur entsprechen. Teilrisse, die weniger als 50 % der Sehne betreffen, können debridiert werden. Ein Voranschreiten zur Komplettruptur tritt in bis zu einem Drittel der Fälle auf. Partialrupturen, die mehr als 50 % der Sehne betreffen, können entweder komplettiert und wie Komplettrupturen versorgt oder in transtendinöser Technik rekonstruiert werden, wobei die Ergebnisse beider Techniken gleich sind. Bei der unten beschriebenen transtendinösen Technik wird ein doppeltarmierter Fadenanker durch den intakten bursaseitigen Anteil sowie den defekten artikularseitigen Anteil der Supraspinatussehne in den frei liegenden „footprint" eingedreht. Die Fäden werden durch die Sehne geshuttelt und von subakromial aus geknotet.

Partialrupturen der Subskapularissehne sowie Komplettrupturen des sehnigen Anteils sind die Domäne der arthroskopischen Rekonstruktion. Komplettrupturen, die auch den kaudalen muskulären Anteil betreffen, werden eher offen rekonstruiert. Da die Sehne zur schnellen Retraktion neigt, empfiehlt es sich, insbesondere bei traumatischen Rupturen, diese innerhalb von 14 Tagen zu versorgen. Eine Tenotomie bzw. Tenodese der langen Bizepssehne ist bei nahezu immer vorhandener Luxation indiziert.

Das klinische Ergebnis der arthroskopischen Rotatorenmanschettenrekonstruktion mit und ohne subakromialer Dekompression ist gleich [27], im eigenen Vorgehen führen wir sie bei intraoperativem Nachweis einer subakromialen Enge durch. Bei nicht rekonstruierbarer Massenruptur ist sie kontraindiziert, um eine anterosuperiore Migration des Humeruskopfs nicht zu fördern.

Bei Subluxation, Luxation, chronischer Tenosynovitis oder Partialruptur der langen Bizepssehne sollte diese mittels Tenotomie und ggf. Tenodese mitbehandelt werden, wobei wir im eigenen Vorgehen bei aktiven, schlanken und muskelkräftigen Patienten unter 60–70 Jahre eher die Tenodese favorisieren. Einziger Unterschied zwischen beiden Verfahren ist die Kosmetik, während das funktionelle Ergebnis gleich bleibt.

3.5.2 Patientenaufklärung

Außer über die allgemeinen Komplikationen chirurgischer Eingriffe ist besonders über die Re-Ruptur, die adhäsive Kapsulitis sowie über Restbeschwerden aufzuklären. Im Fall einer Tenotomie der langen Bizepssehne kommt es eventuell zu einer Distalisierung des Muskels („Popeye sign"), im Falle einer Tenodese kann diese sekundär ausreißen und ebenfalls ein „Popeye sign" verursachen. Da die Nachbehandlung langwierig ist und sich über ca. 6 Monate erstrecken kann, sollte sie Bestandteil der präoperativen Aufklärung sein, ebenso wie die Rückkehr zu schulterbelastenden Berufen oder Sportarten (4–6 Monate).

! AUFKLÄRUNGSPUNKTE

- Allgemeine chirurgische Komplikationen
- Re-Ruptur
- Adhäsive Kapsulitis
- Distalisierung des Muskels („Popeye sign")
- Langwierige Nachbehandlung (bis zu 6 Wochen)
- Rückkehr zu schulterbelastenden Berufen oder Sportarten erst nach 4–6 Monaten

3.5.3 Anästhesie und Lagerung des Patienten

Die Operation erfolgt in Vollnarkose, optional kann ein interskalenärer Schmerzkatheter zur postoperativen Schmerztherapie gelegt werden. Die Operation kann je nach Präferenz des Operateurs in der sog. Beach-Chair-Lagerung

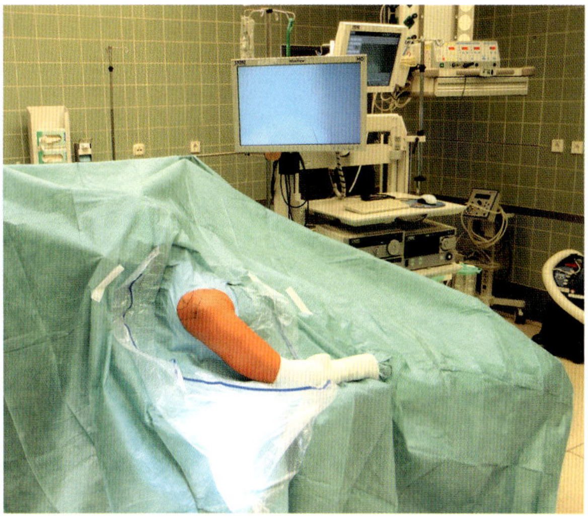

Abb. 3.3 Beach-Chair-Lagerung. Lagerung des Arms auf einem Armhalter, der Arthroskopieturm steht auf der Gegenseite. [M707/M708/M709]

(➤ Abb. 3.3, ➤ Abb. 2.4) oder in Seitenlage durchgeführt werden. Es sollte auf die **korrekte Lagerung** von Kopf und Halswirbelsäule geachtet werden, insbesondere bei bekannten degenerativen Veränderungen.

3.5.4 Instrumentarium und Operationsvorbereitung

Neben einem Arthroskopie-Standardsieb mit einer 30°-Optik ist für die arthroskopische Rekonstruktion der Rotatorenmanschette ein Sieb notwendig, welches neben einer Fadenmanipulierzange, einem arthroskopischen Knotenschieber und einer arthroskopischen Fadenschere eine Nahtzange (➤ Abb. 3.4a) sowie verschiedene Perforationsinstrumente (➤ Abb. 3.4b und c) in unterschiedlichen Biegungen zum Shutteln der Fäden durch die Sehne enthalten sollte. Ein elektrothermisches Gerät ist **zwingend notwendig.** Einmalschraubtrokare sind für das Fadenmanagement hilfreich.

Von Seiten der Anästhesie sollte zur Verbesserung der Sicht ein systolischer Blutdruck zwischen 90 und 100 mmHg angestrebt werden, was für Patienten mit ASA-Grad I bis III, die in Beach-Chair-Lagerung operiert werden, trotz sehr selten nachweisbarer reversibler intraoperativer zerebraler Ischämien zu keinen bleibenden neurologischen Schäden führt [28].

Die Verwendung von Rollenpumpen mit einem Druck zwischen 60 und 80 mmHg kann die Sicht zusätzlich verbessern.

In der Einleitung erfolgt die Einmalgabe eines Antibiotikums (Cephalosporin der 1. oder 2. Generation, bei Penicillinallergie Clindamycin). Nach mehrfacher Hautdesinfektion und Abdecken mit sterilen Einmalklebetüchern erfolgt das Anzeichnen der knöchernen Landmarken (➤ Abb. 3.5).

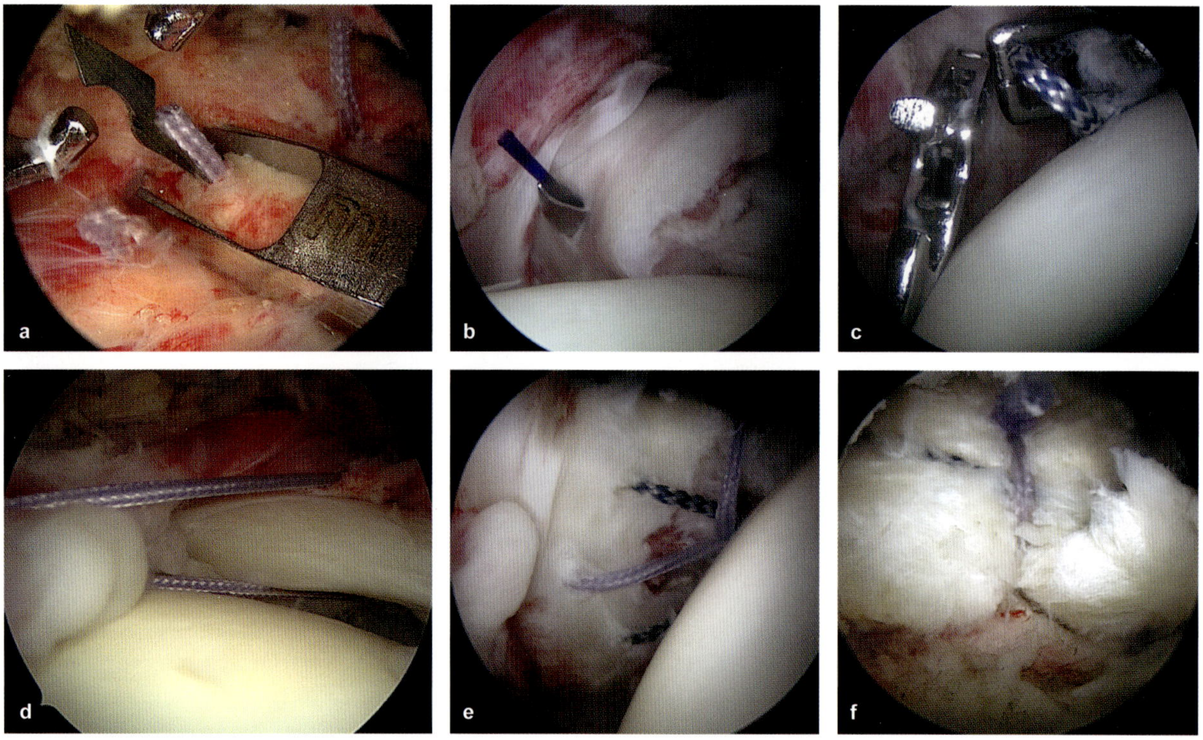

Abb. 3.4 Technik der arthroskopischen Rotatorenmanschettennaht. a–c: Verschiedene Möglichkeiten, die Fäden durch die Sehne zu shutteln. **a** Nahtzange. **b** Hohlnadel mit einliegendem monofilem Shuttelfaden. **c** Perforationsinstrumentarium. **d** Seit-zu-Seit-Naht. **e** Modifizierte Mason-Allen-Naht des M. subscapularis von intraartikulär. **f** Modifizierte Mason-Allen-Naht der Supraspinatussehne von bursaseitig. [M707/M708/M709]

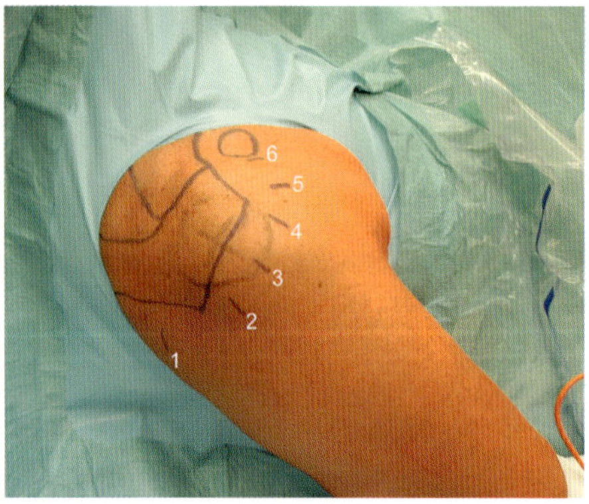

Abb. 3.5 Angezeichnete knöcherne Landmarken (Spina scapulae, Akromion, laterale Klavikula, Korakoid) sowie Portale: **1** Dorsaler Zugang. **2** Posterolateraler Zugang. **3** Anterolateraler Zugang. **4** Anterosuperiorer subakromialer Zugang. **5** Anterosuperiorer intraartikulärer Zugang. **6** Anteroinferiorer Zugang. [M707/M708/M709]

3.5.5 Operationsschritte

Pitfalls bei der Operation

- Ungenügende Übersicht
- Fehleinschätzung der Rupturform (Umstecken der Optik ins anterolaterale subakromiale Portal bei Versorgung von Supraspinatussehnenkomplettrupturen wichtig)
- Probleme beim Fadenmanagement → im Zweifel Anlage weiterer Portale
- Ungenügende Sehnenmobilisation

Über ein dorsales Standardportal erfolgt der diagnostische Rundgang im Glenohumeralgelenk. Ist bereits präoperativ die Rekonstruktion von Supraspinatus- und Infraspinatussehne geplant, wird der dorsale Zugang etwas höher als üblich angelegt (ca. 1 cm kaudal der Akromionkante), da dieses Vorgehen die Übersicht subakromial verbessert. Weitere Portale sowie Einmaltrokare werden entsprechend der geplanten Versorgung angelegt. Die Darstellung von Supra- und Infraspinatussehne gelingt am besten, indem der Assistent unter Zug am Arm diesen in unterschiedlicher Abduktions- bzw. Außenrotationsstellung hält. Der Ansatz der Subskapularissehne und der Pulley-Schlinge wird in Innenrotation und leichter Abduktion sowie ggf. Anteversion dargestellt. Ist eine Tenodese der langen Bizepssehne geplant, so führen wir diese mit einem Fadenanker durch, der im kranialen Anteil des Sulcus bicipitalis eingedreht wird. Hierzu wird mit einem geraden oder gebogenen Perforationsinstrumentarium durch das anteroinferiore Portal die Bizepssehne von ventral nach dorsal durchstochen, ein Faden aus dem Fadenanker gegriffen und das Instrument mit dem Faden als Schlaufe bis vor die Bizepssehne zurückgezogen. Das Instrumentarium wird dann durch die gebildete Schlaufe vorgeschoben und zwischen Bizepsseh-

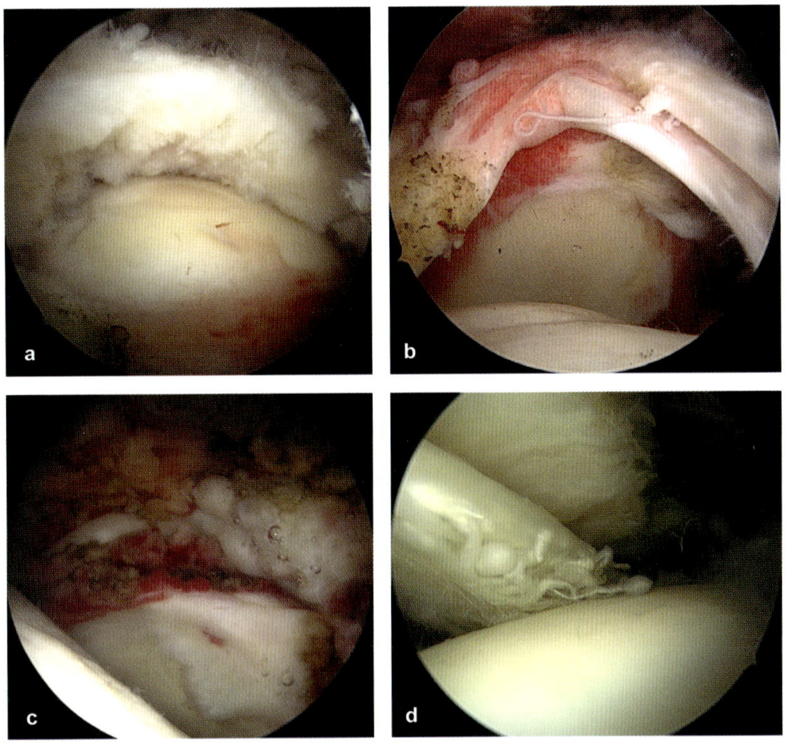

Abb. 3.6 Verschiedene Rupturformen. **a** Halbmondförmiger Riss. **b** U-förmiger Riss. **c** III-gradige retrahierte Massenruptur. **d** Supraspinatussehnenruptur, Sicht von intraartikulär. [M707/M708/M709]

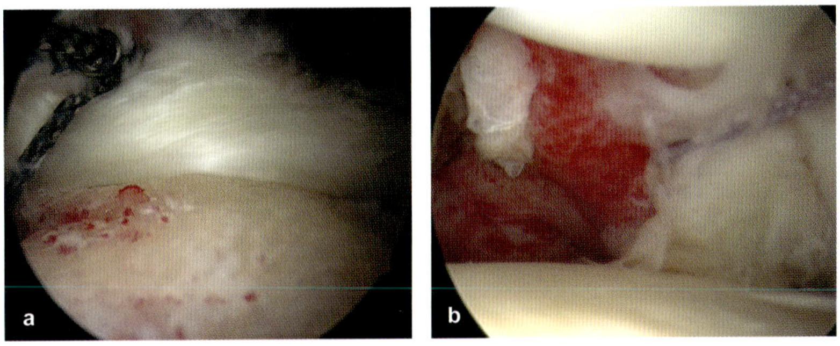

Abb. 3.7 Arthroskopische Supra- und Infraspinatussehnenrekonstruktion. **a** Rekonstruierte Sehne, von subakromial aus gesehen. **b** Rekonstruierte Sehne, von artikularseitig gesehen. [M707/M708/M709]

ne und Fadenanker der gleiche Faden mit dem Instrument gegriffen und durch die Schlaufe durch das Portal herausgezogen (Lasso-Loop-Technik [29]). Nach Verknoten des Fadens resultiert eine stabile Fixation der Bizepssehne, es erfolgt dann die Tenotomie am Bizepssehnenanker und die Kürzung des Überstands der Sehne. Bei Versorgungen von Subskapularissehnenrupturen wird ein Faden aus dem oberen Fadenanker in der genannten Technik für die Tenodese der langen Bizepssehne verwendet.

Rekonstruktion von Komplettrupturen der Supra- und Infraspinatussehne

Nach Diagnosestellung der Komplettruptur im Rahmen der glenohumeralen Arthroskopie (➤ Abb. 3.6d) erfolgt die ggf. notwendige Versorgung der langen Bizepssehne. Je nach Präferenz des Operateurs kann nach Anlage eines anterolateralen Zugangs der „footprint“ bei intraartikulärer Sicht von Sehnenresten befreit und angefrischt werden. Alternativ kann dieses auch nach Umstecken des Arthroskops von subakromial aus erfolgen. Zunächst wird mit Ablator und Shaver eine subakromiale Bursektomie unter Sicht vom dorsalen Portal aus durchgeführt. Der „footprint“ sollte von der Knorpel-Knochen-Grenze bis zu seiner lateralen Kante von Sehnenresten befreit und angefrischt werden. Falls eine subakromiale Dekompression geplant ist, kann diese entweder jetzt oder nach Beendigung der Sehnenrekonstruktion erfolgen. Das Arthroskop wird dann in das anterolaterale Portal umgesteckt, und es werden je ein Zugang ventral (subakromial, anterosuperior, ggf. mit Schraubtrokar) und dorsal (posterolateral) dieses Zugangs als Arbeitsportale geschaffen (➤ Abb. 3.5b).

Unter Sicht von anterolateral wird die Bursektomie vervollständigt und die Rupturform bestimmt, wobei zwischen halbmondförmigen („crescent“, ➤ Abb. 3.7a), U-förmigen (➤ Abb. 3.7b), L- oder reversed-L-förmigen und immobilen kontrakten Massenrupturen (➤ Abb. 3.7c) unterschieden wird [30].

3

i

Für die Beurteilung der Rekonstruktionsfähigkeit ist die Mobilität der Sehne(n) entscheidend, welche durch Lösen von Verwachsungen unterhalb und oberhalb der Sehne verbessert werden kann.

Es wird über eines der beiden Arbeitsportale ein Fadenanker in einem Winkel von ca. 45° zum Knochen in den „footprint" eingebracht. Für eine optimale Platzierung ist ggf. ein weiterer Zugang notwendig. Sind 2 Fadenanker geplant (je nach Rissgröße in der anteroposterioren Ausdehnung), bringen wir zunächst den hinteren der beiden ein. Ist eine Double-Row-Rekonstruktion geplant, wird der Fadenanker an der Knorpel-Knochen-Grenze positioniert, ansonsten etwas lateral hiervon. Die Fäden werden jetzt sukzessive durch die Sehne geshuttelt, wobei wir dorsal beginnen. Entscheidend für den weiteren flüssigen Fortgang der Operation ist das Fadenmanagement. Hierzu sollten die Fäden in einem Portal „geparkt" werden, während der jeweils zu shuttelnde Faden über ein separates Portal geführt wird. Wird z. B. eine kleine halbmondförmige Ruptur versorgt, werden die Fäden im posterolateralen Portal ausgeleitet. Der jeweils zu shuttelnde Faden wird unter Sicht vom anterolateralen Portal in das subakromiale anterosuperiore Portal ausgeleitet. Der Faden kann entweder mit einer Nahtzange (➤ Abb. 3.4a) oder mittels verschiedener gebogener Perforationsinstrumente (➤ Abb. 3.4b und c) durch die Sehne gestochen werden. Wir bevorzugen eine Single-Row-Rekonstruktion mit modifizierten Mason-Allen-Nähten (➤ Abb. 3.4e und f).

Soll eine Double-Row-Rekonstruktion durchgeführt werden, werden beide Fadenpaare als Matratzennaht gestochen und verknotet. Die Fäden werden nicht abgeschnitten. Es wird im lateralen „footprint" ein knotenloser Fadenanker eingebracht, in den die zuvor geknoteten Fäden eingeführt werden. Nachdem der knotenlose Fadenanker im Knochen versenkt ist, spannen sich hierdurch die Fäden zwischen beiden Fadenankerreihen auf und pressen die Sehne auf den „footprint".

Liegt eine U- oder L- bzw. reversed-L-förmige Ruptur vor, so ist die Mobilität des medialen Rissrands nicht ausreichend, um diesen Anteil am „footprint" zu fixieren. Daher wird nach Anfrischen der Sehnenränder zunächst eine Seit-zu-Seit-Naht (➤ Abb. 3.4d) angelegt („margin convergence" [31]). Hierdurch verkleinert sich der Defekt und der nun lateralisierte „neue" Rissrand kann mit 1 oder 2 Fadenankern wie oben beschrieben am „footprint" refixiert werden (➤ Abb. 3.6a und b).

Transtendinöse Rekonstruktion von PASTA-Läsionen [32]

Bei Sicht über das dorsale Standardportal erfolgt nach Anlage eines anteroinferioren Portals, in das ein Einmaltrokar eingedreht wird, das Débridement der zumeist aufgefaserten, artikularseitig partiell rupturierten Supraspinatussehne. Mittels Tasthaken oder Shaver (jeweils 5 bzw. 5,5 mm groß) wird das Ausmaß des frei liegenden „footprints" bestimmt und dieser debridiert (➤ Abb. 3.8a). Das Arthroskop wird dann in den Subakromialraum eingeführt. Zeigt sich eine Bursitis, so wird mittels Shaver und Ablator über ein anterolaterales Portal eine Bursektomie durchgeführt und die Intaktheit der bursalseitigen Manschette dokumentiert (➤ Abb. 3.1d). Anschließend wird das Arthroskop erneut intraartikulär eingeführt, die Partialruptur dargestellt und in Outside-In-Technik eine Nadel durch den anterolateralen Zugang so eingebracht, dass die Spitze der Nadel intraartikulär im Zentrum der Partialruptur herauskommt und zwecks korrekter Lage des Fadenankers in einem Winkel von ca. 45° auf den debridierten „footprint" trifft.

Bei optimaler Lage wird hierüber eine Stichinzision durch die intakte bursaseitige Manschette bis in die Partialruptur angelegt (transtendinös). Sollte dies über das anterolaterale Portal nicht möglich sein, so wird die Nadel entsprechend versetzt und ein zusätzliches Portal geschaffen. Der Assistent kann durch unterschiedliche Abduktions- und ggf. Außenrotationsstellungen des Arms die optimale Platzierung unterstützen. Dann wird ein doppeltarmierter Fadenanker in den „footprint" eingedreht (➤ Abb. 3.8b). Mit der Fadenmanipulierzange wird der erste Faden durch das anteroinferiore Portal ausgeleitet. Eine mit einem monofilen Shuttlefaden der Stärke 1 (z. B. PDS) armierte Nadel wird von außen durch den zu refixierenden Rupturrand der Sehne gestochen (➤ Abb. 3.8c), der Shuttelfaden über das anteroinferiore Portal ausgeleitet und extrakorporal mit dem Faden aus dem Fadenanker verknotet. Durch Zug am PDS-Faden wird der Faden durch die Sehne geshuttelt. Dieser Vorgang wird mit den drei anderen Fäden aus dem Fadenanker wiederholt (➤ Abb. 3.8d). Das Arthroskop wird nach subakromial umgesteckt, die Fäden werden aufgesucht (➤ Abb. 3.8e), über das anterolaterale Portal ausgeleitet und geknotet. Die erneute Sicht von intraartikulär zeigt die refixierte Sehne (➤ Abb. 3.8f).

Rekonstruktion von Subskapularissehnenrupturen

Subskapularissehnenrupturen werden nach Fox und Romeo [33] bzw. nach Lafosse et al. [34] klassifiziert, wobei vereinfacht Partialrupturen, Komplettrupturen innerhalb der kranialen Hälfte bzw. der kranialen zwei Drittel und Komplettrupturen der gesamten Sehne unterschieden werden. Durch Zerstörung der Pulley-Schlinge ist nahezu immer die lange Bizepssehne luxiert.

Neben dem dorsalen Standardportal für die Optik werden für die Versorgung von Rupturen der kranialen Hälfte ein anteroinferiores und ein anterosuperiores Portal benötigt, wobei wir das anterosuperiore als erstes anlegen, da durch die luxierte Bizepssehne häufig die Orientierung nicht optimal ist (➤ Abb. 3.9a). Gelegentlich können weitere Portale (posterolaterales oder zusätzliches anteriores Portal) notwendig sein, die nach Vorsondieren mit der Kanüle angelegt werden. Über das anterosuperiore Portal wird zunächst die

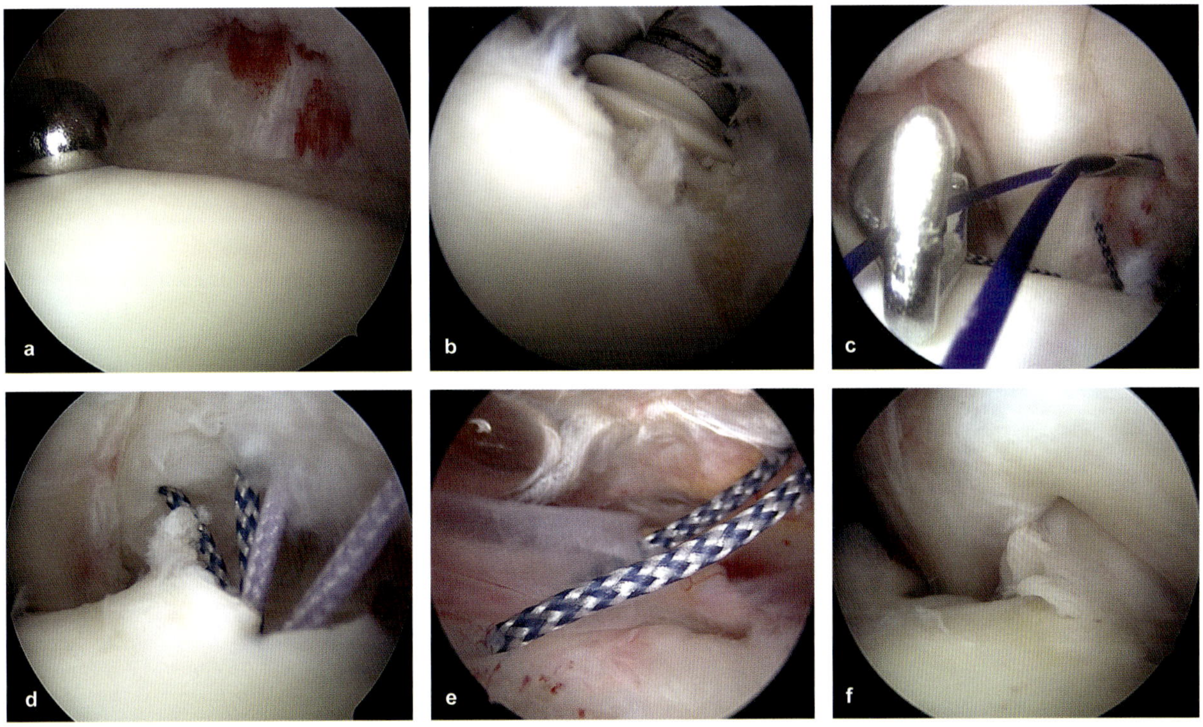

Abb. 3.8 Arthroskopischer transtendinöser PASTA-Repair. **a** Ausmessen des frei liegenden „footprints" nach Débridement. **b** Transtendinöses Einbringen eines Fadenankers. **c** Shutteln der Fäden über einen monofilen Shuttel-Faden, der über eine Kanüle eingebracht wird. **d** Sicht von intraartikulär, nachdem alle vier Fäden durch den Rand der Partialruptur geshuttelt wurden. **e** Subakromiales Bergen der Fäden. **f** Die erneute Sicht von intraartikulär zeigt die rekonstruierte Partialruptur, nachdem die Fäden subakromial verknotet wurden. [M707/M708/M709]

Rotatorenintervallkapsel mit dem Elektrokauter, ggf. auch mit dem Shaver, reseziert, um die Sehne zu mobilisieren und ausreichenden Zugang zu ihrem ventralen Anteil zu haben. Je größer die Komplettruptur ist, desto ausgiebiger erfolgt die Mobilisation. Bei Rupturen der gesamten Sehne sollte bis unter die Korakoidbasis präpariert werden, um dort vorhandene Verwachsungen zu lösen.

Je nach Ausmaß der Subskapularissehnenruptur muss die Sehne auch am Skapulahals mobilisiert werden. Bei nicht frischen Komplettrupturen kann das Auffinden des retrahierten und vernarbten Sehnenstumpfs das Hauptproblem sein. Lo und Burkhart beschrieben in diesem Zusammenhang das sog. „comma sign", bei dem das an der superolateralen Ecke des Subskapularis hängende SGHL den Weg zum Rupturrand leitet (➤ Abb. 3.9b, *) [35]. Ist die Sehne gefunden und ausreichend mobilisiert, kann ein Haltefaden durch die Sehne gestochen werden (➤ Abb. 3.9c). Anschließend erfolgt nach Resektion von Sehnenresten das Anfrischen des Tuberculum minus (➤ Abb. 3.9d). Je nach Rupturgröße werden ein oder zwei doppeltarmierte Fadenanker eingebracht (➤ Abb. 3.9e). Das Shutteln der Fäden durch die Sehne kann mittels Nahtzange (➤ Abb. 3.3a) oder mithilfe unterschiedlicher Perforationsinstrumente (➤ Abb. 3.3b und c) erfolgen. Als Nahttechnik stehen Matratzennähte oder modifizierte Mason-Allen-Nähte (➤ Abb. 3.3e) zur Verfügung. Nach Verknoten der Fäden resultiert eine stabile Refixation der Subskapularissehne (➤ Abb. 3.9f).

> **i**
> Bei allen genannten Rotatorenmanschettenrekonstruktionen wird nach Hautnaht und dem sterilen Verband ein Schulterkissen oder Gilchrist-Verband angelegt.

3.6 Nachbehandlung und Komplikationen

Nachbehandlung (➤ Tab. 3.2, ➤ Tab. 3.3)

Mit einer Häufigkeit von durchschnittlich 20 % (10–40 %) [36] ist die Re-Ruptur bzw. die fehlende Einheilung der Sehne die häufigste Komplikation nach arthroskopischer Rotatorenmanschettenrekonstruktion.

Derzeit ist noch ungeklärt, ob Patienten mit eingeheilter Sehne auch ein besseres klinisches Ergebnis haben [36], wobei dieses für einige Parameter (Anteversion, „constant score") der Fall zu sein scheint [36]. Insofern sollte eine Sehneneinheilung angestrebt werden. Vor diesem Hintergrund existieren zwei verschiedene Philosophien in der Nachbehandlung: die postoperative Immobilisation der Schulter über einen Zeitraum von 2–6 Wochen und die frühzeitige passive frühfunktionelle Beübung.

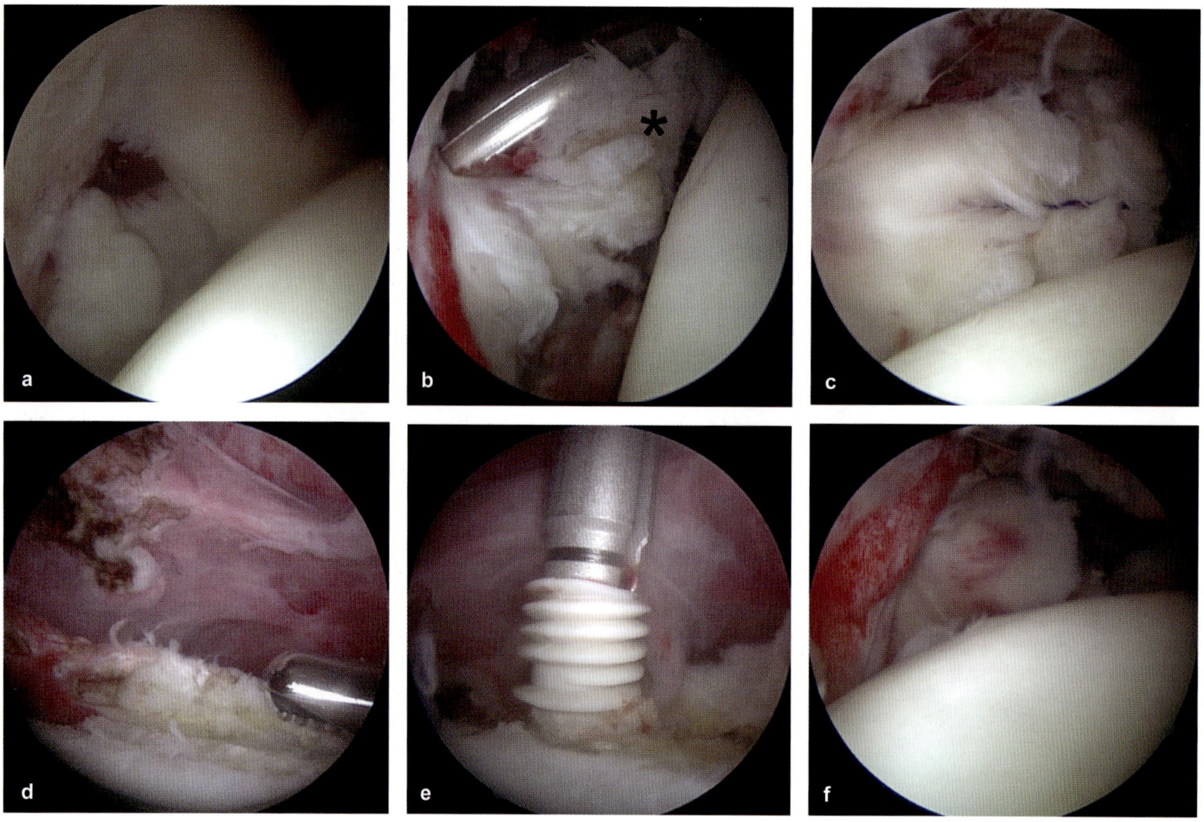

Abb. 3.9 Arthroskopische Rekonstruktion einer Subskapularissehnenruptur. **a** Der Blick vom dorsalen Portal zeigt die ins Gelenk luxierte lange Bizepssehne. **b** Das „comma sign" (*) weist den Weg zur anterosuperioren Ecke der Subskapularissehne [35]. **c** Ein Haltefaden erleichtert die weitere Präparation und das Shutteln der Fäden durch die Sehne. **d** Débridement des „footprints". **e** Einbringen eines doppelarmierten Fadenankers. **f** Rekonstruierte Subskapularissehne. [M707/M708/M709]

Tab. 3.2 Nachbehandlung nach arthroskopischer Rekonstruktion von artikularseitigen Partialrupturen (PASTA-Läsionen)

1.–3. Woche	Gilchrist, Schulterkissen o. ä.
1.–2. Woche	Passive Physiotherapie der Schulter bis 60° Abduktion/Anteversion, 10° Außenrotation in der Skapulaebene, Kryotherapie, Lymphdrainage
3.–4. Woche	Passive Physiotherapie der Schulter bis 80° Abduktion, 100° Anteversion, 30° Außenrotation in der Skapulaebene, Kryotherapie, Lymphdrainage
5.–6. Woche	Passive Physiotherapie der Schulter bis 90° Abduktion, 140° Anteversion, 45° Außenrotation in der Skapulaebene, Kryotherapie, Lymphdrainage
Ab 7. Woche	Freigabe der aktiven Funktion in allen Ebenen, PNF, Anleitung zu Eigenübungen
Ab 7. Monat	Rückkehr zu schulterbelastenden Sportarten und Arbeiten

Bei gleichem klinischem Ergebnis nach 1 Jahr ist die Rate eingeheilter Sehnen nach Immobilisation geringfügig höher [37]. Im eigenen Vorgehen empfehlen wir nach arthroskopisch transtendinösem PASTA-Repair eine frühzeitige passive Beübung und nach Versorgung kompletter Rupturen eine 3-wöchige Phase der Immobilisation.

Tab. 3.3 Nachbehandlung nach arthroskopischer Rekonstruktion von kompletten Rotatorenmanschettenrupturen

1.–4. Woche	Gilchrist, Schulterkissen o. ä.
1.–3. Woche	Immobilisation der Schulter, Kryotherapie, Beübung von Handgelenk, Ellenbogen, Lymphdrainage
4.–6. Woche	Passive Physiotherapie der Schulter bis 90° Abduktion/Anteversion, 20° Außenrotation in der Skapulaebene, Kryotherapie, Lymphdrainage
Ab 7. Woche	Freigabe der aktiven Funktion in allen Ebenen, propriozeptive neuromuskuläre Fazilitation (PNF), Anleitung zu Eigenübungen
Ab 7. Monat	Rückkehr zu schulterbelastenden Sportarten und Arbeiten

Komplikationen

Eine vorübergehende Schultersteife, die auf eine konservative Therapie anspricht, kommt in 10 % vor. Die initiale Immobilisation stellt diesbezüglich keinen Risikofaktor dar. Bei

3,3 % der Patienten liegt nach arthroskopischer Rotatorenmanschettennaht eine Schultersteife vor, die einer arthroskopischen Arthrolyse bedarf [38]. Das Infektrisiko ist nach arthroskopischer Rotatorenmanschettenrekonstruktion sehr gering.

LITERATUR

[1] Burkhart SS. Arthroscopic treatment of massive rotator cuff tears. Clinical results and biomechanical rationale. Clin Orthop Rel Res 1991;267:45–56.
[2] Burkhart SS, Esch JC, Jolson RS. The rotator crescent and rotator cable: An anatomic description of the shoulder's "Suspension Bridge". Arthroscopy 1993;9:611–6.
[3] Burkhart SS. Fluoroscopic comparison of kinematic patterns in massive rotator cuff tears. A suspension bridge model. Clinical Orthopaedics and Related Research 1992;284:144–52.
[4] Denard PJ, Koo SS, Murena L, Burkhart SS. Pseudoparalysis: the importance of rotator cable integrity. Orthopedics 2012;35:e1,353–7.
[5] Mall NA, Lee AS, Chahal J, et al. An evidenced-based examination of the epidemiology and outcomes of traumatic rotator cuff tears. Arthroscopy 2011;29:366–76.
[6] Codman EA, Akerson IB. The pathology associated with rupture of the supraspinatus tendon. Ann Surg 1931;93:348–59.
[7] Armstrong JR. Excision of the acromion in treatment of the supraspinatus syndrome; report of 95 excisions. J Bone Joint Surg Br 1949;31:436–42.
[8] Neer CS 2nd. Impingement lesions. Clin Orthop Relat Res 1983;173:70–7.
[9] Bigliani LU, Ticker JB, Flatow EL, Soslowsky LJ, Mow VC. The relationship of acromial architecture to rotator cuff disease. Clin Sports Med 1991;10:823–38.
[10] Banas MP, Miller RJ, Totterman S. Relationship between the lateral acromion angle and rotator cuff disease. J Shoulder Elbow Surg 1995;4:454–61.
[11] Nyffeler RW, Werner CM, Sukthankar A, Schmid MR, Gerber C. Association of a large lateral extension of the acromion with rotator cuff tears. J Bone Joint Surg Am 2006;88:800–5.
[12] Balke M, Schmidt C, Gosheger G, et al. Correlation of acromial morphology with impingement syndrome and rotator cuff tears. Acta Orthop 2013;84(2):178–83.
[13] Mac Donald PB, Clark P, Sutherland K. An analysis of the diagnostic accuracy of the Hawkins and Neer subacromial impingement signs. J Shoulder Elbow Surg 2000;9:299–301.
[14] Bak K, Sorensen AK, Jorgensen U, et al. The value of clinical tests in acute full-thickness tears of the supraspinatus tendon: Does a subacromial lidocaine injection help in the clinical diagnosis? A prospective study. Arthroscopy 2010;26:734–42.
[15] Walch G, Boulahia A, Calderone S, Robinson AHB. The dropping and the hornblower's signs in evaluation of rotator cuff tears. J Bone Joint Surg Br 1998;80:624–9.
[16] Barth JR, Burhart SS, De Beer JF. The bear-hug test: a new and sensitive test for diagnosing a subscapularis tear. Arthroscopy 2006;22:1,076–84.
[17] Bartsch M, Greiner S, Haas NP, Scheibel M. Diagnostic values of clinical tests for subscapularis lesions. Knee Surg Sports Traumatolog Arthrosc 2010;18:1,712–7.
[18] Goutaillier D, Le Guilloux P, Postel JM, et al. Acromio-humeral distance less than six millimeter: its meaning in full-thickness rotator cuff tear. Orthop Traumatol Surg Res 2011;97:246–51.
[19] Smith TO, Daniell H, Geere JA, Toms AP, Hing CB. The diagnostic accuracy of MRI for partial- and full-thickness rotator cuff tears in adults 2012;30:336–46.
[20] Adams CR, Schoolfield JD, Burkhart, SS. Accuracy of preoperative magnetic resonance imaging in predicting a subscapularis tendon tear based on arthroscopy. Arthroscopy 2010;26:1,427–33.
[21] Patte D. Classification of rotator cuff lesions. Clin Orthop Relat Res 1990;254:81–6.
[22] Goutallier D, Postel JM, Bernageau J, Lavau L, Voisin MC. Fatty muscle degeneration in cuff ruptures: pre- and postoperative evaluation by CT scan. Clin Orthop Relat Res 1994;304:78–83.
[23] Iagulli ND, Field LD, Hobgood ER, Ramsey JR, Savoie FH 3rd. Comparison of partial versus complete arthroscopic repair of massive rotator cuff tears. Am J Sports Med 2012;40: 1,022–6.
[24] Nho SJ, Slabaugh MA, Seroyer ST, Grumet RC, Wilson JB, Verma NN, Romeo AA, Bach BR. Does the literature support double-row suture anchor fixation for rotator cuff repair? A systematic review comparing double-row and single-row suture anchor configuration. Arthroscopy 2009;11:1,319–20.
[25] Duquin TR, Buyea C, Bisson LJ. Which method of rotator cuff repair leads to the highest rate of structural healing? A systematic review. Am J Sports Med 2010;38:835.
[26] Millstein ES, Snyder SJ. Arthroscopic management of partial, full-thickness, and complex rotator cuff tears: indications, techniques, and complications. Arthroscopy 2003;19 Suppl 1:189–99.
[27] Chahal J, Mall N, MacDonald PB, Van Thiel G, Cole BJ, Romeo AA, Verma NN. The role of subacromial decompression in patients undergoing arthroscopic repair of full-thickness tears of the rotator cuff: A systematic review and meta-analysis. Arthroscopy 2012;5:720–7.
[28] Gillespie R, Shishani Y, Streit J, Wanner JP, McCrum C, Syed T, Haas A, Gobezie R. The safety of controlled hypotension for shoulder arthroscopy in the beach-chair position. J Bone Joint Surg 2012;94:1,284–90.
[29] Lafosse L, Van Raebroeckx A, Brzoszka R. A new technique to improve tissue grip: "the lasso-loop stitch". Arthroscopy 2006;22:1246.e1–3.
[30] Burkhart SS, Lo IK. Arthroscopic rotator cuff repair. J Am Acad Orthop Surg 2006;14:333–46.
[31] Burkhart SS, Athanasiou KA, Wirth MA. Margin convergence: a method of reducing strain in massive rotator cuff tears. Arthroscopy 1996;12:335–8.
[32] Lo IK, Burkhart SS. Transtendon arthroscopic repair of partial thickness, articular surface tears of the rotator cuff. Arthroscopy 2004;20:214–20.
[33] Fox J, Romeo AA. Arthroscopic subscapularis repair. In: Annual Meeting of the American Academy of Orthopedic Surgeons. New Orleans, Louisiana, USA. 2003.
[34] Lafosse L, Jost B, Reiland Y, Audebert S, Toussaint B, Gobezie R. Structural integrity and clinical outcomes after arthroscopic repair of isolated subscapularis tears. J Bone Joint Surg Am 2007;89:1,184–93.
[35] Lo IK, Burkhart SS. The comma sign: An arthroscopic guide to the torn subscapularis tendon. Arthroscopy 2003;19:334–7.
[36] Slabaugh MA, Nho SJ, Grumet RC, Wilson JB, Seroyer ST, Frank RM, Romeo AA, Provencher MT, Verma NN. Does the literature confirm superior clinical results in radiographically healed rotator cuffs after rotator cuff repair? Arthroscopy 2010;26:393–403.
[37] Kim YS, Chung SW, Kim JY, Ok JH, Oh JH. Is early passive motion exercise necessary after arthroscopic rotator cuff repair? Am J Sports Med 2012;40:815–21.
[38] Denard PJ, Lädermann A, Burkhart SS. Prevention and stiffness after arthroscopic rotator cuff repair: systematic review and implications for rotator cuff healing. Arthroscopy 2001;27:842–8.

KAPITEL

4

Gerhard Bauer und Markus-Johannes Rueth

Epicondylitis humeri radialis

4.1 Anatomie

Am Epicondylus humeri radialis (lateralis) entspringen vier Hand- und Fingermuskeln (➤ Abb. 4.1):

- M. extensor digitorum
- M. extensor carpi radialis brevis
- M. extensor carpi ulnaris und
- Kleiner Anteil des M. extensor carpi radialis longus

Während sich die Muskelbäuche am Unterarm befinden, überbrücken die Sehnen das Ellenbogen- und das Handgelenk. Der Epicondylus radialis ist der gemeinsame Ursprung, die Sehnen setzen an Mittelhand- und Fingerknochen an.

4.2 Ätiologie und Pathophysiologie

Am Ellenbogen werden zwei Lokalisationen der Epicondylitis unterschieden: Die Epicondylitis humeri radialis und ulnaris, wobei die **radiale Epikondylitis** 5- bis 10-mal häufiger ist als die ulnare. Die Inzidenz der radialen Insertionstendinopathie ist geschlechtsunabhängig [1].

Prädisponierend scheinen dauerhaft wiederkehrende Bewegungsmuster zu sein (Handwerker, Musiker, Sekretärinnen) [2].

Histologisch liegt keine „knöcherne" Entzündung im eigentlichen Sinne vor, sondern eine Insertionstendinopathie der radialen Hand- und Fingerstrecker (Tennisellenbogen) bzw. der ulnaren Hand- und Fingerbeuger (Golfer-/Werferellenbogen).

Wie bei anderen Tendinopathien (Achillessehne, Rotatorenmanschette, Quadrizepssehne), kommt es bei chronischem Missverhältnis von Belastung und Belastbarkeit im Bereich der Sehnenansätze zu Nekrosen mit Mikroeinrissen und Reparationsprozessen. Durch das Einsprossen von Gefäßen und Nervenendigungen, zusammen mit dem stimulierten Angiogenesefaktor VEGF, entsteht der typische Schmerz des Ersatzgewebes [3–7].

4.3 Klinisches Bild

Bei der **radialen Tendinopathie** bestehen Belastungs- und Druckschmerzen im Bereich des radialen Epikondylus. Auch wird über einen Ruhe- und Nachtschmerz gepaart mit Dysästhesien und Bewegungseinschränkung bei Pronations-

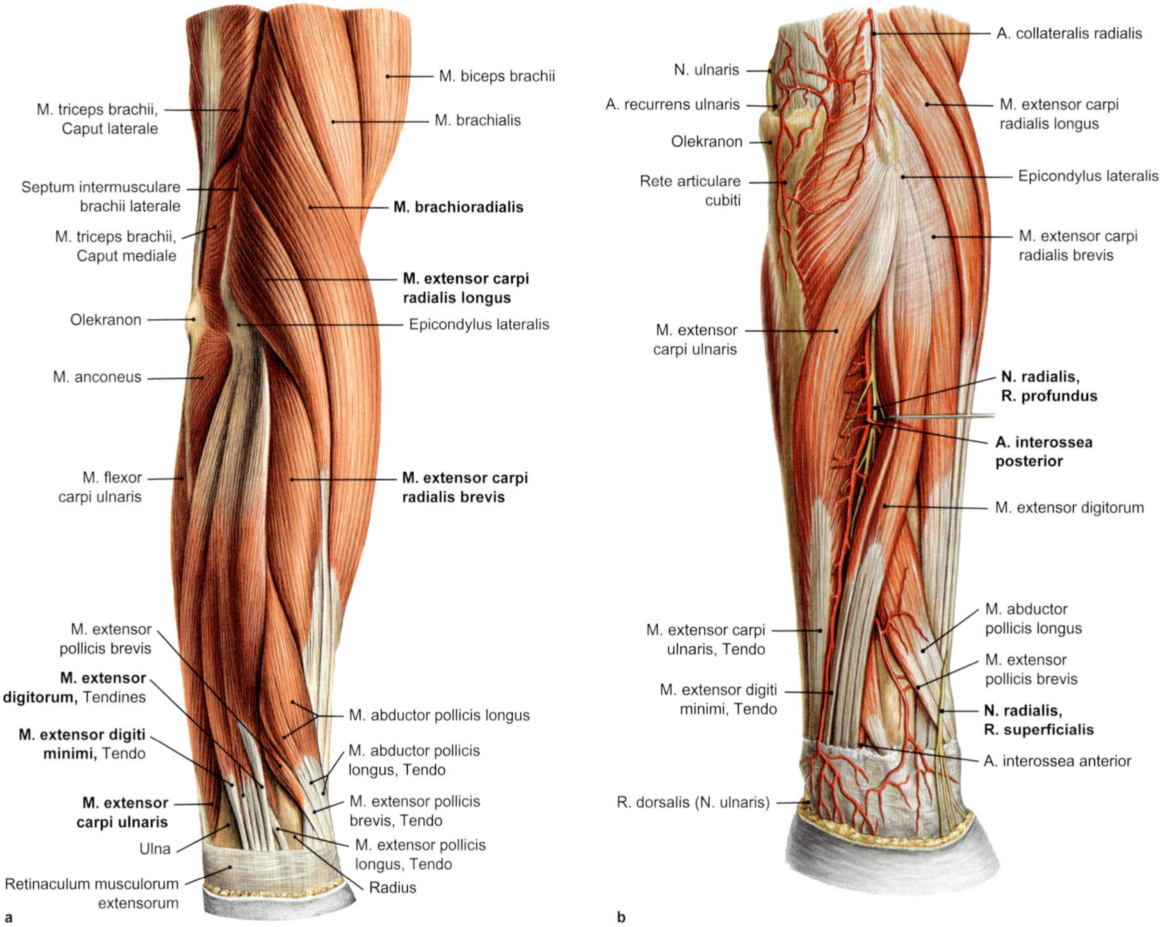

Abb. 4.1 Anatomie des Ellenbogens. **a** Oberflächliche Schicht der dorsalen Muskeln von Unterarm und distalem Anteil des Oberarms. **b** Arterien und Nerven der tiefen Schicht des Unterarms. [S007-1-23]

und Supinationsbewegungen geklagt. Typisch ist eine Beschwerdeverstärkung bei Extension des Handgelenks gegen Widerstand.

4.4 Diagnostische Verfahren

Goldstandard bei der Epicondylitis humeri radialis ist die klinische Untersuchung. Neben dem Druckschmerz über dem Sehnenursprung können Schmerzen am Epicondylus humeri radialis durch Supination und Extension im Handgelenk gegen Widerstand ausgelöst werden (Mill-Test).

Röntgenaufnahmen des Ellenbogens in zwei Ebenen dienen dem **Ausschlussverfahren,** nicht jedoch der direkten Diagnostik. So können Verkalkungen im Sehnenansatzbereich, periartikuläre Ossifikationen und/oder arthrotische Veränderungen ausgeschlossen werden.

Lokale Flüssigkeitsansammlungen, Sehnenansatzrupturen oder -verdickungen können sonografisch erkannt werden. Diese pathologischen Veränderungen sind auch im MRT sichtbar, zudem können hier auch intraartikuläre Pathologien oder ein humeroradiales Impingement, ausgelöst durch Synovialfalten, erkannt werden (➤ Abb. 4.2).

i

Differenzialdiagnostik [8]

- Humeroradiales Impingement durch Synovialfalte
- Nervenkompressionssyndrome (Supinatorlogen-, Pronator-teres-Syndrom)
- Zervikobrachialgien mit Schmerzausstrahlung

DIAGNOSTIK

- Klinische Untersuchung: Druckschmerz, Mill-Test
- Röntgen in zwei Ebenen nur als Auschlussverfahren

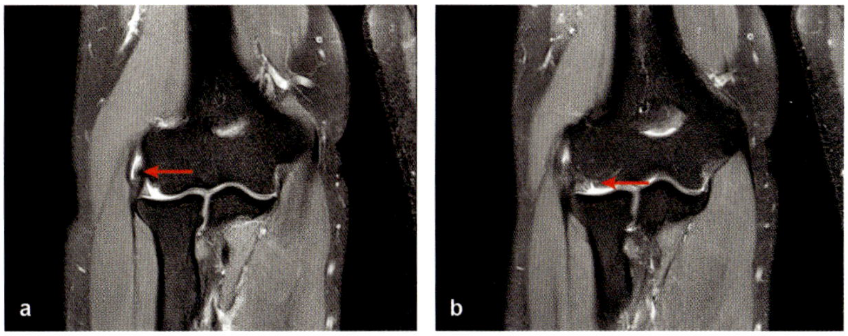

Abb. 4.2 MRT Ellenbogen (koronare Schnittebene STIR-Sequenz). **a** Hyperintense Anreicherung im tendinösen Ansatzbereich ECRB. **b** Plica humeroradialis. [M710/M711]

4.5 Peri- und intraoperatives Vorgehen

4.5.1 Operationsprinzipien

Operationsindikationen

- Erfolglose konservative Therapie über mindestens 6 Monate
- Einschränkungen im Alltag, Beruf und Sport
- Der Wunsch des Patienten

Die OP-Technik nach Nirschl ist sehr gut nachuntersucht und zeigt sehr gute Langzeitergebnisse. Das Prinzip ist die Exzision von erkranktem Sehnengewebe und die Anregung einer narbigen Heilung [9].

Operationsschritte:

- Oberflächliche Präparation
- Tiefe Präparation
  - Identifikation der Pathologie
  - Exzision
  - Heilungsinduktion
  - Weichteilrekonstruktion
- Schichtweiser Hautverschluss

Alternativ wäre eine arthroskopische oder eine endoskopische Vorgehensweise möglich, auf die in diesem Kapitel jedoch nicht weiter eingegangen wird.

4.5.2 Patientenaufklärung

Punkte der Patientenaufklärung sind neben dem Operationsprinzip allgemeine Operationsrisiken, wie z. B. Wundheilungsstörungen, Infektionsgefahr.

Während operationsbedingte Komplikationen selten sind, hier ist insbesondere die zu ausgedehnte Resektion mit dem Risiko einer Instabilität zu nennen, verbleiben häufig Restbeschwerden, die gelegentlich eine erneute Operation erfordern. Wichtig ist der Hinweis auf eine lange Rehabilitationszeit (6–12 Wochen). Tennisspielen z. B. sollte nicht vor Ablauf von 3 Monaten wieder aufgenommen werden.

! AUFKLÄRUNGSPUNKTE

- Allgemeine chirurgische Komplikationen
- Verletzung des N. radialis
- Postoperative Gelenkinstabilität
- Bewegungseinschränkung
- Heterotope Ossifikationen
- Beschwerdepersistenz in 20–25 %
- Ggf. ergänzende Arthroskopie am Ellenbogen mit Plicaresektion, partieller Synovektomie und Osteophytenabtragung
- Lange Rehabilitationszeit (6–12 Wochen)

4.5.3 Anästhesie und Lagerung des Patienten

Als Anästhesieverfahren können Vollnarkose (Intubationsnarkose, Larynxmaske) oder auch regionale Anästhesien (Plexusblockade) angewandt werden.

Der Patient wird in Rückenlage gelagert, wobei der zu operierende Arm auf einem Armtisch ausgelagert wird. Der Arm wird so abgedeckt, dass er noch frei beweglich ist. Eine Oberarmblutsperre sollte angelegt werden (max. 300 mmHg, ggf. Blutleere).

4.5.4 Instrumentarium und Operationsvorbereitung

Für die modifizierte OP nach Nirschl kann ein Standardsieb für kleinere Extremitätenregionen verwendet werden. Zusätzlich sind ein Diathermie-Gerät und eine motorgetriebene Kugelfräse empfehlenswert. Weitere Operationsvorbereitungen sind nicht notwendig.

4

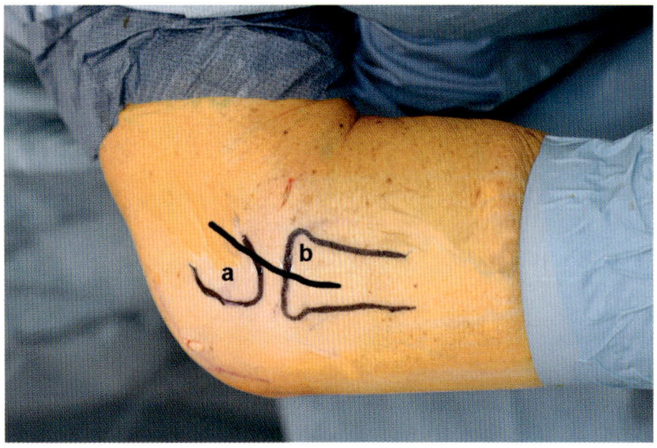

Abb. 4.3 Hautschnitt und anatomische Landmarken. a: Epicondylus radialis, b: Radiusköpfchen. [M710/M711]

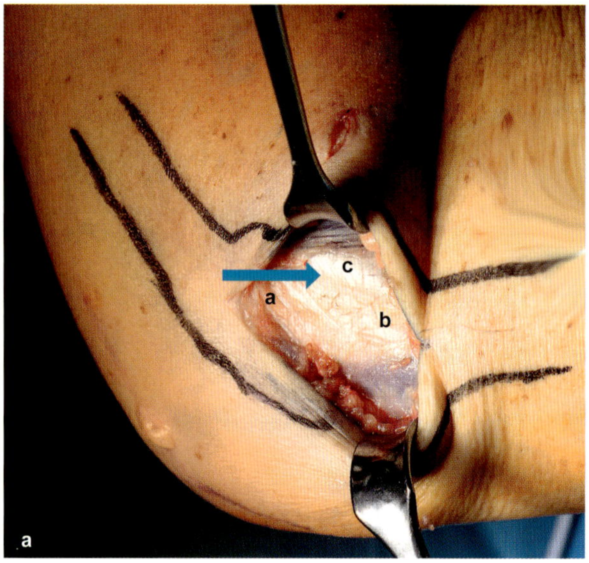

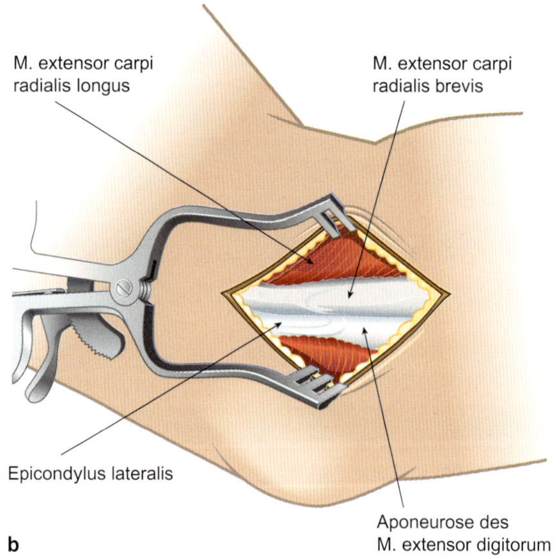

Abb. 4.4 Tiefe Präparation. a: Epicondylus radialis, b: Extensorenfaszie, c: ECRL. [a: M710/M711; b: L255]

4.5.5 Operationsschritte

Oberflächliche Präparation

Leicht bogenförmiger Hautschnitt (3–5 cm) knapp ventral des Epicondylus radialis (➤ Abb. 4.3). Präparation durch das Subkutangewebe auf die Unterarmfaszie am Epicondylus lateralis.

Tiefe Präparation (➤ Abb. 4.4)

Identifikation der Pathologie:

- Darstellen der gemeinsamen Aponeurose des M. extensor digitorum (ED) und des M. extensor carpi radialis longus (ECRL). Darunter liegt der Ursprung des M. extensor carpi radialis brevis (ECRB).
- Der ventrale Rand der Extensoren-Aponeurose grenzt sich durch eine Furche vom Muskelbauch des ECRL ab.
- Entlang dieser Furche Inzision mit dem Skalpell und Abpräparieren der ECRL-Muskelfasern von der ECRB-Sehne.

Exzision des gesamten erkrankten Sehnengewebes im Bereich des Ansatzes der Sehne des M. extensor carpi radialis brevis (➤ Abb. 4.5). Makroskopisch ist das Gewebe straff, gelblich, beige.

- Zunächst Abpräparieren des erkrankten Sehnengewebes vom knöchernen Ansatzbereich.
- Dies beinhaltet die Resektion der anteromedialen Anteile der Aponeurose der ED-Sehne.
- In seltenen Fällen ist eine weitere Entfernung erkrankten Gewebes von der Unterseite des ECRL erforderlich.
- **Anmerkung:** Die ECRB-Faszie ist mit dem Lig. anulare radii und der ED-Aponeurose verbunden. Diese Verbindung verhindert die Retraktion und Distalisierung des Muskelbauchs.

Heilungsinduktion:

- Nach Entfernung des erkrankten Gewebes entstehen Defekte unterschiedlicher Größe.
- Anregung eines vaskularisierten Ersatzgewebes durch Anfrischen des kortikalen Knochens im Bereich des triangulären Rezessus mit der Kugelfräse (➤ Abb. 4.6).
- Originalmethode: 2–3 knöcherne Bohrlöcher, Bohrerstärke 2,0–2,5 mm.

i

Ein direktes Anbohren des Epicondylus lateralis sollte wegen postoperativer Schmerzverstärkung vermieden werden!

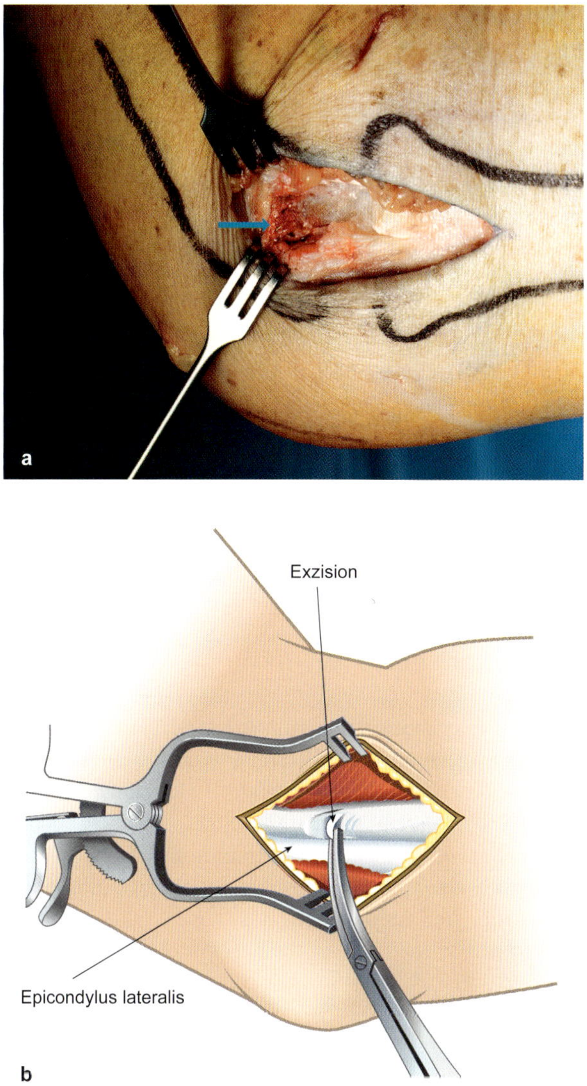

Abb. 4.5 Exzision des pathologischen Gewebes der ECRB-Sehne. [a: M710/M711; b: L255]

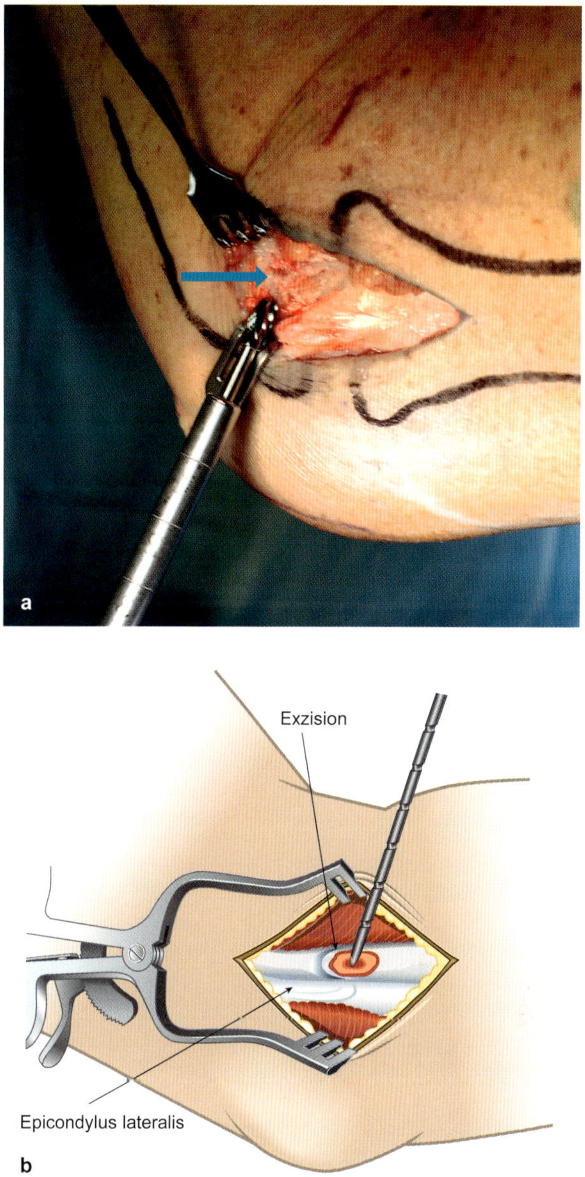

Abb. 4.6 Heilungsinduktion durch Anfrischen des Knochens (Bohrung, Kugelfräse). [a: M710/M711; b: L255]

Weichteil-Rekonstruktion:

- Naht der ECRL-Sehne und ED-Aponeurose (➤ Abb. 4.7) in Einzelknopftechnik/fortlaufende Naht (resorbierbarer Faden, Stärke 3-0)
- Wiederherstellung der normalen anatomischen Lage der Extensoren!

i

Die Verwendung von Längsinzisionen ist vorteilhaft, da die Verbindung der Extensoren-Aponeurose mit dem Epicondylus lateralis nicht unterbrochen wird. Dies erlaubt dann eine sofortige funktionelle Nachbehandlung mit vollem Bewegungsausmaß.

Schichtweiser Hautverschluss

- Ggf. Gelenkverschluss
- Subkutannähte (resorbierbarer Faden, Stärke 3-0)
- Hautnaht in Allgöwer/Donati-Einzelknopftechnik/Intrakutannaht (nichtresorbierbarer Faden, Stärke 3-0)

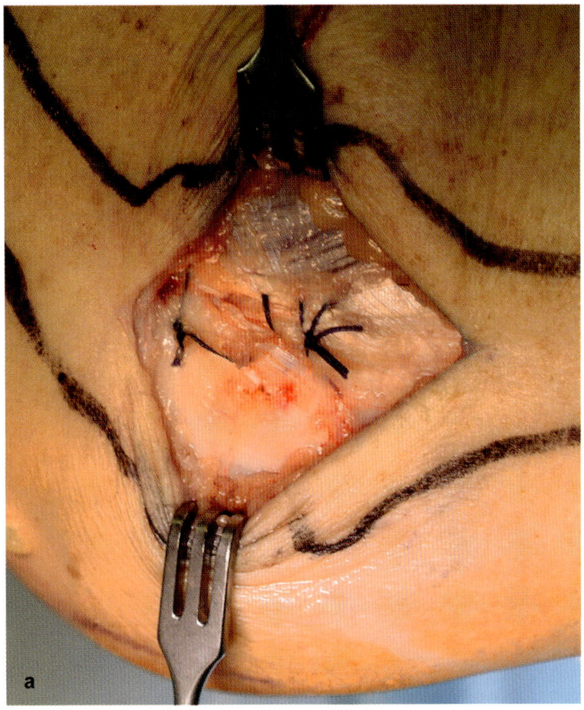

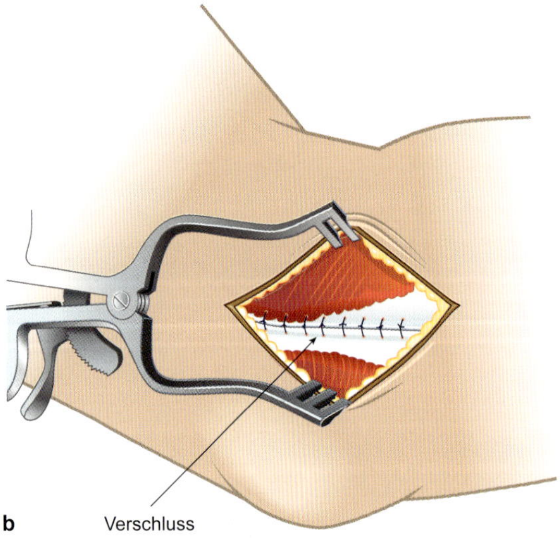

Abb. 4.7 Rekonstruktion der Extensoren-Aponeurose. [a: M710/M711; b: L255]

4.6 Nachbehandlung und Komplikationen

Nachbehandlung (➤ Tab. 4.1)

Eine konsequente Ruhigstellung bis zur gesicherten Wundheilung (ca. 2 Wochen) ist sinnvoll. Anschließend wird eine freifunktionelle Behandlung, d.h. ohne stärkere Belastung, bis zum Ende der 6. postoperativen Woche eingeleitet. Physiotherapeutische Maßnahmen beginnen direkt nach der Operation. Zur Prophylaxe periartikulärer Verknöcherungen wird von vielen Autoren die NSAR-Einnahme für 2 Wochen empfohlen.

Tab. 4.1 Nachbehandlung schematisch

Maßnahme	Empfehlung
Ruhigstellung	• 2 Wochen Armschlinge • Evtl. OA-Gipsschiene nachts
Physiotherapie (Lymphdrainage, Elektrotherapie, passives Dehnen)	Freifunktionelle Nachbehandlung ohne stärkere Belastungen für 6 Wochen
Prophylaxe periartikulärer Ossifikationen	NSAR für 2 Wochen, z. B. Diclofenac, Indometacin, Naproxen, Celecoxib

Komplikationen

Wie bereits erwähnt, kann eine zu ausgedehnte Resektion oder eine nichtanatomische Rekonstruktion zu einer Instabilität des Ellenbogengelenks und/oder zu einem Kraftverlust führen. Insbesondere auf die nicht seltene Persistenz von Beschwerden und/oder auf ein mögliches Rezidiv muss hingewiesen werden. Verletzungen von Sehnen und Nerven (N. radialis) sind äußert selten.

LITERATUR

[1] Nirschl RP. Tennis Elbow. Orthop Clin North Am 1973;4:787–800.
[2] Funk D, An KN, Morrey BF, Daube JR. Electromyographic analysis of muscles across the elbow joint. J Orthop Res 1987;5:529.
[3] Kahn KM, Cook JL, Maffulli N, Kannus P. Where is the pain coming from in tendinopathy? Br J Sports Med 2000;34:81–83.
[4] Kraushaar B, Nirschl RP. Tendinosis of the elbow: Clinical features and findings of histological immunohistochemical and electron microscopy studies. J Bone Joint Surg 1999;81A:259–278.
[5] Nirschl RP. Elbow tendinosis/Tennis elbow. Clin Sports Med 1992;2:851–70.
[6] Regan W, Wold LE, Coonrad R, Morrey BF. Microscopic histopathology of chronic refractory lateral epicondylitis. Am J Sports Med 1992;20:746–9.
[7] Sarkar K, Uhthoff HK. Ultrastructure oft the common extensor tendon in tennis elbow. Virchows Arch A Pathol Anat Histol 1980;386:317–30.
[8] Bosworth D. The role of the orbicular ligament in tennis elbow. J Bone Joint Surg 1955;37A:527.
[9] Schipper ON, Dunn JH, Ochiai DH, Donovan JS, Nirschl RP. Nirschl surgical technique for concomitant lateral and medial elbow tendinosis: a retrospective review of 53 elbows with a mean follow-up of 11,7 years. Am J Sports Med 2011;39:972–6.

KAPITEL

5

Matthias Gebauer, Thorsten Gehrke und Torsten Gerich

Avaskuläre Nekrose des Hüftkopfs (AVN)

5.1 Anatomie

Die arterielle Versorgung des Hüftkopfs geht aus dem tiefen Ast der A. circumflexa femoris medialis (ACFM) hervor, die mehrheitlich aus der A. profunda femoris, in seltenen Fällen direkt aus der A. femoralis entspringt. Der tiefe Ast verläuft entlang der Linea intertrochanterica medial der Sehne des M. iliopsoas und des unteren Randes des M. obturator externus. Dorsal kann der tiefe Ast zwischen dem M. quadratus femoris und dem M. gemellus inferior identifiziert werden.

Der Eintritt in die Kapsel ist kranial der Insertion des M. gemellus superior und distal der Sehne des M. piriformis. Regelmäßig findet man eine Anastomose zur A. glutea inferior, die unter dem muskulären und tendinösen Anteil des M. piriformis liegt. Der tiefe Ast teilt sich in bis zu vier Verzweigungen, die unter der synovialen Schicht in der Pars reflecta der Kapsel superoposterior verlaufen und im Abstand von 2–4 mm entfernt von der Knorpel-Knochen-Grenze in den Hüftkopf eintreten [1, 2].

Die arterielle Versorgung über das Lig. capitis femoris ist für die Versorgung des Hüftkopfes von untergeordneter Bedeutung.

5.2 Ätiologie und Pathophysiologie

Es werden vier pathogenetische Faktoren unterschieden, die zu einer avaskulären Nekrose des Hüftkopfs führen:

1. Unterbrechung des arteriellen Zuflusses (traumatisch)
2. Unterbrechung des venösen Abflusses (Überdehnung der Kapsel)
3. Intravasale Okklusion der Arteriolen (Sichelzellanämie, Hyperlipidämie infolge von Alkoholabusus oder Kortisontherapie)
4. Extravaskuläre Tamponade der Sinusoide

Der AVN können verschiedene Ursachen zugrunde liegen (➤ Tab. 5.1). Die traumatische Verletzung der arteriellen Versorgung ist dabei die häufigste Ursache der avaskuläre Nekrose des Hüftkopfs (AVN) [3]: Bis zu 13 % aller Luxationen des Hüftgelenks münden in einer avaskulären Nekrose.

Glukokortikoide und Alkohol sind für 90 % der nichttraumatischen Ursachen der AVN verantwortlich. Pathogenetisch wird eine Hypertrophie und Vermehrung der Zellzahl von Adipozyten beobachtet. Hierdurch wird das zur Verfügung stehende Volumen für Gefäße entsprechend reduziert. Gleichzeitig können Fettembolien nachgewiesen werden, die über eine Aktivierung des Komplementsystems zur intravasalen Koagulation führen [4].

Im experimentellen Ansatz kann eine Medikation mit Lipidsenkern entsprechend den intraossären Druck und die Größe der Adipozyten reduzieren.

Tab. 5.1 Ätiologie der Hüftkopfnekrose

Trauma	
Iatrogen	• Glukokortikoide • Alkohol • Bisphosphonate
Hämatologisch	• Sichelzellanämie • Thalassämie • Polyzythämie • Hämophilie • Myeloproliferative Störungen
Metabolisch	• Morbus Gaucher • Hypercholesterinämie • Schwangerschaft • Chronisches Nierenversagen • Hyperparathyreoidismus • Morbus Cushing
Autoimmun	• Systemischer Lupus erythematodes • Rheumatoide Arthritis
Gastrointestinal	Chronische Pankreatitis
Orthopädische Ursache	Kongenitale Hüftluxation

Ein zytopathologischer Weg, der nur bei der Glukokortikoid-induzierten AVN beobachtet wird, ist die Apoptose. Zelldetritus akkumuliert und führt zur Destruktion des lakunären und vaskulären Systems, was schließlich zum Kollaps des Hüftkopfs führt. Bei Patienten, die hoch dosiert Glukokortikoide erhalten, können avaskuläre Veränderungen kernspintomografisch bereits nach 3,6 Monaten nachgewiesen werden [5]. Hierbei sind die kumulative Dosis, die gepulste Behandlung und die Höhe der einzelnen Gaben entscheidend für die Entwicklung einer AVN.

In der Folge reparativer Vorgänge bei AVN sind die Knochenbälkchen verbreitert und plump, die lamelläre Schichtung ist verwaschen und die Osteozytenhöhlen sind leer. Im Markraum liegt amorphes nekrotisches und verkalktes Material sowie faseriges Bindegewebe.

Zur genauen Beurteilung der Stadien der Erkrankung ist die Klassifikation nach Ficat (➢ Tab. 5.2) nicht mehr ausreichend, da die Ausdehnung und Lage nicht beschrieben werden und Frühstadien der nativradiologischen Diagnostik entgehen. Das MRT ist unerlässlich und entsprechend in die ARCO-Klassifikation (Association Research Circulation Osseous) aufgenommen. Sehr frühe Veränderungen können mit einem F-18-PET-Scan mit einer Sensitivität erfasst werden, die die des MRTs und SPECTs übertrifft [6].

Tab. 5.2 Klassifikationen der Hüftkopfnekrose

Stadium	ARCO-Klassifikation	Stadieneinteilung nach Ficat	Klassifikation nach Steinberg	
0	• Negative bildgebende Diagnostik • Lediglich histologische Diagnose möglich		Unaufälliges Röntgen, Szintigrafie und MRT	
I	• Nativradiologische Diagnostik und Computertomografie negativ, MRT positiv, Biopsie positiv • Ausmaß der Beteiligung: A < 15 % B 15–30 % C > 30 %	• Nativradiologische Diagnostik negativ • Verdächtige klinische Symptomatik	• Unauffälliges Röntgen • Auffälliges MRT	• **A:** Mild, < 15 % des Kopfs • **B:** Moderat, 15–30 % • **C:** Massiv, > 30 %
II	• Nativradiologische Diagnostik positiv • Kein Kollaps • Ausmaß der Beteiligung: A, B oder C	• Knöcherne Umbauvorgänge • Keine Veränderung der äußeren Kontur des Hüftkopfs, subchondrale Sklerose, Zysten	Auffälliges Röntgen mit Zysten und sklerotischen Veränderungen im Hüftkopf	
III	• Abflachung des Doms • „Crescent sign" • Computertomografie erforderlich • Ausmaß der Beteiligung: A, B oder C • Weitere Beschreibung durch Ausmaß der Impression (mm)	„Crescent sign"	Subchondraler Kollaps mit „Crescent sign"	**A:** < 15 % der Gelenkfläche eingebrochen **B:** Moderat, 15–30 % eingebrochen; 2–4 mm tief **C:** > 30 % der Gelenkfläche eingebrochen
IV	• Abflachung des Hüftkopfs • Verengung des Gelenkspalts möglich	• Degenerative Veränderungen am Hüftkopf und Azetabulum • Verengung des Gelenkspalts	Abflachung des Hüftkopfs	**A:** < 15 % der Gelenkfläche eingebrochen; < 2 mm tief **B:** Moderat, 15–30 % eingebrochen; 2–4 mm tief **C:** > 30 % der Gelenkfläche eingebrochen; > 4 mm tief
V			Gelenkspaltverschmälerung mit oder ohne Beteiligung des Azetabulums	
VI			Fortschreitende degenerative Veränderungen	

Transiente Osteoporose Da auch bei der transienten Osteoporose ischämische Pathomechanismen eine Rolle spielen, besteht in Teilen die Auffassung, dass das Knochenmarksödem als reversibles Stadium der Hüftkopfnekrose anzusehen ist. Die Tatsache, dass die Dekompression eine effektive Behandlungsmethode ist, rückt diese Erkrankung zusätzlich in die Nähe der AVN [7].

Andererseits weist die transitorische Osteoporose im Röntgen und MRT charakteristische morphologische Erscheinungen auf; die Erkrankung zeigt eine wandernde Charakteristik und ist häufig selbstlimitierend.

Von anderen Autoren wird das Syndrom daher als **eigenständiges Krankheitsbild** angesehen, das sich von der Femurkopfnekrose abgrenzen lässt [8].

5.3 Klinisches Bild

Der Beginn der Erkrankung ist schleichend und ohne spezifische Symptomatik. Während in der frühen Phase die Schmerzen nach Belastung auftreten, kann in späteren Stadien auch ein Ruheschmerz hinzukommen. Relativ spät kommt es zu einer Beeinträchtigung der Funktion. Die schmerzhafte, verminderte oder aufgehobene **Innenrotation** ist dabei klinisch als **erstes Zeichen** festzustellen [9].

i

Gerade aufgrund dieser unspezifischen Symptomatik kann es zu einer fehlerhaften Interpretation und zeitlichen Verzögerung bis zur Diagnose kommen.

5.4 Diagnostische Verfahren

Den zentralen Stellenwert in der Diagnostik der Hüftkopfnekrose nimmt heute vor allem die **MRT-Diagnostik** ein, da Therapieindikationen in Anlehnung an die MRT-basierte **Klassifikation nach ARCO** gestellt werden. Die von Ficat im Jahr 1985 vorgeschlagene Einteilung ist heute in der klinischen Routine nicht mehr gebräuchlich.

Die ARCO-Klassifikation der Hüftkopfnekrose unterscheidet die Stadien I bis IV (➤ Tab. 5.2), wobei sich ab dem Stadium ARCO I (reversibles Frühstadium) unspezifische Signaländerungen in T1-gewichteten Spin-Echo- sowie T2-gewichteten FSE- oder Stir-Sequenzen finden lassen (➤ Abb. 5.1). Vor allem auf T2-gewichteten bzw. fettsupprimierten Bildern zeigt sich hier eine deutliche Signalanhebung und unter simultaner Kontrastmittelapplikation auch ein homogener Enhancement-Effekt.

Ab dem irreversiblen Stadium **ARCO II** ist die Hüftkopfnekrose auch im Nativröntgenbild abbildbar. Hier findet sich vor allem eine den Nekroseherd umgebende Sklerosierungslinie. In Analogie hierzu zeigt sich in der MRT-Diagnostik im Stadium ARCO II eine apikale Nekrosezone, welche von einer reaktiven Randzone sowie in aller Regel von einem Begleitödem umgeben ist.

Therapeutisch wichtig ist die Abgrenzung zum Stadium **ARCO III,** welches das mechanische Versagen und Einbrechen des subchondralen Knochens definiert. In Analogie hierzu ist in der Nativröntgendiagnostik der beginnende Einbruch des Hüftkopfs durch eine schmale Aufhellungslinie, welche als „crescent sign" bezeichnet wird, gekennzeichnet. Das einsetzende mechanische Versagen und Einbrechen des subchondralen Knochens macht hiermit auch verständlich, weshalb ab diesem Stadium eine Anbohrung des Hüftkopfs,

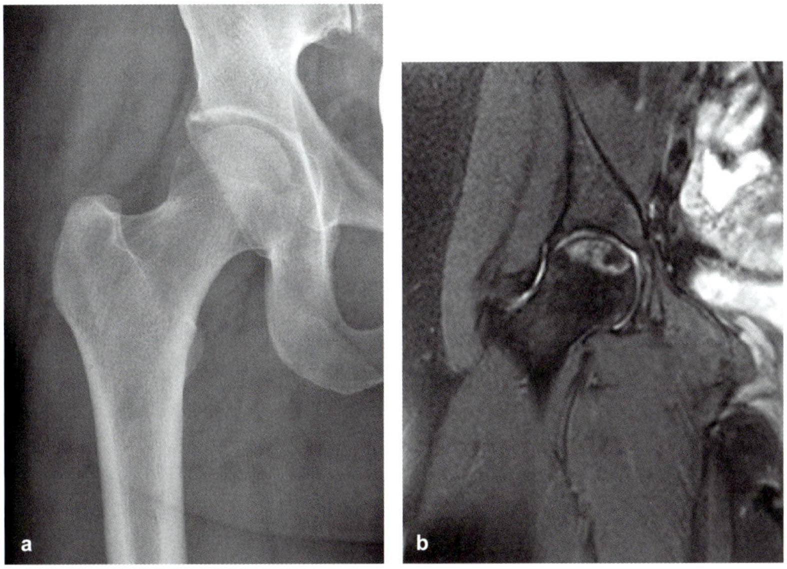

Abb. 5.1 Hüftkopfnekrose im Stadium ARCO I. **a** Nativröntgen. **b** MRT. [M712/M713]

welche zu einer Ödementlastung und Revaskularisierung beitragen soll, keine sinnvolle Therapie mehr darstellt.

Das Stadium **ARCO IV** dokumentiert letztlich das Vollbild der sekundären Arthrose, wie dies im Röntgenbild durch zunehmende Kopfdeformierung, Gelenkspaltverlust, Ausbildung einer reaktiven subchondralen Sklerosierung sowie dem Nachweis von zystischen Formationen definiert ist.

Ferner muss im Rahmen der Diagnostik anhand der MRT-Schnittbilder die Lokalisation sowie Ausdehnung der Nekrosezone erfasst werden. Eine minimale Ausdehnung von unter 15 % des Hüftkopfs wird von einer moderaten Ausdehnung von 15–30 % des Hüftkopfs bzw. einer extensiven Ausdehnung von über 30 % der Femurkopfkalotte abgegrenzt.

Somit sollte zur exakten Festlegung der Operationsindikation sowie auch der OP-Planung neben einer nativen a. p.-Beckenübersichtsaufnahme und einer axialen Hüftgelenkaufnahme der betroffenen Seite auch ein MRT des betroffenen Hüftgelenks vorliegen.

DIAGNOSTIK

- MRT des betroffenen Hüftgelenks
- a. p.-Beckenübersichtsaufnahme
- Axiale Hüftgelenkaufnahme

5.5 Peri- und intraoperatives Vorgehen

5.5.1 Operationsprinzip

Das Operationsprinzip erschließt sich aus dem von Ficat und Arlet postulierten Wirkungsmechanismus der Nekroseanbohrung.

Zum einen führt die mechanische Eröffnung und Entlastung des knöchernen Nekroseareals zu einem Abfall des pathologisch erhöhten intraossären Binnendrucks mit oft eindrucksvoller sofortiger Schmerzreduktion bei dem Patienten.

Zum anderen ist eine Revaskularisierung und Revitalisierung des Nekroseareals zu erwarten. Histologische Analysen von Femurkopfpräparaten nach erfolgter Markraumdekompression zeigen, dass nach der Markraumdekompression ein fibrokartilaginärer Reparaturmechanismus im Bereich der subchondralen Fraktur einsetzt, der bei Vergleichspräparaten nach Spontanverlauf ohne Markraumdekompression nur in geringerem Ausmaß nachzuweisen war [10].

5.5.2 Patientenaufklärung

Neben allgemeinen chirurgischen Komplikationen wie Infektion, Thromboseentstehung, Embolisation, Nachblutung oder Hämatomentstehung sowie der Gefäß- oder Nervenverletzung (Äste der A. femoralis, N. femoralis) muss im Speziellen über das Fortschreiten der Erkrankung, den weiteren Kollaps des Hüftkopfs bis hin zur Sekundärarthrose aufgeklärt werden. Zudem sind in der Literatur infolge einer Hüftkopfanbohrung in 0,5–1 % der Fälle subtrochantäre Femurfrakturen beschrieben worden [11, 12]. Der Patient muss präoperativ zudem auf eine postoperative Entlastung bzw. Teilbelastung des operierten Beins für einen Zeitraum von 6–12 Wochen aufgeklärt werden.

! AUFKLÄRUNGSPUNKTE

- Allgemeine chirurgische Komplikationen
- Gefäßverletzungen (Äste der A. femoralis)
- Nervenverletzungen (N. femoralis)
- Fortschreiten der Erkrankung
- Kollaps des Hüftkopfs
- Sekundärarthrose
- Subtrochantäre Femurfrakturen
- Postoperative (Teil-)Entlastung für 6–12 Wochen

5.5.3 Anästhesie und Lagerung des Patienten

Die Hüftkopfanbohrung kann sowohl in Allgemein- als auch in Spinalanästhesie vorgenommen werden. Der Patient kann hierbei bei mobil abgedecktem Hüftgelenk sowohl in Rücken- als auch in Seitenlage operiert werden. Zudem ist eine Lagerung auf dem Extensionstisch bei ausgelagertem kontralateralem Bein möglich (➤ Abb. 5.2a). Hier sollte die im Haus übliche und favorisierte Lagerungstechnik Anwendung finden. Es muss vor Hautdesinfektion und steriler Tuchabdeckung sichergestellt werden, dass das zu operierende Hüftgelenk sowohl im a. p.- als auch im axialen Strahlengang des C-Bogens frei projiziert werden kann (➤ Abb. 5.2b).

5.5.4 Instrumentarium und Operationsvorbereitung

Die Anbohrung der Nekrosezone des Hüftkopfs kann mit unterschiedlichen Instrumentarien erfolgen. Beschrieben wurde die Anwendung kanülierter 4,0- bzw. 6,0-mm-Bohrer, eines 8 mm durchmessenden zylindrischen Hohlbohrers oder multipler Spickdrähte.

Die Hüftkopfanbohrung kann in minimalinvasiver Technik über eine kurze Hautlängsinzision vom lateralen proximalen Oberschenkel erfolgen. Zur Festlegung der kutanen Inzisionshöhe kann die von lateral in den Hüftkopf aufsteigende Lage eines Kirschner-Drahts durch ventrales Auflegen am Hüftgelenk und C-Bogen-Kontrolle simuliert werden (➤ Abb. 5.3a, ➤ Abb. 5.3b).

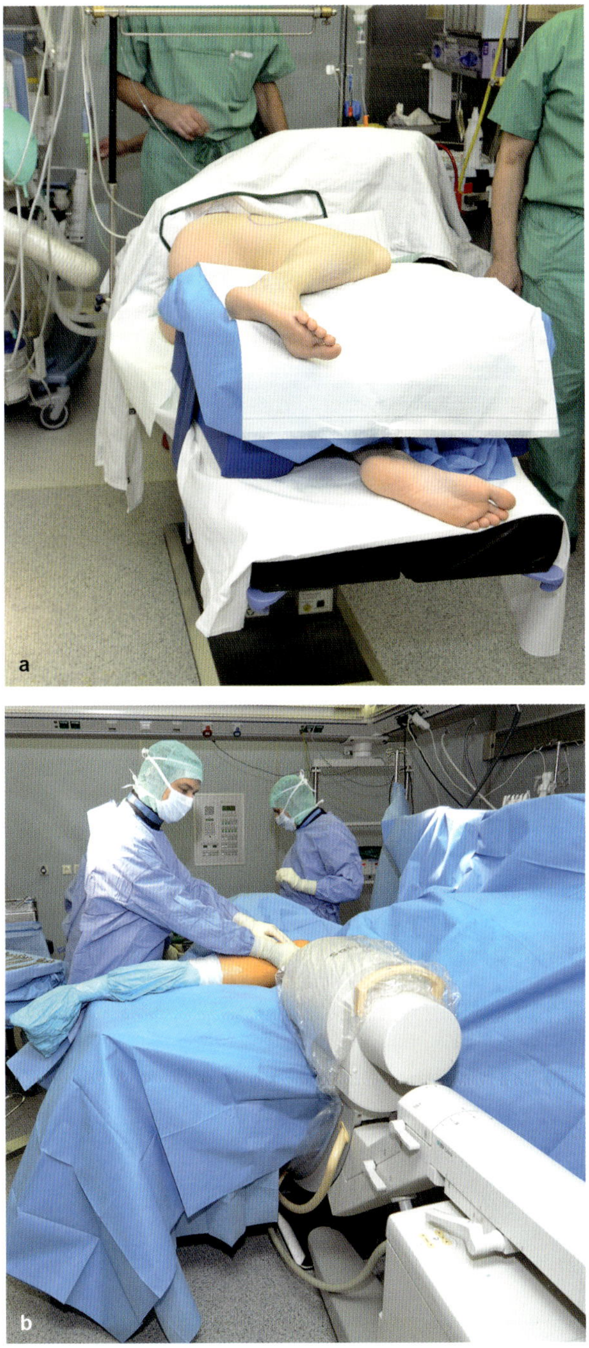

Abb. 5.2 **a** Lagerung des Patienten in Linksseitenlage. In diesem Fall ist das Bein mobil gelagert. **b** Statisch eingestellter C-Bogen. So kann sowohl die a.p.- als auch die axiale Röntgenprojektion durch Umlagern aus der Neutralstellung in kombinierte Außenrotation, Flexion, Abduktion der Hüfte erfolgen. [M712/M713]

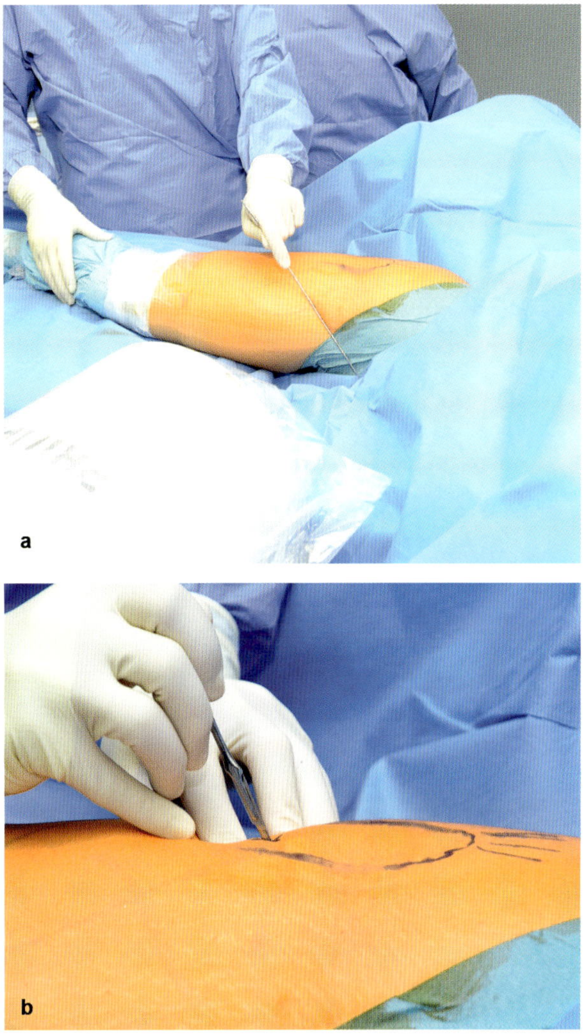

Abb. 5.3 **a** Lokalisation der regelrechten Inzisionshöhe durch ventrales Auflegen eines Kirschner-Drahts. **b** Stichinzision nach Lokalisation der Inzisionshöhe. [M712/M713]

5.5.5 Operationsschritte

Pitfalls bei der Operation

- Verfehlen der Nekrosezone mit dem Bohrer
- Strukturelle Schwächung der lateralen Femurkortikalis durch multiple Bohrversuche bzw. Bohrer großen Durchmessers
- Abbrechen des Bohrers/Drahts in situ
- Abrieb von Metallpartikeln des Führungsdrahts in situ
- Schädigung des Gelenkknorpels durch Vorbohren in das Gelenk

Nach Hautlängsschnitt, Durchtrennen des subkutanen Gewebes und Längsspaltung des Tractus iliotibialis wird stumpf auf die subtrochantäre laterale Kortikalis des proximalen

Oberschenkels präpariert. Sodann wird ein Gewinde-Kirschner-Draht unter Bildverstärkerkontrolle über zwei Ebenen über die laterale Kortikalis entlang der Schenkelhalsachse des proximalen Femurs bis in die Nekrosezone vorgebohrt (➤ Abb. 5.4). Nun wird mit einem kanülierten, zylindrischen Bohrer (4,0 mm, alternativ 6,0 mm) die Hüftkopfnekrosezone angebohrt (➤ Abb. 5.5).

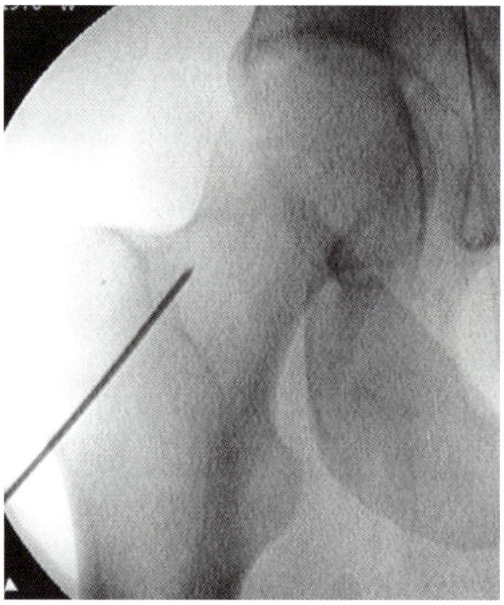

Abb. 5.4 Vorbohren des Kirschner-Drahts unter Bildverstärkerkontrolle. [M712/M713]

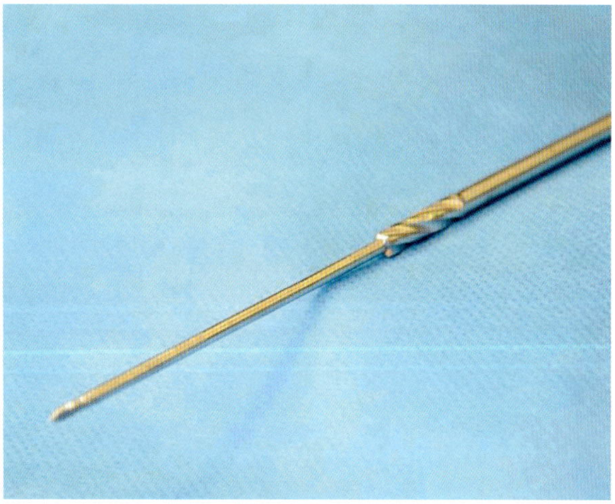

Abb. 5.5 Kanülierter Bohrer mit Kirschner-Draht. [M712/M713]

Der gewonnene Knochenzylinder kann in die histologische Diagnostik entsandt werden. In alternativen Techniken kann parallel zu dem eingebrachten Kirschner-Draht mit einem Spiralbohrer (8 mm) die Nekrosezone angebohrt werden. Während der Anbohrung mit dem zylindrischen oder Spiralbohrer ist häufig beim Erreichen der Nekrosezone ein temporärer Bohrwiderstand zu verspüren. Hierbei sollte die Lage der Bohrerspitze mit dem C-Bogen kontrolliert werden, um ein Vorbringen des Bohrers in den hyalinen Gelenkknorpel und den Gelenkbinnenraum zu vermeiden (➤ Abb. 5.6).

Nach dem Spülen des Bohrkanals erfolgt der schichtweise Wundverschluss durch Naht des Tractus iliotibialis mit Einzelknopfnähten sowie der Hautverschluss.

5.6 Nachbehandlung und Komplikationen

Nachbehandlung (➤ Tab. 5.3)

Das Hüftgelenk kann unmittelbar postoperativ aktiv-assistiert uneingeschränkt mobilisiert werden. Gehübungen an Unterarmgehstützen sollten mit 15 kg Teilbelastung der operierten unteren Extremität für 6 Wochen erfolgen. Manche

Tab. 5.3 Nachbehandlung schematsich

Maßnahme	Empfehlung
Physiotherapie	Aktiv-assistierte uneingeschränkte Mobilisation
Gangschule	Gehübung mit 15 kg Teilbelastung für 6–12 Wochen
Medikamentöse VTE-Prophylaxe	Gemäß Leitlinien

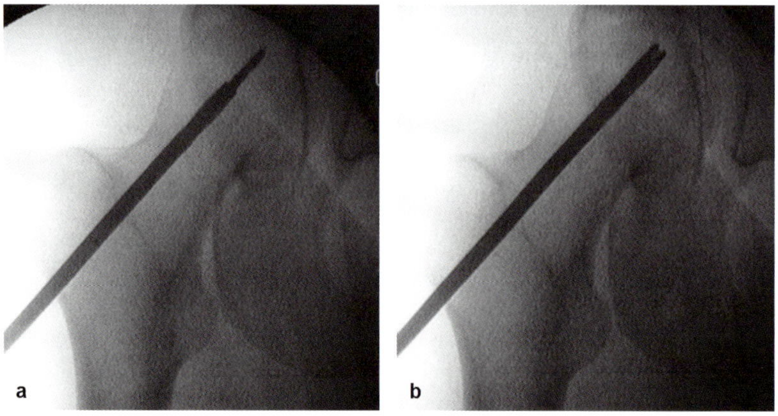

Abb. 5.6 Vorbohren des kanülierten Bohrers unter Bildverstärkerkontrolle. [M712/M713]

Autoren favorisieren eine postoperative Teilbelastung mit 15 kg für bis zu 12 Wochen.

Komplikationen

Die Markraumdekompression ist als eine relativ komplikationsarme Operationsmethode anzusehen. Als schwerwiegende Komplikation ist die intra- und postoperative Frakturierung des proximalen Femurs anzusehen. Diese tritt mit einer Inzidenz zwischen 1 und 10 % in der Literatur auf [13, 14]. Ferner wurden im Rahmen der Hüftkopfanbohrung vereinzelt Sprengungen der Kopfkalotte beschrieben. Bei der Verwendung kanülierter Bohrer können Metallpartikel des Führungsdrahts abgetragen werden, die postoperativ Metallartefakte generieren. Daneben besteht die Möglichkeit allgemeiner operationsbedingter Komplikationen wie Hämatombildung, Nachblutung, Infektion der Operationswunde bis hin zur postoperativen Osteitis oder der Verletzung neurovaskulärer Strukturen. Zudem ist die Ausbildung heterotoper Ossifikationen im Bereich der proximalen lateralen Zugangsregion beschrieben worden.

LITERATUR

[1] Gautier E, Ganz K, Krügel N, Gill T, Ganz R. Anatomy of the medial femoral circumflex artery and its surgical implications. J Bone Joint Surg [Br] 2000;82B:679–83.
[2] Ganz R, Gill TJ, Gautier E, Ganz K, Krügel N, Berlemann U. Surgical dislocation of the adult hip. A technique with full access to the femoral head and acetabulum without the risk of avascular necrosis. J Bone Joint Surg [Br] 2001;83B:1,119–24.
[3] Assouline-Dayan Y, Chang C, Greenspan A, Shoenfeld Y, Gershwin ME. Pathogenesis and natural history of osteonecrosis. Semin Arthritis Rheum 2002;32(2):94–124.
[4] Jones JP Jr. Fat embolism and osteonecrosis. Orthop Clin North Am 1985;16(4):595–633.
[5] Sakamoto M, Shimizu K, Iida S, Akita T, Moriya H, Nawata Y. Osteonecrosis of the femoral head: a prospective study with MRI. J Bone Joint Surg Br 1997;79(2):213–9.
[6] Dasa V, Adbel-Nabi H, Anders MJ, Mihalko WM. F-18 Fluoride Positron Emission Tomography of the Hip for Osteonecrosis. Clin Orthop Relat Res 2008;466:1,081–6.
[7] Rader CP. Transiente Osteoporose und aseptische Femurkopfnekrose. Risikofaktoren, Klassifikation, Differentialdiagnose. Orthopäde 2007;36:423–9.
[8] Grimm J, Higer HP, Heine J. Diagnosis of transitory osteoporosis of the hip and its imaging in magnetic resonance tomography. Z Orthop Ihre Grenzgeb 1990;128(1):6–15.
[9] Chan K L, Mok, C C. Glucocorticoid-induced avascular bone necrosis: diagnosis and management. Open Orthop J 2012;6:449–57.
[10] Plenk H, Gstettner M, Groûschmidt K et al. The repair mechanisms of femoral head osteonecrosis. Part I: Histomorphological findings. J Bone Joint Surg Br 1998;80 [Suppl 1]:78.
[11] Rajagopal M, Balch Samora J, Ellis TJ. Efficacy of core decompression as treatment for osteonecrosis of the hip: a systematic review. Hip Int 2012;22(5):489–93.
[12] Schneider W, Breitenseher M, Engel A, Knahr K, Plenk H Jr, Hofmann S. [The value of core decompression in treatment of femur head necrosis]. Orthopäde 2000;29(5):420–9.
[13] Steinberg ME, Hayken GD, Steinberg DR. A quantitative system for staging avascular necrosis. J Bone Joint Surg Br 1995;77(1):34–41
[14] Camp JF, Colwell CW. Core decompression of the femoral head for osteonecrosis. J Bone Joint Surg Am 1986;68:1,313–9.

KAPITEL

6

Carl Haasper und Thorsten Gehrke

Coxarthrose

6.1 Anatomie

Das Hüftgelenk bildet die Verbindung vom Stammskelett zur unteren Extremität. Dabei wird es von Seiten des Beckens aus dem Os coxae, bestehend aus dem Os ilii, dem Os ischii und dem Os pubis, sowie von Seiten des Oberschenkelknochens durch den Femurkopf gebildet. Zahlreiche Erkrankungen können zur Degeneration dieses Gelenks führen. Wichtig für die chirurgische Therapie ist eine genaue Kenntnis der anatomischen Strukturen bestehend aus Kapsel, Blutversorgung, der hüftumgreifenden Muskulatur mit teilweise gelenknahen Ansätzen von Sehnen und weiteren wichtigen neurovaskulären Strukturen, die die untere Extremität versorgen (➤ Abb. 6.1). Daher sei an dieser Stelle auf die einschlägigen Atlanten zur chirurgischen Anatomie verwiesen.

6.2 Ätiologie und Pathophysiologie

Die Auslöser der Coxarthrose sind sehr vielfältig und oftmals nicht bekannt. Entsteht eine Arthrose ohne ersichtliche Auslöser, so bezeichnet man diese als **primäre Arthrose.** Dies ist der häufigste Grund einer Hüftgelenksarthrose. Sind anlagebedingte Varianten, posttraumatische Zustände, Fehlbelastungen, Entzündungsprozesse oder bestimmte Stoffwechselstörungen anamnestisch bekannt und in Verbindung mit der Erkrankung zu bringen, so spricht man von **sekundärer Arthrose.** Zu den möglichen Ursachen einer sekundären Coxarthrose zählen kongenitale Formstörungen (z. B. Hüftdysplasie), juvenile Verletzungen oder Erkrankungen (z. B. Epiphysiolysis capitis femoris, Morbus Perthes), Infektionen sowie bestimmte Stoffwechselstörungen aus dem Bereich der Rheumatologie (z. B. Gelenkchondromatosen, Kristallarthropathien), Hüftkopfnekrosen (ebenfalls in primär und sekundär unterteilbar), Rheuma, chronische Polyarthritis, Impingement und posttraumatische Zustände nach hüftgelenksnahen Frakturen. Ebenso werden genetische Einflüsse wie familiäre Häufung durch Hüftdysplasie oder minderwertige Knorpelqualität diskutiert. Fehlbelastungen, endokrine Faktoren und Übergewicht sind hier ebenso zu nennen.

Pathophysiologisch alterieren zunächst die Knorpelschichten mit Diskontinuitätsbildungen und zunehmenden Defekten. Diese werden durch eine Synovitis begleitet, die meistens mit den ersten klinischen Zeichen korreliert, da nur in diesem Bereich Innervationen zu finden sind. Die Reizung der Gelenkschleimhaut führt zur Kapselschrumpfung. Parallel zu

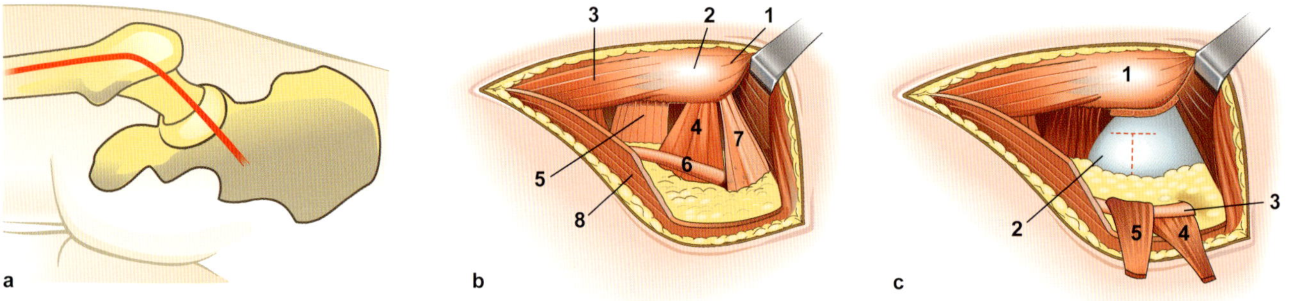

Abb. 6.1 Anatomie des Zugangs. **a** Hautinzision über der Spitze des Trochanter major. **b** Hinterrand des Trochanter majors mit N. ischiadicus (**1:** M. gluteus medius, **2:** Trochanter major, **3:** M. vastus lateralis, **4:** M. triceps coxae, **5:** M. quadratus femoris, **6:** N. ischiadicus, **7:** M. piriformis, **8:** M. gluteus maximus). **c** Hintere Kapsel, freigelegt (**1:** Trochanter major, **2:** Kapsel, **3:** N. ischiadicus, **4:** M. piriformis, **5:** M. triceps coxae). [L255]

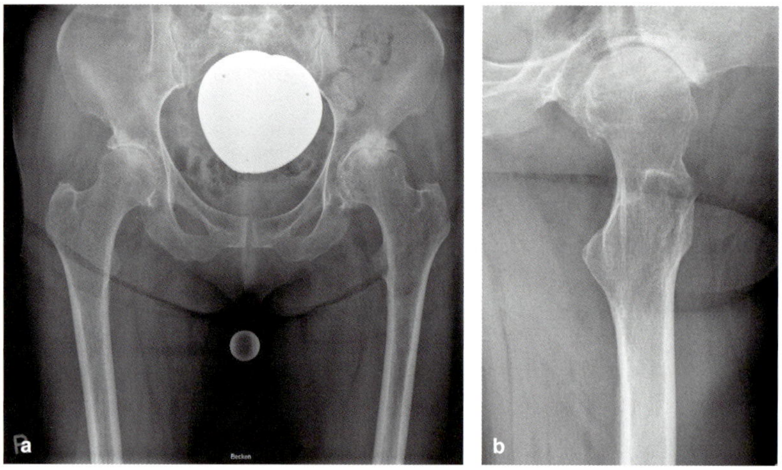

Abb. 6.2 Röntgenbild Beckenübersicht (a) mit Lauenstein-Aufnahme (b) (immer 2 Ebenen!). [M712/M714]

diesem Prozess kommt es auch zu Veränderungen der knöchernen Strukturen mit vermehrten Umbauprozessen. Diese Veränderungen sind dann radiologisch als Zysten, Sklerose oder Osteophyten zu beobachten.

6.3 Klinisches Bild

Analog zur Ätiologie der Degeneration des Gelenks sind **Schmerzen** erste klinische Zeichen. Aufgrund des eher chronischen Verlaufs über Jahre findet sich anfangs ein Überlastungsschmerz, oft gefolgt von einem Anlaufschmerz, der in einem späteren Stadium durch einen Ruheschmerz komplettiert wird. Der klinische Verlauf ist phasenweise, es gibt auch die Phasen einer aktivierten Coxarthrose mit Schmerzexazerbation. Die Schmerzlokalisation bezieht sich auf Leisten, Hüftaußenseite und Gesäßmuskulatur. Manchmal finden sich auch Schmerzen auf der Oberschenkelvorderseite, die bis zum Knie ziehen.

Im Rahmen des Prozesses kommt es zu einer **zunehmenden Bewegungseinschränkung.** Diese betrifft oftmals die Kapselschrumpfung und dazu korrelierend zunächst die Innenrotation. Später kommt es dann zu einer Veränderung des Gangbilds mit Muskelatrophie und in ganz späten Stadien zur Beinverkürzung. Letztere findet sich aber auch früh im klinischen Verlauf bei posttraumatischen Zuständen sowie bei anlagebedingten Fehlbildungen.

6.4 Diagnostische Verfahren

Die Diagnose lässt sich oftmals bereits klinisch stellen: Analog zum pathophysiologischen Verlauf finden sich Minderungen des Bewegungsumfangs sowie ein Bewegungsschmerz. Wichtig ist die Beurteilung benachbarter Gelenke und der Wirbelsäule. Auch auf systemische Faktoren wie rheumatoide Arthritis muss geachtet werden. Als notwendige apparative Diagnostik ist die **Beckenübersichtsaufnahme** gefordert (➤ Abb. 6.2).

Sollte sich die Diagnose bestätigen, ist eine axiale Aufnahme obligat. In Abhängigkeit von den auslösenden Faktoren können weitere Untersuchungen indiziert sein, diese sind jedoch nur fakultativ.

DIAGNOSTIK

- Klinische Beurteilung inklusive benachbarter Gelenke und der Wirbelsäule
- Röntgenbild Beckenübersicht mit Lauenstein-Aufnahme (immer zwei Ebenen)
- Ausschluss systemischer Faktoren wie z. B. rheumatoide Arthritis

6.5 Peri- und intraoperatives Vorgehen

6.5.1 Operationsprinzip

Nach Ausreizung der konservativen Therapie ist das Ziel einer Operation die Verbesserung der Lebensqualität. Gelenkerhaltende Operationen kommen in einigen Fällen infrage. Der Gelenkersatz beinhaltet eine partielle oder komplette Resektion des Gelenks. Ziel ist die Schmerzreduktion und Verbesserung der Gelenksfunktion.

6.5.2 Patientenaufklärung

Aufzuklären ist über „Anlass, Dringlichkeit, Umfang, Schwere, typische Risiken, Art, Folgen und mögliche Nebenwirkungen des geplanten Eingriffs. Heilungs- und Besserungschancen, Folgen einer Nichtbehandlung und Behandlungsalternativen." (Bundesärztekammer 1990).

Die Aufklärung beinhaltet für die Endoprothetik die Gegenüberstellung von konservativen versus operativen Maßnahmen sowie die Darlegung verschiedener Prothesentypen, des typischen peri- und postoperativen Verlaufs und den Hinweis auf spezifische Risiken wie Implantatversagen, Luxationen und Beinlängendifferenz bei der Hüftendoprothese neben den allgemeinchirurgischen Risiken. Bei Letzteren muss besonders über Infektionen aufgeklärt werden. Diese können auch sekundär im Sinne einer hämatogenen Streuung bei anderem Infekt auftreten. Bei Infektion des Implantats muss dieses fast immer ausgetauscht werden.

! AUFKLÄRUNGSPUNKTE

- Allgemeine chirurgische Komplikationen
- Erläuterung verschiedener Prothesentypen
- Peri- und postoperativer Verlauf
- Implantatversagen
- Luxationen
- Beinlängendifferenz
- Infektion des Implantats mit eventuellem Austausch des Implantats

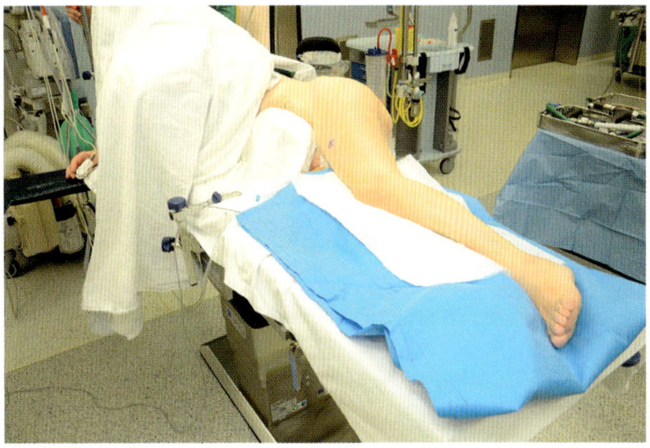

Abb. 6.3 Seitenlagerung des Patienten. Das Becken ist zwischen 2 Stützen eingespannt, der kontralaterale Arm liegt auf einer Armstütze und der ipsilaterale Arm ist aufgehängt. Polsterung des Rumpfes beachten. [M712/M714]

6.5.3 Anästhesie und Lagerung des Patienten

Grundsätzlich sind verschiedene Narkoseverfahren möglich. Regional- und Spinalanästhesien sowie Intubationsnarkosen sind Standard.

Je nach Zugangsweg erfolgt eine Rücken- oder Seitenlagerung (➤ Abb. 6.3). Wichtig ist, darauf hinzuweisen, dass der Patient so fixiert und gelagert wird, dass der Tisch bewegt werden kann, ohne dass die Fixierungen versagen und der Patient verrutscht. Die Position des Beckens muss für den Operateur klar erkennbar sein, um eine korrekte Pfannenpositionierung zu ermöglichen.

6.5.4 Instrumentarium und Operationsvorbereitung

Die Vollzähligkeit der Siebe, das Vorhandensein der geplanten Implantate sowie ggf. alternative Implantate müssen durch den Operateur bzw. die Instrumentierfachkraft vor der Operation sichergestellt werden.

Weiterhin sollte der Operateur vor dem sterilen Abdecken die Lagerung des Patienten erneut überprüfen. Bei ungenauer Positionierung oder instabiler Lagerung droht vor allem die Fehlpositionierung der Pfanne. Die Hautdesinfektion und Abdeckung sollten je nach Hausstandard erfolgen. Wichtig ist, darauf zu achten, dass die Desinfektionsmittel nicht die Unterlage durchfeuchten, um Hautschädigungen zu vermeiden. Eine perioperative Antibiotika-Prophylaxe sowie erneute Hautdesinfektion vor Hautschnitt werden empfohlen.

Es gehört zum Standard, eine präoperative Planung durchzuführen, die größenskaliert ist. Hieraus müssen die Osteotomiehöhe und die Implantatgrößen für die Hüftprothese ersichtlich sein. Eine digitale Planung ist zeitgemäß.

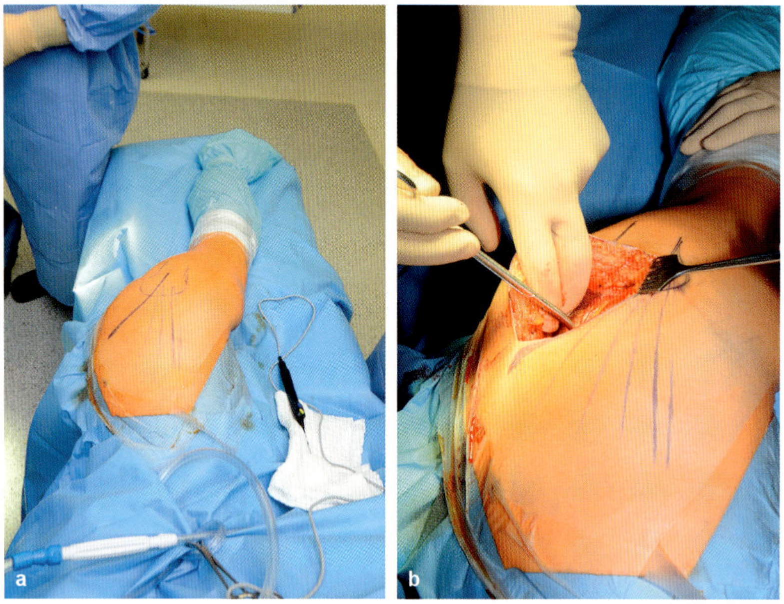

Abb. 6.4 **a** Einzeichnen des Trochanter major und Verlauf des M. gluteus medius. **b** Zugang mit Darstellung der Faszie. [M712/M714]

i

Für die Implantation der Gelenkkomponenten sei auf die Operationsanleitungen der Hersteller verwiesen. Diese sind obligat vor der eigenständigen Operation durchzuarbeiten.

6.5.5 Operationsschritte

Pitfalls bei der Operation

- Unzureichende Darstellung der Strukturen
- Fehlpositionierung der Implantate
- Unzureichender intraoperativer Luxationstest

Es sind zahlreiche Zugangswege für das Hüftgelenk beschrieben [1]. Im deutschsprachigen Raum sei hier auf den Zugang nach Bauer verwiesen. Der international am häufigsten und von uns favorisierte Zugang ist der **dorsale Zugang nach Moore:** Für diesen empfehlen wir eine Seitenlagerung (➤ Abb. 6.3).

Grundsätzlich ist der Zugang unter anatomischen Gesichtspunkten auszuwählen, um eine erfolgreiche Endoprothesenimplantation zu gewährleisten. Ein ungeeigneter Zugangsweg kann das Ergebnis beeinträchtigen und die operativen Rahmenbedingungen erheblich erschweren.

Es erfolgt zunächst ein Einzeichnen der anatomischen Landmarken (Trochanter major) (➤ Abb. 6.4a).

Dann wird ein 10–12 cm langer längs verlaufender Hautschnitt entlang der Femurschaft-Längsachse leicht dorsal über dem Trochanter major angelegt (➤ Abb. 6.4b). Nach Durchtrennen der subkutanen Schichten wird der Tractus iliotibialis dargestellt, dieser wird in Faserverlaufsrichtung längs gespalten.

i

Es ist wichtig, dass durch den Assistenten und Operateur eine akribische Blutstillung erfolgt.

Nun erfolgt die Längsspaltung der Gluteus-Faszie. Der M. gluteus medius wird dann stumpf auseinandergedrängt. In Innenrotation und Extension durch den zweiten Assistenten werden die kurzen Außenrotatoren identifiziert. Die Fettschicht über diesen kann stumpf abgeschoben werden, wenn die oberflächliche Gleitschicht femurnah scharf durchtrennt wurde. Die Rotatoren werden scharf ansatznah abgesetzt. Hierbei ist darauf zu achten, dass für eine ausreichende Exposition ggf. weiter nach distal als mittig über den M. quadratus erweitert werden muss (➤ Abb. 6.5a). Anschließend können die Rotatoren abgeschoben werden, darunter findet sich eine dünne Fettschicht, die ebenso stumpf abgeschoben werden kann. Wichtig ist, noch einmal darauf hinzuweisen, dass immer eine akribische Blutstillung von Schritt zu Schritt zu erfolgen hat.

Dann erfolgt die T-förmige Inzision der Gelenkkapsel und Darstellung des Femurkopfs und -halses. Anschließend übernimmt der Operateur das Bein und luxiert das Gelenk nach dorsal in Innenrotation und Flexion. Dann wird der Schenkelhals zum Schutz der Weichteile mit Hohmann-Hebeln umfahren. Es erfolgt die Schenkelhalsosteotomie (➤ Abb. 6.5b). Der Kopf wird geborgen und abgegeben.

In Innenrotation und voller Streckung des Beins erfolgt das Einstellen der Pfanne. Dafür wird ein Steinmann-Nagel dorsal in das Sitzbein eingeschlagen (➤ Abb. 6.6a), dann erfolgt unter Resektion von Kapselresten, die imponieren, das Einsetzen eines Hohmann-Hebels nach ventral.

Nach kranial kann entweder durch einen Assistenten durch Haken und Retraktion das Gelenk frei gehalten werden oder ein zweiter Steinmann-Nagel eingesetzt werden. Nun kann eine Teilresektion von Kapsel und Synovia erfol-

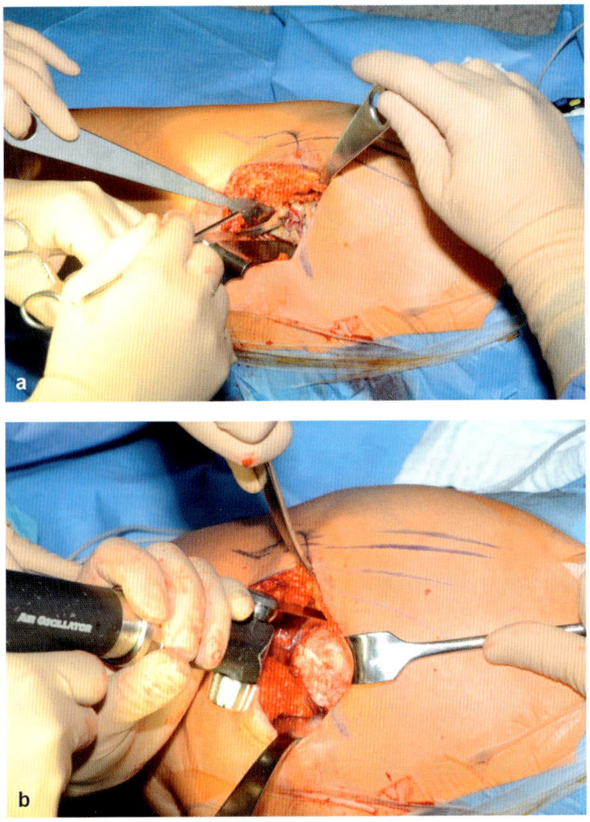

Abb. 6.5 **a** Absetzen der kurzen Außenrotatoren und T-förmige Inzision der Kapsel. **b** Nach Luxation des Schenkelhalses Umfahren mit Homann-Hebeln und Osteotomie. [M712/M714]

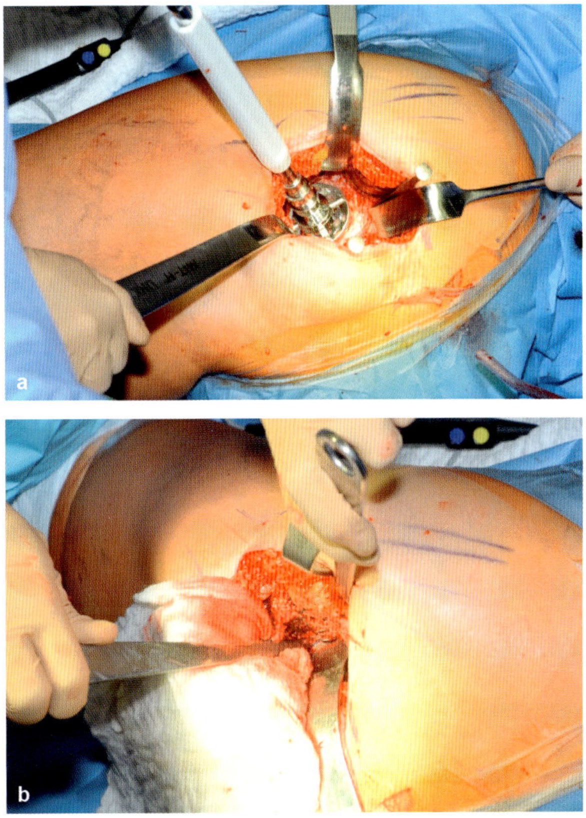

Abb. 6.6 **a** Einstellen der Pfanne mit Steinmann-Nägeln zum Auffräsen. **b** Einstellen des proximalen Femurs zur Präparation. [M712/M714]

gen. Anschließend Identifikation der Fossa acetabuli mit Nachresektion des Lig. capitis femoris. In Abhängigkeit von der präoperativen Planung dann stufenweises Auffräsen bis zur geplanten Größe, dabei immer wieder Kontrolle des Pfannenbetts, um eine ausreichende Eindringtiefe und ein ausreichendes Durchbrechen der Sklerosezone zu erreichen. Es muss darauf hingewiesen werden, dass diese Schritte essenziell sind, da die Implantation und die korrekte Position der Pfanne für das funktionelle Ergebnis wichtig sind.

Dann Einbringen eines Probeinstrumentariums zur Pfannenpositionierung, Größenbestimmung und – je nach Vorgehen – Präparation des Pfannenbetts für ein Einzementieren der Pfanne oder das Einsetzen einer zementfreien Pfanne. Es muss noch einmal betont werden, dass die korrekte Pfannenpositionierung für das Ergebnis der Hüftendoprothese essenziell ist. Hier kann neben der Erfahrung des Operateurs auch auf computerunterstützte Systeme zurückgegriffen werden.

Nach korrekter Positionierung der Pfanne werden Osteophyten entfernt, dies kann auch bereits im Rahmen der Präparation des Pfannenbetts notwendig sein. Einsetzen des Inlays. Damit ist die Präparation der Pfanne beendet. Entfernung der Steinmann-Nägel und des Hohmann-Hebels und Einstellen des proximalen Femurs. Das proximale Femur wird in forcierter Innenrotation und Flexion eingestellt. Dabei ist mit einem schwalbenschwanzförmigen Haken eine Elevation des Femurs hilfreich. Gleichzeitig sollte ein Hohmann-Hebel um den Trochanter minor gesetzt werden. Reste des Tractus iliotibialis werden ebenso über einen Hohmann-Hebel entweder entlang des Schenkelhalses oder lateral des Trochanter major weggehalten.

Es sollte eine Nachresektion der Kapsel um den Schenkelhals durchgeführt werden. So kann der genaue Eingangspunkt in das proximale Femur bestimmt werden. Größenbestimmung und stufenweises Aufraspeln mit den entsprechenden Instrumenten (> Abb. 6.6b).

In Abhängigkeit vom Vorgehen ist dann mit der Raspel in der Regel eine Probereposition möglich, hier ist auf die Planung zu verweisen. Verschiedene Messmethoden sind etabliert: Wichtig ist, dass der Abstand zwischen einem Referenzpunkt am Femur und der Konusspitze entsprechend der Planung zu berücksichtigen ist. Mit verschiedenen Köpfen wird die Probereposition durchgeführt, dabei wird die Kapselspannung um das Gelenk kontrolliert, um eine nicht zu große oder zu kleine Spannung aufzubauen. Weiterhin erfolgen Luxationstests in den physiologischen Freiheitsgraden, die alle negativ sein sollten (> Abb. 6.7).

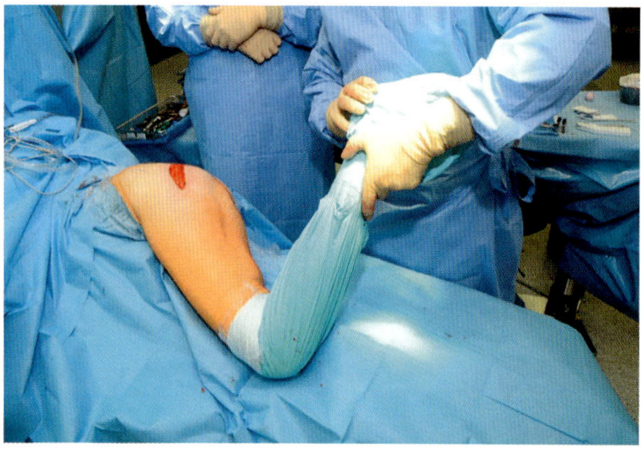

Abb. 6.7 Luxationstest. [M712/M714]

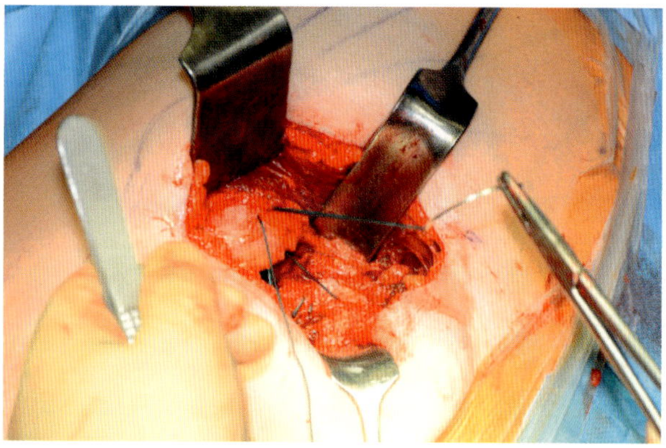

Abb. 6.8 Verschluss der Kapsel nach Implantation. [M712/M714]

Dies wird mehrfach überprüft. Sollte es hier zu Problemen kommen, muss an eine Umpositionierung beider Komponenten gedacht werden. Ist das Repositionsergebnis zufriedenstellend, erfolgt ein erneutes Einstellen des proximalen Femurs mit Ausschlagen der Probekomponenten und Einschlagen der definitiven Komponente bei unzementiertem Vorgehen. Bei der zementierten Technik Abdichten des distalen, femoralen Markraums, Jet-Lavage des Markraums, akribische Trocknung desselben und Auffüllen mit Zement in einer Vorverpresstechnik der 3. Generation. Nachdem dies durchgeführt wurde, erfolgt eine erneute Distanzbestimmung zwischen Konus und dem Implantat, diese sollte unverändert zur Probereposition sein.

In Abhängigkeit von der Erfahrung des Operateurs kann nun ein definitiver Kopf entsprechend dem Probeimplantat aufgesetzt oder eine erneute Probereposition durchgeführt werden. Erneut wird die Luxationstendenz getestet. Sollte der definitive Kopf aufgeschlagen und die Luxationstests weiterhin negativ sein, ist die Implantation der Prothese damit beendet. Abschließend wird die gesamte Wundhöhle gespült, noch einmal akribisch auf Bluttrockenheit kontrolliert und eine tiefe Drainage eingelegt. Wenn möglich, ist ein Verschluss der Kapsel zu empfehlen, ggf. können die kurzen Außenrotatoren readaptiert werden (➤ Abb. 6.8).

Dann Verschluss der Faszie in Längsrichtung, Subkutannaht und Hautnaht. Postoperativ wird ein steriler Verband angelegt. Wichtig ist, dass im Operationssaal die Beinlänge im Liegen kontrolliert wird. Gegebenfalls müssten hier sonst Korrekturen avisiert werden.

Transglutealer Zugang nach Bauer

Der Vollständigkeit halber wird nun der transgluteale Zugang nach Bauer beschrieben: Dieser kann in Rücken- oder Seitenlage durchgeführt werden. Die Schnittführung der Haut erfolgt am ventralen Aspekt der Längslinie der Femurachse über dem Trochanter major. Nach Darstellung der Fascia lata und Durchtrennung derselben im anterolateralen Bereich, werden der M. gluteus medius und der M. gluteus minimus nach proximal sowie der M. vastus lateralis nach distal in ihrem vorderen Drittel entsprechend ihrem Faserverlauf durchtrennt. Hierbei ist dann streng von periostal nach ventral zu arbeiten. Anschließend kann diese Schicht nach ventral abgeschoben und nach proximal und distal der Muskel stumpf auseinandergedrängt werden. Es kommt die Gelenkkapsel zur Darstellung, die dann T-förmig geöffnet wird. Anschließend erfolgt die Osteotomie des Schenkelhalses in situ, wobei die Weichteile mit zwei stumpfen Homann-Hebeln geschützt werden. Dann Entfernen des Kopfs und Einstellen des Azetabulums mit einem ventral der vorderen Wand eingesetzten Hebel und einem zweiten meist geschwungenen dorsal. Der Schaft wird in Viererposition eingestellt. Nach Implantation der Prothese analog zum oben genannten Vorgehen erfolgt der Wundverschluss der Muskulatur in Faserrichtung. Dabei sollte die Periostplatte im Bereich des Trochanter major, wie zunächst präpariert, solide readaptiert werden. Anschließend Naht der Fascia lata und schichtweiser Wundverschluss der Haut.

6.6 Nachbehandlung und Komplikationen

Nachbehandlung (➤ Tab. 6.1)

In Abhängigkeit vom Implantattyp ist eine Voll- oder Teilbelastung möglich, dies muss der Operateur festlegen. Ebenso ist bei dem von uns favorisierten Zugangsweg eine forcierte Innenrotation und Flexion in den ersten Monate zu vermeiden, da die Luxationsgefahr hoch ist. Die Beinlänge muss ggf. ausgeglichen werden, sollte sie im Rahmen der Operation verändert worden sein. Die Physiotherapie ist entsprechend anzuweisen.

Tab. 6.1 Nachbehandlung schematisch

Maßnahme	Empfehlung
Physiotherapie	Zügige Mobilisierung an zwei Stützen oder einem Gehwagen
Mobilisierung mit Teil- und Vollbelastung	In Abhängigkeit des verwendeten Implantats, jedoch möglichst zügige Vollbelastung
Wund- und Laborkontrollen	Regelmäßig
Thrombembolieprophylaxe	Gemäß Leitlinien und Hausstandard

Komplikationen

Zu den frühen krankenhausrelevanten Komplikationen zählen Thrombose, Lungenembolie sowie Wund- und Harnwegsinfektionen. Hier sei auf die allgemeinchirurgischen Lehrbücher verwiesen. In Abhängigkeit vom Gesamtbild kann es auch zu periartikulären Ossifikationen kommen. Hier ist bei bestimmten Krankheitsbildern Rücksprache mit dem Operateur zu halten.

LITERATUR

Hoppenfeld S, deBoer P, Buckley R. Surgical Exposures in Orthopedics: The Anatomic Approach. Philadelphia: Lippincott, Williams &Wilkins, 2009.

Paulsen F, Waschke J. Sobotta. Atlas der Anatomie des Menschen. München: Elsevier Urban & Fischer Verlag, 2010.

Krettek C, Aschemann D. Lagerungstechniken im Operationsbereich. Heidelberg: Springer Verlag, 2004.

Claes L, Krischner P, Perka C, Rudert M. AE-Manual der Endoprothetik: Hüft und Hüftrevision. Heidelberg: Springer Verlag, 2011.

Ewerbeck V, Wentzensen A, Holz F, et al. Standardverfahren in der operativen Orthopädie und Unfallchirurgie. Stuttgart: Thieme Verlag, 2006.

Duparc J. Chirurgische Techniken in Orthopädie und Traumatologie München: Elsevier Urban & Fischer Verlag, 2005.

6

KAPITEL

7

Oliver Rühmann, Markus Wünsch und Wolfram Lipka

Femoroazetabuläres Impingement

7.1 Anatomie

Das Hüftgelenk ist ein Kugelgelenk (➤ Abb. 7.1). Die Facies lunata repräsentiert den knorpeligen Anteil der Gelenkpfanne. Die Fossa acetabuli, der vom Knorpel nicht überzogene, relativ zentrale azetabuläre Anteil, ist mit einem fettreichen Bindegewebspolster (Pulvinar) ausgefüllt. In der Nähe der Incisura acetabuli entspringt das Lig. capitis femoris und verläuft zur Fovea capitis femoris. Das Labrum acetabulare, eine ringförmige Gelenklippe, ist am Azetabulumrand befestigt und überbrückt durch Verschmelzung mit dem Lig. transversum die Incisura acetabuli; es geht in der Übergangszone in den azetabulären Knorpel über. Der Gelenkkopf, Caput femoris, ist das proximale Ende des Femurs. Mehr als die Hälfte des Hüftkopfs wird von Hüftpfanne, Azetabulum, Lig. transversum und Labrum acetabulare bedeckt [1, 2].

7.2 Ätiologie und Pathophysiologie

Das femoroazetabuläre Impingement (FAI) ist gekennzeichnet durch Formveränderungen am proximalen Femur und/oder Azetabulum, die bei Bewegungen des Hüftgelenks zu einem Anschlagen des Schenkelhalses an den Pfannenrand und damit an das Labrum acetabulare führen. Zum Auftreten eines FAI ist sowohl die Bewegung als auch die Formveränderung der Hüfte notwendig. Bei stark gesteigertem Bewegungsumfang (Tänzer, Kampfsportler) können bereits leichte Formveränderungen zu einem FAI führen.

Das FAI kann durch azetabuläre Veränderungen **(Pincer-Typ)** oder durch Veränderungen am proximalen Femur **(Cam-Typ)** verursacht werden. Formveränderungen sowohl am Azetabulum als auch am Femur bezeichnet man als kombiniertes FAI [3].

Pincer-Typ (azetabuläre Form) Liegen die Veränderungen der Form im Bereich der Pfanne, spricht man von einem FAI vom Pincer-Typ („pincer“ engl. Kneifzange).

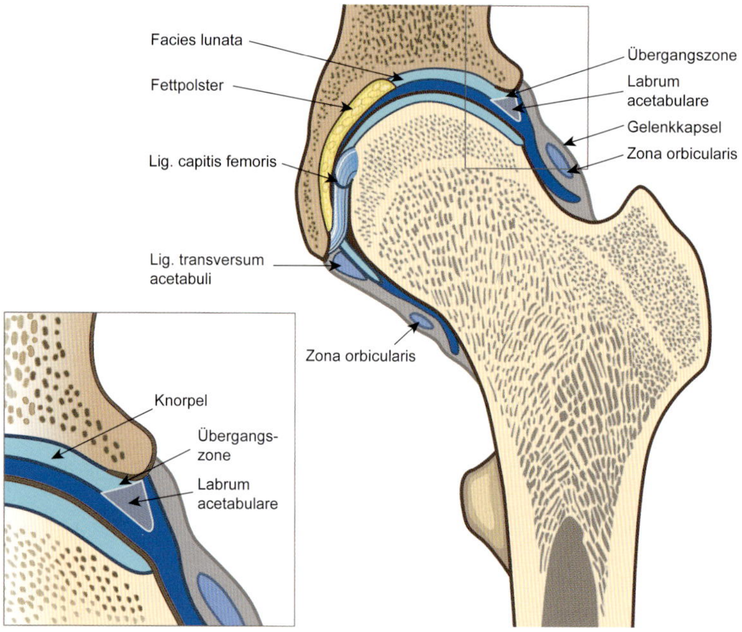

Abb. 7.1 Anatomie des Hüftgelenks. Frontalschnitt durch das rechte Hüftgelenk. [L255]

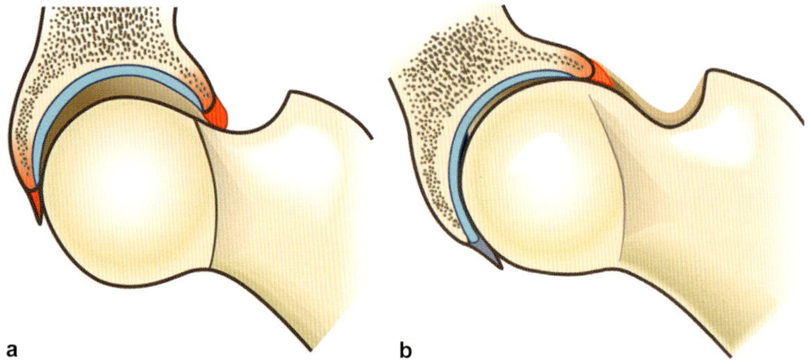

Abb. 7.2 Schädigungsmechanismus des FAI. **a** Pincer-Typ (azetabuläre Form). **b** Cam-Typ (femorale Form). [L255]

Beispiele für ein FAI vom Pincer-Typ (azetabuläre Form) sind die Coxa profunda oder eine Protrusio acetabuli. Auch ein Os acetabuli oder eine Verknöcherung des Labrum acetabulare kann zum Pincer-Impingement führen. Grundsätzlich verursacht die bestehende vermehrte Überdachung des Hüftkopfs eine Bewegungseinschränkung des Hüftgelenks. Die vergrößerte Hüftpfanne umfasst den Hüftkopf dabei wie eine Kneifzange („pincer"). Der Schenkelhals schlägt bei Bewegungen früher an den Pfannenrand an (➤ Abb. 7.2a). Dadurch wird direkt das Labrum acetabulare und die Übergangszone geschädigt. Auch gegenüber dem eigentlichen Impingement entstehen dorsal am Pfannenrand zusätzlich erhöhte Scherkräfte durch die Hebelwirkung der Bewegung. Diese erhöhten Scherkräfte schädigen die dortigen Strukturen des Azetabulumrands und den Knorpel.

Ein FAI vom Pincer-Typ kann auch bei einer Retrotorsion der Pfanne auftreten, z. B. im Rahmen einer Hüftgelenksdysplasie, also eigentlich einer Situation mit einer Minderüberdachung.

Cam-Typ (femorale Form) Befindet sich die Pathologie am proximalen Femur (Hüftkopf-Schenkelhals-Übergang) liegt ein FAI vom Cam-Typ („cam" engl. Nockenwelle) vor. Durch das Anschlagen (Impingement) von Hüftgelenkspfanne und Schenkelhals kommt es zu einer mechanischen Schädigung des Pfannenrands, also des Labrum acetabulare, sowie des Gelenkknorpels und später des Hüftkopf-Schenkelhals-Übergangs. Über eine progrediente Schädigung entsteht im weiteren Verlauf eine Coxarthrose [4, 5].

Das FAI vom Cam-Typ (femorale Form) ist gekennzeichnet durch eine **verringerte Taillierung** des Übergangs vom Hüftkopf zum Schenkelhals. Die reduzierte Taillierung wird durch eine idiopathische knöcherne Ausziehung verursacht. Die Ausziehung liegt häufig ventrolateral. Das Impingement am Pfannenrand wird daher vor allem bei Beugung und Innenrotation der Hüfte ausgelöst (➤ Abb. 7.2b). Aufgrund der engen Führung des Hüftgelenks können Schenkelhals und Pfannenrand nicht ausweichen. Im Bereich des Labrum acetabulare, der Übergangszone und der knöchernen Ausziehung entstehen erhöhte Scherkräfte, durch die zunächst die Übergangszone und der angrenzende Knorpel geschädigt werden. Die Schädigung des Knorpels kann zu einer Dezentrierung des Hüftkopfs in den Defekt und damit zu einer zusätzlichen Schädigung des femoralen Knorpels führen.

Neben der idiopathischen Reduzierung durch eine knöcherne Ausziehung können z. B. eine in dorsaler Abkippung verheilte mediale Schenkelhalsfraktur, der Zustand nach Epiphysiolysis capitis femoris oder Morbus Perthes weitere Ursachen der verminderten Taillierung des Schenkelhalses sein.

7.3 Klinisches Bild

Patienten mit einem FAI sind meist unter 40 Jahre alt und aktiv. Schmerzen werden im Bereich der Leiste, manchmal auch in der Region des Trochanter major angegeben. Die Schmerzen werden durch körperliche Aktivität, vor allem bei Rotations- und Flexionsbewegungen der Hüfte unter Last, verstärkt oder ausgelöst. Oft werden auch Beschwerden beim Sitzen oder Hocken angegeben.

Ein Unfallereignis ist meist nicht erinnerlich. Oft besteht schon vor Beschwerdebeginn eine Einschränkung der Beweglichkeit des Hüftgelenks. **Vorerkrankungen** im Bereich der Hüfte oder Verletzungsfolgen sollten erfragt werden.

i

Ziel der klinischen Untersuchung ist es, die Beschwerden einzugrenzen und herauszufinden, ob es die vom Patienten geklagten Beschwerden sind, die durch die Funktionstests ausgelöst werden. Viele Erkrankungen können Hüft- und Leistenschmerzen hervorrufen. Entsprechend umfangreich sind die Differenzialdiagnosen [6].

7.4 Diagnostische Verfahren

7.4.1 Klinische Untersuchung

Bei der **klinischen Untersuchung** ist das Stehen und Gehen oft unauffällig. Es kann jedoch im Seitenvergleich eine vermehrte Außenrotation der betroffenen Hüfte bestehen. Bei der Bestimmung des Bewegungsausmaßes der Hüfte kann eine Verringerung der Innenrotation und der Flexion auch der nicht betroffenen Hüfte vorliegen. Da das Hüftgelenk tief unter der Körperoberfläche im Becken liegt, lässt sich ein direkter Druckschmerz oft nicht auslösen.

Zur groben Differenzierung, ob Beschwerden in der Hüfte vorliegen, kann eine passive Rotation des gestreckten Beins erfolgen (Log-Roll-Test). Ist dieser Test in der Hüftregion schmerzhaft, ist eine Ursache im Bereich des Hüftgelenks wahrscheinlich.

Tab. 7.1 Kriterien für eine korrekt eingestellte Beckenübersicht [8, 9]

Inklination	• Foramina obturatoria leicht queroval • Steißbeinspitze 1–2 cm kranial der Symphyse
Rotation	• Symphyse und Steißbein direkt übereinander • Symmetrische Darstellung der Foramina obturatoria

Bei den Funktionstests wird versucht, das FAI auszulösen, indem der Schenkelhals gegen den Pfannenrand geführt wird:

Beim **Impingementtest** wird entsprechend eine kombinierte Flexion-Innenrotation-Adduktionsbewegung der Hüfte passiv vom Untersucher durchgeführt. Der Test ist positiv, wenn dabei Leistenschmerzen zu provozieren sind, die bei Überführung des Beins in die Außenrotation rückläufig sind.

Beim **Apprehensionstest** werden Leistenschmerzen durch Hyperextension-Abduktion-Außenrotation ausgelöst. Beide Provokationstests sind nicht spezifisch für das FAI [7].

7.4.2 Röntgen

Basis der Diagnostik ist das **konventionelle Röntgenbild.** Es sollte immer eine Beckenübersicht und eine axiale Aufnahme der betroffenen Hüfte angefertigt werden. Nur auf einer korrekt angefertigten Beckenübersichtsaufnahme (➤ Tab. 7.1) lassen sich die Stellung der Pfanne und der Grad der Überdachung der Hüfte beurteilen [8]. Die axiale Aufnahme ist zur Beurteilung der ventralen Kontur des Übergangs vom Hüftkopf zum Schenkelhals erforderlich.

Folgende Analysen am konventionellen Röntgenbild dienen der Beurteilung der knöchernen Anteile des Hüftgelenks:

- Überdachung des Hüftkopfs (LCE nach Wiberg [10])
- Identifikation des vorderen und hinteren Pfannenrands
- Bestimmung der Taillierung des Hüftkopf-Schenkelhals-Übergangs (α-Winkel nach Nötzli [11])

Lateraler Zentrum-Erker-Winkel (LCE)

Der **LCE** nach Wiberg ist ein Zeichen für die Überdachung des Hüftkopfs (➤ Tab. 7.2). Er wird auf der a. p.-Aufnahme des Beckens gemessen. Gebildet wird er zwischen einer vom Hüftkopfmittelpunkt ausgehenden Senkrechten auf der Verbindungslinie beider Hüftkopfzentren und einer Verbindung zwischen Hüftkopfmittelpunkt und lateralem Pfannenrand (➤ Abb. 7.3).

Vorderer und hinterer Pfannenrand

Der **vordere und hintere Pfannenrand** werden im a. p.-Strahlengang auf der Beckenübersichtsaufnahme bestimmt. Der vordere Pfannenrand kann von der unteren Kante des oberen Schambeinasts, der hintere vom lateralen Rand des Sitzbeinasts verfolgt werden. Normalerweise liegt die Kontur des vorderen Pfannenrands vollständig medial der Kontur des hinteren Pfannenrands (➤ Abb. 7.4a). Ist es umgekehrt, besteht eine Retrotorsion der Hüftpfanne. Schneiden sich die Konturen des vorderen und hinteren Pfannenrands, liegt ein „crossing sign" vor, was für eine anterior-apikale Mehrüberdachung des Hüftkopfs spricht (➤ Abb. 7.4b). Dies ist ein Hinweis auf ein FAI vom Pincer-Typ [8].

Taillierung des Hüftkopf-Schenkelhals-Übergangs

Die **Taillierung des Übergangs von Hüftkopf zu Schenkelhals** lässt sich mit dem α-Winkel nach Nötzli beschreiben (➤ Abb. 7.5) [11]. Gemessen wird der α-Winkel auf den schräg axialen Schnitten im MRT, er kann aber auch in der konventionellen Röntgenaufnahme bestimmt werden.

In der axialen Röntgenaufnahme der Hüfte wird zunächst die Längsachse des Schenkelhalses bestimmt. Diese Linie schneidet den Mittelpunkt des Hüftkopfs. Vom Mittelpunkt des Hüftkopfs wird eine 2. Linie zu dem Punkt angelegt, an dem sich der Abstand der Knochenkontur vom Hüftkopfmittelpunkt erhöht, also der Verlauf der Knochenkontur nicht mehr der Hüftkopfrundung folgt. Der Winkel zwischen der Schenkelhalsachse und dieser zweiten Linie stellt den α-Winkel dar. Ein Wert von mehr als 50°–55° kann ein Zeichen für ein FAI vom Cam-Typ sein.

Tab. 7.2 Interpretation der LCE-Winkelwerte [10]

Winkel	Interpretation
< 20°	Minderüberdachung, Hüftdysplasie
20°–25°	Grenzwertige Überdachung
25°–40°	Normale Überdachung
> 40°	Mehrüberdachung, Coxa profunda

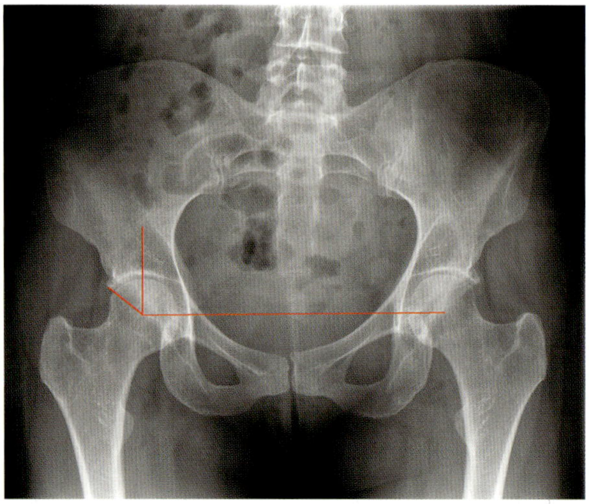

Abb. 7.3 Lateraler Zentrum-Erker-Winkel (LCE) in Beckenübersicht. Der LCE in dieser Aufnahme beträgt mehr als 40°, FAI vom Pincer-Typ. [M715/M716/M717]

7.4.3 MRT

Eine **MRT** erlaubt zusätzlich zur Darstellung der knöchernen Strukturen im konventionellen Röntgen die Beurteilung der Weichteile des betroffenen Hüftgelenks (➤ Abb. 7.6). In der Diagnostik des FAI kann die MRT Informationen über den Zustand von Knorpel und Labrum acetabulare geben. Durch die Nutzung von radialen Schichten ist darüber hinaus eine genaue Darstellung der Taillierung des Übergangs von Hüftkopf zum Schenkelhals möglich. In der Differenzialdiagnostik des Hüftschmerzes ist die MRT zur besseren Darstellung

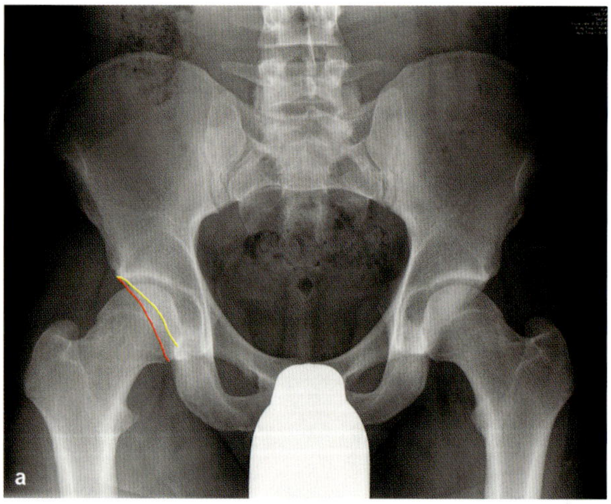

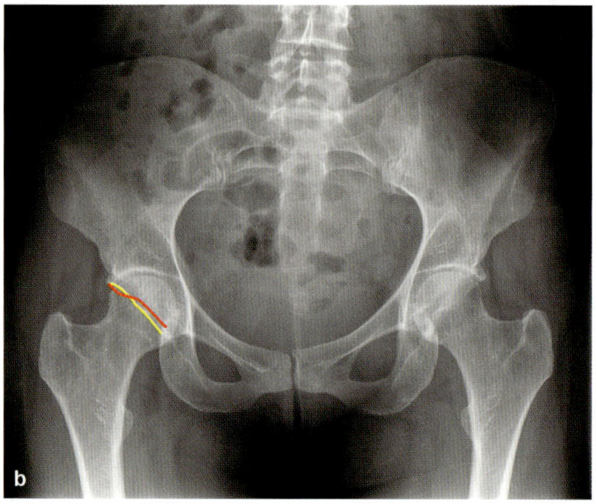

Abb. 7.4 Vorderer (gelb) und hinterer (rot) Pfannenrand. **a** Ohne „crossing sign". **b** Mit „crossing sign". [M715/M716/M717]

einer Hüftkopfnekrose und Identifikation von nicht röntgendichten freien Gelenkkörpern von Bedeutung.

Wegen der höheren Abbildungsschärfe empfehlen sich Kernspintomografen mit mindestens 1,5 Tesla. Um die Form der Hüfte der Gegenseite beurteilen zu können, sollten zwei Sequenzen mit Darstellung des Beckens erfolgen. Für das betroffene Hüftgelenk ist ein kleines „field of view" (FOV) zu wählen. Je nach Gerät können Oberflächenspulen zum Einsatz kommen. Es werden koronare, sagittale und axiale Schichten benötigt. Diese können an der Achse des Körpers oder des Schenkelhalses ausgerichtet sein. Die radialen Schichten [12] werden zirkulär um die Schenkelhalsachse gelegt, sodass eine Beurteilbarkeit der verschiedenen Abschnitte des Übergangs von Hüftkopf zu Schenkelhals möglich wird.

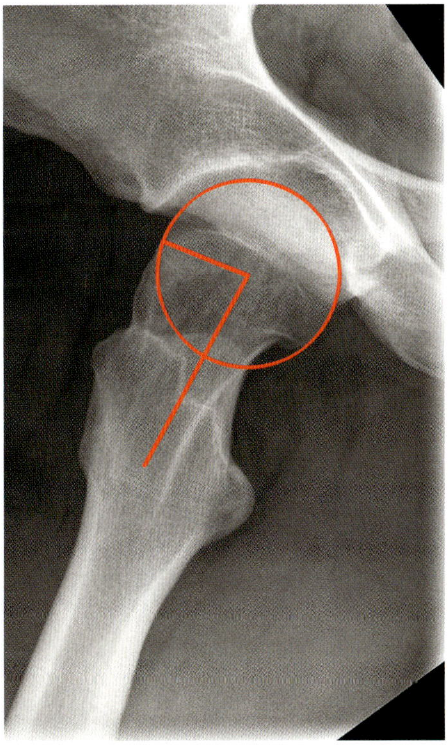

Abb. 7.5 Der α-Winkel im axialen Röntgenbild. In dieser Aufnahme beträgt der Winkel 85°, FAI vom Cam-Typ. [M715/M716/M717]

Bei einer Arthro-MRT wird vor der Untersuchung ein Kontrastmittel in das Hüftgelenk injiziert. Bei bestimmten Fragestellungen kann die Arthro-MRT einen Vorteil darstellen. Die Arthro-MRT ist **kein primäres Untersuchungsverfahren** beim FAI.

DIAGNOSTIK

- Klinische Untersuchung: Bewegungsausmaß, Schmerzen (Druck, Bewegung)
- Funktionstests: Impingementtest, Apprehensionstest
- Röntgen Beckenübersicht und betroffene Hüfte axial (Lauenstein oder Johanson)

7.5 Peri- und intraoperatives Vorgehen

7.5.1 Operationsprinzip

Zur adäquaten Diagnostik und chirurgischen Intervention ist am Hüftgelenk die Arthroskopie des zentralen und peripheren Kompartiments obligat erforderlich (➤ Abb. 7.7). Für die Hüftarthroskopie stellt das Labrum acetabulare die Trennstelle für diese beiden Gelenkanteile dar [1, 13, 14, 15]. Das zentrale Kompartiment umfasst den belasteten Anteil des Hüftgelenks mit den korrespondierenden Gelenkflächen von Azetabulum und Hüftkopf, das periphere Kompartiment den nicht belasteten Anteil des Femurkopfs und den Schenkelhals bis zur Kapselinsertion.

Die Anlage der Portale erfolgt bei der Hüftarthroskopie unter Röntgenkontrolle (Bildverstärker). Für die Arthroskopie des zentralen Kompartiments ist ein Extensionstisch zur

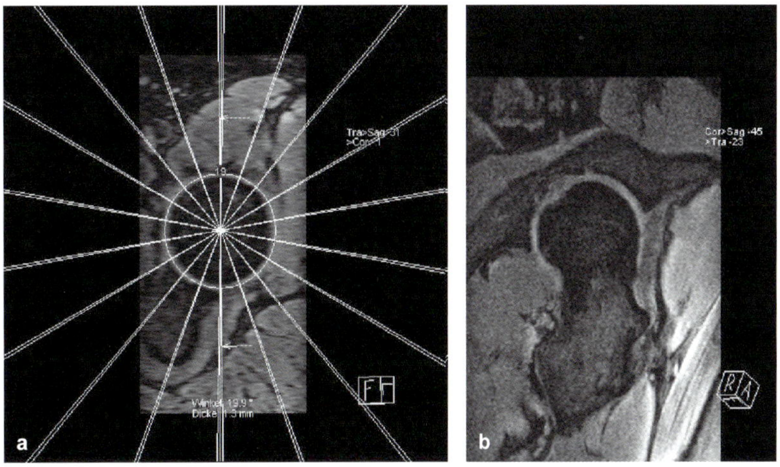

Abb. 7.6 MRT des Hüftgelenks. **a** Localizer. **b** Schnittbild der radialen Schichten. [M715/M716/M717]

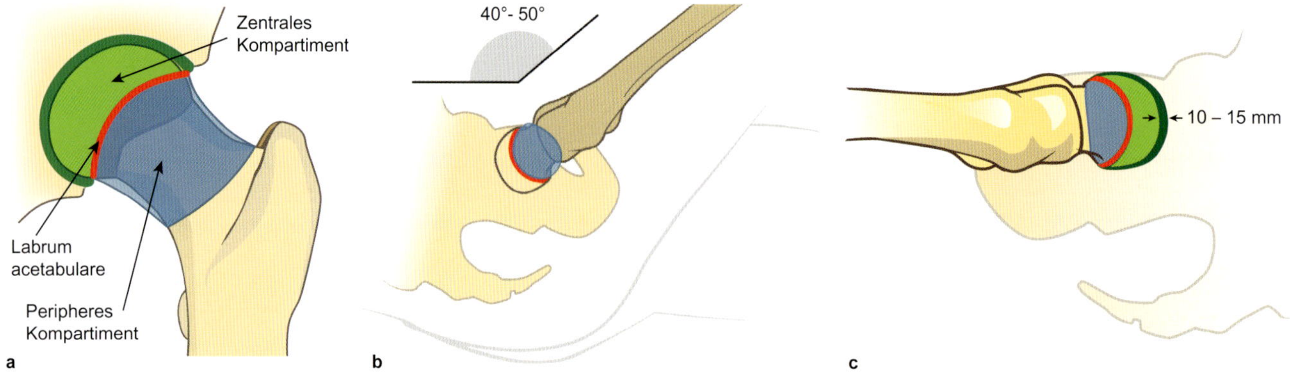

Abb. 7.7 **a** Zentrales und peripheres Kompartiment. **b** Arthroskopie des peripheren Kompartiments ohne Distraktion. **c** Arthroskopie des zentralen Kompartiments mit Distraktion. [L255]

Distraktion der femoroazetabulären Gelenkflächen erforderlich [1, 13, 14, 15]. Das periphere Kompartiment wird ohne Distraktion bei gebeugtem und beweglichem Hüftgelenk arthroskopiert.

7.5.2 Patientenaufklärung

Neben den allgemeinen Operationsrisiken wie Blutung, Infektion und Wundheilungsstörung besteht die Gefahr, dass es durch die Traktion des Beins mithilfe eines Gegenzugstabs zu einer Weichteilschädigung im Genitalbereich und Neurapraxie, z. B. des N. pudendus, kommen kann.

Es sollten die eingeschränkten Erfolgsaussichten der Arthroskopie oder gar eine Verschlechterung der Symptome bei bereits nachweisbaren arthrotischen Veränderungen des Hüftgelenks thematisiert werden.

Durch das Aufdilatieren und Einführen des Arthroskops und der Instrumente kann es zu Schäden an Labrum und Knorpel kommen.

Selten ist die Arthroskopie des zentralen Kompartiments durch ausgeprägte Pincer-Formation oder periartikuläre Verkalkungen nicht möglich.

Der Patient sollte darauf hingewiesen werden, dass bis zur vollständigen Schmerzfreiheit bis zu 3 Monate vergehen können und eine adäquate krankengymnastische Nachbehandlung erfolgen muss.

! AUFKLÄRUNGSPUNKTE

- Allgemeine chirurgische Komplikationen
- Mögliche eingeschränkte Erfolgsaussichten der Arthroskopie
- Mögliche Verschlechterung bei bereits nachweisbaren arthrotischen Veränderungen
- Neurapraxie bedingt durch Lagerung und Traktion
- Druckschäden und Hautverletzungen des äußeren Genitals
- Iatrogene Schädigung des Labrums und des Gelenkknorpels
- Mögliche Dauer bis zur vollständigen Schmerzfreiheit: bis zu 3 Monate
- Adäquate krankengymnastische Nachbehandlung

7.5.3 Anästhesie und Lagerung des Patienten

Der Eingriff kann in Allgemein- oder Spinalanästhesie erfolgen. Für Hüftarthroskopien empfiehlt sich jedoch eine Vollnarkose. Sie ist insbesondere bei längeren Operationszeiten für den Patienten komfortabler als eine Spinalanästhesie. Der Eingriff kann **nicht in Lokalanästhesie** durchgeführt werden. Eine Absenkung des Blutdrucks kann in manchen Fällen von Vorteil sein, sodass die Anästhesie grundsätzlich darauf eingestellt sein sollte.

Die Lagerung ist bei der Hüftarthroskopie von entscheidender Bedeutung, um eine adäquate Sicht im Gelenk zu ermöglichen und Komplikationen zu vermeiden. Der Patient wird in Rückenlage auf einem Extensionstisch gelagert und wegen des Einsatzes eines Bildverstärkers auf einem Röntgenschutz platziert. Der Röntgenschutz muss den erforderlichen Strahlenschutz gewährleisten, darf den radiologischen Blick auf das Gelenk aber nicht verdecken.

Pitfalls bei der Lagerung

- Keine suffiziente Gelenkdistraktion, inadäquate intraartikuläre Sicht, Knorpelschäden
- Weichteil- und Nervenschäden

Beide Füße werden mit Wattebinden gepolstert (Vermeidung von Druckstellen) und sicher in den Fixationsschuhen des Extensionstischs befestigt. Die Fixationsschuhe werden an den Zugmodulen des Extensionstischs befestigt und zusätzlich mit einer elastischen Binde oder Unihaftbinde gesichert, um ein Herausrutschen während der Extensionsphase sicher zu vermeiden.

Der Gegenzugstab wird ebenfalls gut gepolstert. Dies gelingt durch Verwendung eines zusätzlichen Rundpolsters (➤ Abb. 7.8). Der Gegenzugstab wird exzentrisch/laterali-

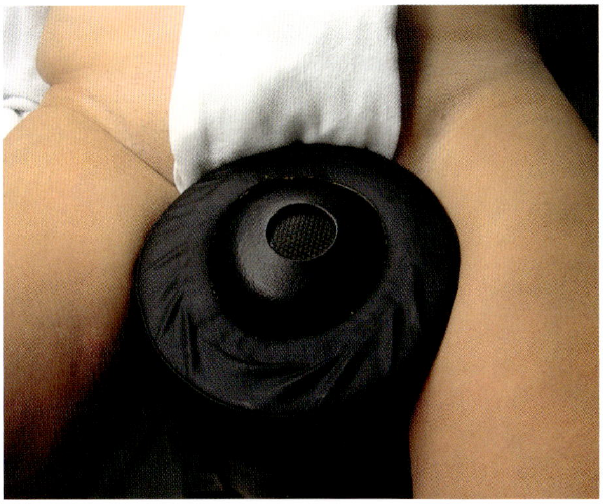

Abb. 7.8 Positionierung des Gegenzugstabs mit Rundpolster. [M715/M716/M717]

siert am Extensionstisch angebracht, mit Positionierung des Schambeins am Gegenzugstab. Durch diese Position wird der Druck am wenigsten auf den empfindlichen Damm-/Schambereich übertragen.

Beinstellung/Gelenkposition

Das Bein der Gegenseite, dessen Fixation der Stabilisierung des Beckens dient, wird ca. 40° abduziert. Für die Extensionsphase, also die Arthroskopie des zentralen Kompartiments, wird folgende Position des zu operierenden Hüftgelenks eingestellt: 10° Flexion bei 0° Abduktion und 0° Rotation.

In leichter Flexion und ohne Abduktion kann eine Gelenkdistraktion bei geringerer Zugkraft erzielt werden [1]. Bei größerer Flexion kommt es zwar zu einer gewünschten Entspannung der ventralen Kapselanteile, allerdings wird der N. ischiadicus einer größeren Dehnung ausgesetzt **(Gefahr einer Nervenschädigung).** Weiterhin verringert sich der Abstand zwischen ventralem Labrum und Hüftkopf (iatrogene Schäden an Labrum und/oder Knorpel). Aus einer Einstellung der zu operierenden Hüfte in Innen- oder Außenrotation sind keine Vorteile abzuleiten, weil dadurch die Gefahr besteht, dass durch eine Rotation mit Aufgabe der anatomischen Position die neurovaskulären Strukturen den Portalen angenähert werden und damit verletzt werden können [16].

Das periphere Kompartiment wird ohne Distraktion bei beweglichem Hüftgelenk in der Regel im Anschluss an das zentrale Kompartiment arthroskopiert. Durch Beugung (Grundstellung ca. 45°) im Hüftgelenk kommt es zur Entspannung der drei kapselverstärkenden Längsbänder. Für die intraoperativen Manöver und visuellen Kontrollen muss variabel eine Flexion bis 90° sowie eine ausreichende Abduktion und Rotation eingestellt werden können.

i

Bei der zweiten Distraktionsphase oder nach Arthroskopie des peripheren Kompartiments bzw. Wechsel zwischen Arthroskopie der Kompartimente unbedingt die Polsterung/Lagerung der Dammregion überprüfen.

Bei ausgeprägter Pincer- oder Cam-Deformität, Verknöcherungen des Labrum acetabulare, engem oder nur unzureichend distrahierbarem Gelenk wird mit der Arthroskopie des peripheren Kompartiments begonnen. Die Gelenkdistraktion wird durch das Kapselrelease verbessert, sodass das zentrale Kompartiment danach leichter zugänglich ist und arthroskopiert werden kann [2, 15, 17].

Position der Geräte und des Personals

Operateur und Assistent stehen auf der zu operierenden Seite, dahinter/daneben die/der instrumentierende Schwester/Pfleger (➤ Abb. 7.9). Der Arthroskopieturm und der C-Bogen des Bildverstärkers befinden sich auf der gegenüberliegenden Seite, der Monitor des Bildverstärkers am Fußende der Gegenseite [2, 17].

7.5.4 Instrumentarium und Operationsvorbereitung

Neben der Arthroskopieeinheit mit Kamera, Monitor und Flüssigkeitspumpe werden 4-mm-Arthroskope mit 30°- und 70°-Optiken in Standardlänge und für den Bedarfsfall in Überlänge benötigt. Die Punktion des Gelenks erfolgt mit langen Punktionskanülen. Unter Verwendung von Dilatationsdornen ist die Anlage der Portale einfacher und gefahrloser. Zum Instrumentenwechsel verwendet man eine Halfpipe/Rinne oder flexible Portalhülsen.

Für arthroskopisch-chirurgische Maßnahmen im Gelenk sind in der Regel die normalerweise bei arthroskopischen Eingriffen verwendeten Stanzen, Fasszangen u. a. Instrumente einsetzbar. Es sollten aber auch lange Instrumente verfügbar sein. Im zentralen Kompartiment ist der Einsatz eines Shavers mit gebogenem Ansatz vorteilhaft, weil sich dadurch der Bereich der intraartikulär erreichbaren Strukturen vergrößern lässt.

Die Therapie des femoroazetabulären Impingements erfolgt größtenteils vom peripheren Kompartiment aus. Weil hierbei meistens ein Kapselrelease erforderlich ist, ist der Einsatz von Shavern obligat, HF-Applikatoren sind sehr hilfreich. Labrum-Verknöcherungen und Ossifikationen des Azetabulums können gut mit einem Meißel abgetragen werden. Die Cam-Resektion erfolgt mit Walzen/Fräsen. Für die Labrum-Ablösung und -Refixation sind Fadenanker und Nahtinstrumente obligat.

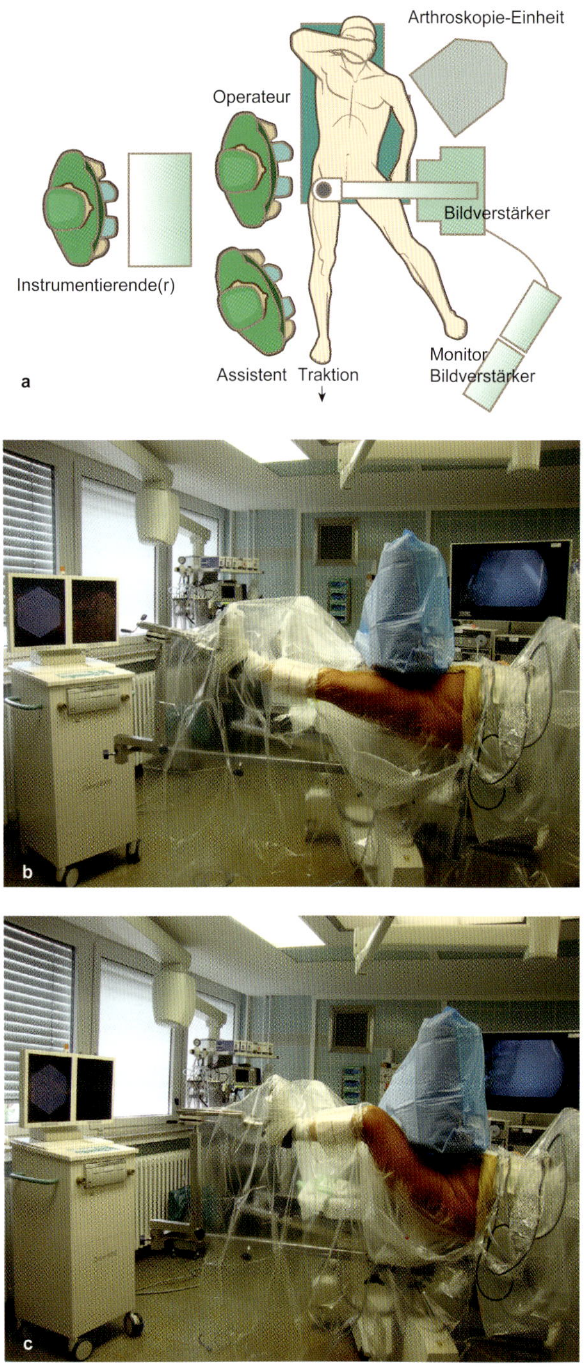

Abb. 7.9 Position der Geräte und des Personals. **a** Schematische Darstellung der Anordnung im OP-Saal. **b** Anordnung zur Arthroskopie des zentralen Kompartiments. **c** Anordnung zur Arthroskopie des peripheren Kompartiments. [a: L255; b, c: M715/M716/M717]

7.5.5 Operationsschritte

Pitfalls bei der Operation

Inadäquate Cam-Resektion

- Rekonturierung zu gering: persistierende Beschwerden/Revisionsoperation
- Rekonturierung zu ausgedehnt: möglicher Grund für postoperative Schenkelhalsfraktur
- Verletzung der in den Kopf eintretenden Gefäße mit der Gefahr der Nekrose → daher vor Beginn der Rekonturierung Schenkelhals und Labrum übersichtlich und sicher darstellen

Fehlplatzierung des Fadenankers

- Penetration der azetabulären Gelenkfläche mit resultierendem Knorpelschaden

Gelenkdistraktion

Die für die Arthroskopie des zentralen Kompartiments erforderliche Distraktion des Gelenkspalts von 10–15 mm (Übersicht, Vermeidung iatrogener Gelenkschäden) ist bei korrekter Lagerung ohne Gefahr eines Nervendehnungsschadens zu erreichen. Eine Distraktionszeit von 2 Stunden ist als unkritisch anzusehen [1, 2, 13, 15, 17]. Zunächst wird das Gelenkvakuum durch Instillation von Flüssigkeit (alternativ Luft) aufgehoben. Dadurch muss für die Überwindung des Gelenkvakuums keine Kraft mehr aufgebracht werden. Das führt dazu, dass die gesamte zum Erreichen der erforderlichen Distraktion aufzubringende Zugkraft reduziert werden kann (200–400 N) [1]. In der Praxis ist eine Messeinheit zur Erfassung der Zugkraft nicht erforderlich.

Zunächst wird durch manuellen Zug eine Vorspannung auf das zu operierende Hüftgelenk aufgebracht. Danach erfolgt unter Bildverstärkerkontrolle die Punktion des Hüftgelenks (➤ Abb. 7.10). Bei einer Punktion am Übergang vom Schenkelhals zum Hüftkopf kann eine Knorpelschädigung sicher vermieden werden. Eine Penetration der Gelenkkapsel in Gelenkspalthöhe ist bei aufgebrachter Vorspannung aber ebenfalls gefahrlos möglich, da unmittelbar nach Kapselpenetration das Vakuum aufgehoben, die Flüssigkeit (Luft) der Spritze z. T. ins Gelenk gesaugt und eine Distraktion erreicht wird. Danach wird die Zugkraft am Extensionstisch soweit erhöht, bis unter BV-Kontrolle eine Gelenkdistraktion von 10–15 mm erreicht worden ist.

Portale

Für die Arthroskopie des zentralen und peripheren Kompartiments sind jeweils mindestens zwei, oft drei Portale erforderlich (➤ Abb. 7.11). Das zentrale Kompartiment wird standardmäßig über ein laterales (LA) und anterolaterales

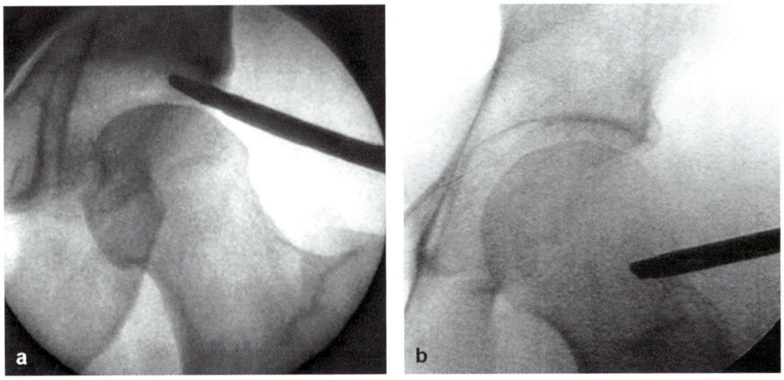

Abb. 7.10 Punktion des Hüftgelenks unter BV-Kontrolle. **a** Trokarsystem unter Gelenkdistraktion im zentralen Kompartiment. **b** Arthroskop im peripheren Kompartiment bei Hüftbeugung ohne Distraktion. [M715/M716/M717]

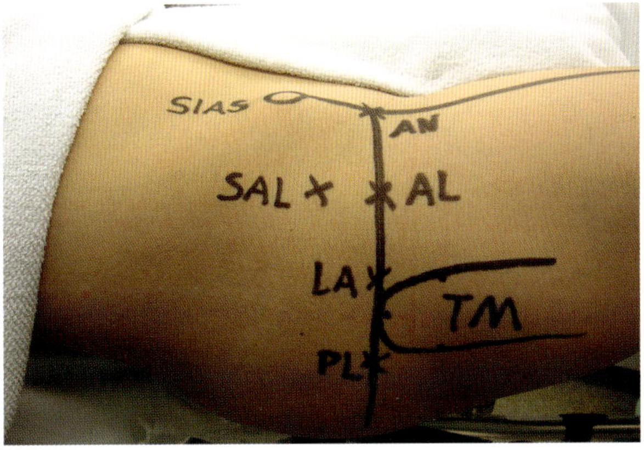

Abb. 7.11 Portale. LA: lateral; AL: anterolateral; AN: anterior; PL: posterolateral; SAL: superior anterolateral; SIAS: Spina iliaca anterior superior; TM: Trochanter major. [M715/M716/M717]

(AL) (oder anteriores [AN]) Portal instrumentiert, additiv kann ein posterolaterales (PL) Portal sinnvoll sein.

Im peripheren Kompartiment werden neben dem lateralen (LA) und anterolateralen (AL) (oder anterioren [AN]) Portal abhängig von den durchzuführenden Maßnahmen teilweise zusätzliche Portale benötigt. Bei der Cam-Resektion kann ein superioanterolaterales (SAL) Portal hilfreich sein. Labrum-Ablösungen und -Refixationen erfordern in der Regel ein distalanterolaterales (DAL) (oder anteriores [DAN]) Portal, um einen Einbruch von Bohrer oder Anker in den Gelenkknorpel durch zu steiles Eingehen zu vermeiden [18, 19].

Arthroskopie beim femoroazetabulären Impingement

Bei der Arthroskopie des zentralen Kompartiments werden zunächst Begleitpathologien behandelt.

Pincer-Impingement

Labrumverknöcherungen (➤ Abb. 7.12a) und Ossifikationen des Azetabulums (Os acetabuli) werden vom peripheren Kompartiment aus arthroskopisch entfernt. Nach Darstellung und Freilegung können Labrum-Verknöcherungen dabei gut mit einem Meißel abgetragen werden (➤ Abb. 7.12b). Ossifikationen des Azetabulums, wie ein persistierenes Os acetabuli, können ebenfalls mit einem Meißel gut mobilisiert und dann mit einer Fasszange entfernt werden. Da das Labrum in diesen Fällen oft nur noch rudimentär vorhanden ist, kann auf eine Ablösung und Refixierung verzichtet werden, ggf. ist diese auch nicht möglich.

Liegt eine lokale übermäßige Überdachung des Pfannenrands (Über-Überdachung) mit intaktem und qualitativ gutem Labrum vor, wird das Labrum temporär unter Gelenkdistraktion mit einem Arthroskopiemesser abgelöst. Es wird dabei wechselweise ein laterales und anterolaterales Portal verwendet; über beide Portale erfolgt danach die Reduzierung des Pfannenrands mit einer Fräse. Für die anschließende Refixation des Labrums über ein distal anterolaterales oder anteriores Portal werden meistens 2–3 Anker und Nahtinstrumente analog zur Rotatorenmanschetten-Rekonstruktion verwendet [18, 19].

Cam-Impingement

Die Arthroskopie erfolgt zunächst über ein laterales Portal und einen anterolateralen Instrumentenzugang. Im Verlauf der Operation ist ein Wechsel zwischen Arthroskopie- und Arbeitsportal erforderlich, in einigen Fällen unter Etablierung und Einbeziehung eines superioanterolateralen Portals.

Die Bewegungseinschränkung beim FAI führt häufig zur Einengung des peripheren Kompartiments durch Fibrosierung und Verdickung der Gelenkkapsel. Dadurch ist die Manövrierbarkeit im Gelenk ebenso reduziert wie die Einsehbarkeit der anterolateralen und insbesondere der lateralen Region. Entsprechend erfolgt ein Kapselrelease. Mit Shaver und HF-Applikator beginnt man mit der Erweiterung der Portale und arbeitet sich sukzessive vor (anterolateral: Zona orbicularis, perilabraler Sulkus). Wenn adäquate Sichtverhältnisse erreicht worden sind, wird der Kopf-Schenkelhals-Übergang vom bedeckenden Weichteilgewebe befreit. Durch die dynamische Arthroskopie des Hüftgelenks (Beugung bis 90°, Innenrotation bis ca. 20°) kann dann das Ausmaß des Impingements beurteilt und die erforderliche Resektion festgelegt werden.

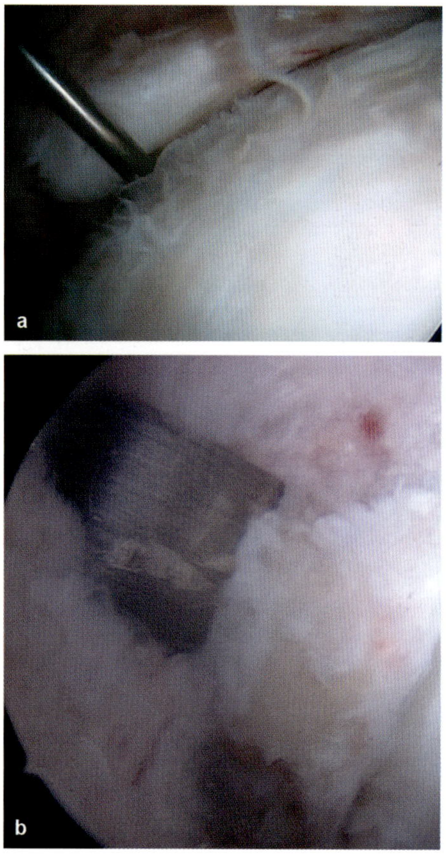

Abb. 7.12 Labrumverknöcherung. **a** Darstellung mit Tasthaken. **b** Mobilisation/Abtragung mit Meißel. [M715/M716/M717]

Danach erfolgt die schrittweise Resektion der Protuberanz des Kopf-Schenkelhals-Übergangs mit einer Walze oder Kugelfräse (➤ Abb. 7.13a und b). In mittlerer Beugestellung, Außenrotation und Abduktion wird mit der anteromedialen Rekonturierung begonnen. Ohne Rotation und Abduktion wird die Fräsung über die anteriore bis zur anterolateralen Region fortgesetzt. Die Resektion der lateralen bis dorsolateralen Ausziehung stellt den schwierigsten Teil des Vorgehens dar und erfolgt in Innenrotation und, falls erforderlich, unter Traktion und Kontrolle mittels Bildverstärker. Es sollte ein harmonischer und stufenfreier Übergang zum Knorpel und Schenkelhals geschaffen werden (➤ Abb. 7.13c und d). Abschließend wird das Ergebnis dynamisch kontrolliert und postoperativ radiologisch dokumentiert (➤ Abb. 7.14) [20].

7.6 Nachbehandlung und Komplikationen

Nachbehandlung (➤ Tab. 7.3)

Bei einer Rekonturierung der Schenkelhalsregion oder des Azetabulumrands und Débridement des Labrum acetabulare sollte eine schmerzadaptierte Mobilisation für 1–2 Wochen erfolgen [21, 22]. In der Regel ist Vollbelastung möglich, Unterarmgehstützen sind im Bedarfsfall angezeigt. Ist eine Labrumnaht durchgeführt worden, ist eine Teilbelastung mit 10 kg an Unterarmgehstützen für 4–6 Wochen zu empfehlen,

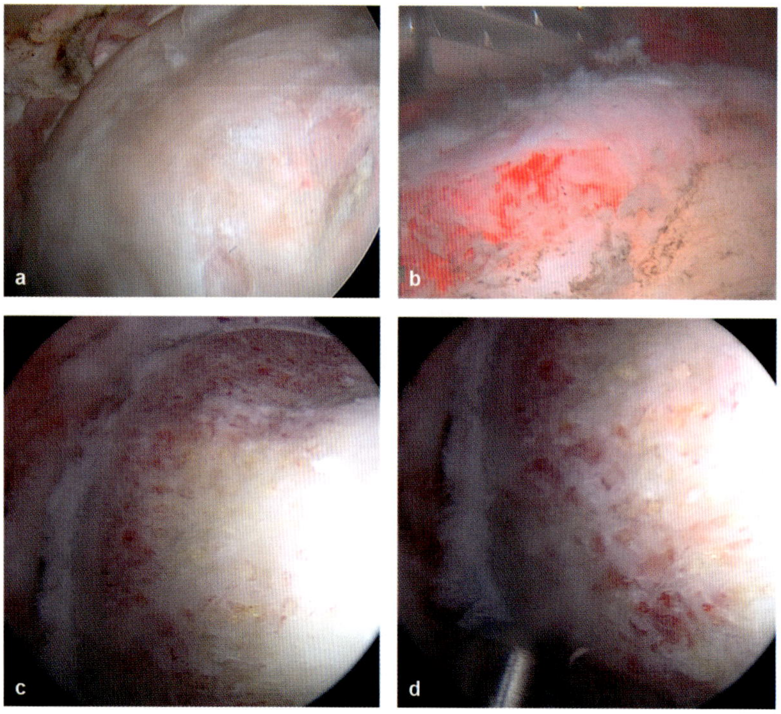

Abb. 7.13 Cam-Impingement. **a** Anterolaterale Protuberanz. **b** Zur Abtragung eingebrachte Walze. **c und d** Kopf-Schenkelhals-Übergang nach Rekonturierung. [M715/M716/M717]

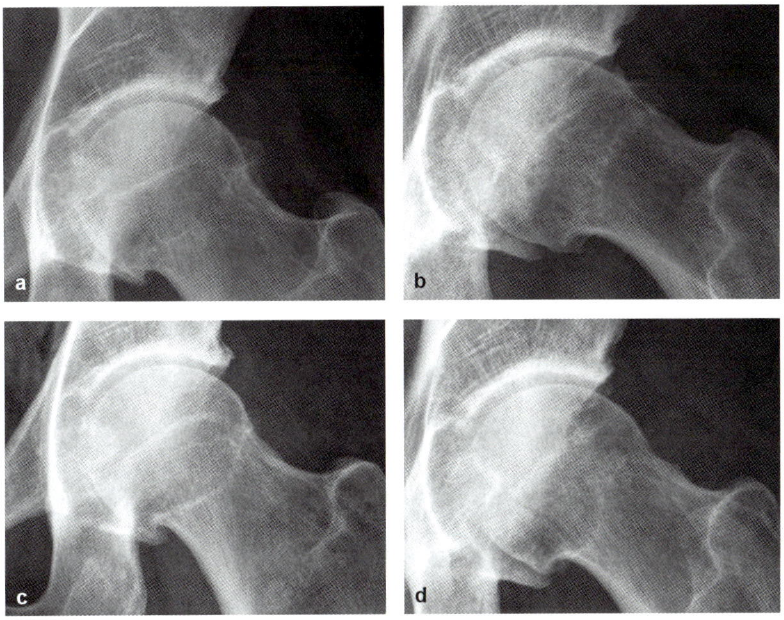

Abb. 7.14 Cam-Impingement im Röntgen. **a** Präoperative a.p.-Aufnahme. **b** Präoperative axiale Aufnahme. **c** Postoperative a.p.-Aufnahme. **d** Postoperative axiale Aufnahme. [M715/M716/M717]

Tab. 7.3 Nachbehandlung schematisch

Maßnahme	Empfehlung
Mobilisation	• Schmerzadaptiert für 1–2 Wochen, unter Vollbelastung • Bei Labrumnaht Teilbelastung mit 10 kg an Unterarmgehstützen für 4–6 Wochen
Physiotherapie	• Bewegungstherapie sofort postoperativ • Ggf. unterstützend mit einer CMP-Schiene
Thromboseprophylaxe	• Niedermolekulares Heparin für 5 Tage • Bei Teilbelastung bis zum Erreichen der Vollbelastung
Postoperative Schmerztherapie	• Nichtsteroidale Antiphlogistika (z. B. Diclofenac) • Bei stärkeren Schmerzen additiv zentral wirksame Analgetika

endgradige Flexion, Abduktion und Außenrotation sollten vermieden werden [23].

Um Verklebungen am rekonturierten Schenkelhals mit der Kapsel zu vermeiden, sollte eine umfangreiche Bewegungstherapie, ggf. unterstützend mit einer CPM-Schiene, erfolgen [24, 25, 26].

Eine Thromboseprophylaxe mit niedermolekularen Heparinen ist für 5 Tage, bei 6-wöchiger Teilbelastungsphase bis zum Erreichen der Vollbelastung durchzuführen.

Postoperative Schmerzen sind in der Regel gut mit nichtsteroidalen Antiphlogistika (z. B. Diclofenac) zu beherrschen. Bei stärkeren Schmerzen werden additiv zentral wirksame Analgetika eingesetzt. Mit der Einnahme von Diclofenac (10 Tage) wird gleichzeitig eine Ossifikationsprophylaxe erwirkt.

Das Nahtmaterial kann ab dem 10. postoperativen Tag entfernt werden.

Eine Arbeitsunfähigkeit besteht in der Regel für 3 Wochen, kann aber bei belastenden Berufen bis zu 6 Wochen (bei Labrum-Refixationen entsprechend länger) erforderlich sein.

Komplikationen

Die Komplikationsrate nach Hüftarthroskopien ist insgesamt gering. Sie sinkt mit der Erfahrung des Operateurs [27, 28] von anfänglich 4,0–6,4 % [29, 30] auf 1,34–1,6 % [27, 31].

Die häufigsten Komplikationen treten bedingt durch die Lagerung und Traktion auf. Hierzu zählt die Neurapraxie des N. pudendus, N. cutaneus femoris lateralis sowie vereinzelt des N. ischiadicus und des N. femoralis oder die Gefühlsminderung am Fußrücken durch Affektion des N. tibialis profundus [28, 31, 32]. Diese bilden sich in fast allen Fällen vollständig zurück. Des Weiteren können Druckschäden und Hautverletzungen des äußeren Genitales auftreten. Die Komplikationen können durch begrenzte Traktionszeit (2 Stunden), adäquate Polsterung der Füße und Wählen eines umfangsgroßen, weichen Gegenzugstabs (➤ Abb. 7.8) vermieden werden.

Iatrogene Schädigungen des Labrums und des Gelenkknorpels können durch Punktion, Aufdilatieren und die eingebrachten Instrumente entstehen.

Schwerwiegende Komplikationen wie abdominale Flüssigkeitsextravasation, postoperative Dislokation der Hüfte, tiefe Beinvenenthrombose, Gelenkinfekt, Instrumentenbruch, heterotope Ossifikationen oder Hüftkopfnekrose treten mit 0,3 % [29] sehr selten auf.

Bei der Rekonturierung der Kopf-Schenkelhals-Region können die Beschwerden bei insuffizienter Abtragung persistieren und somit eine Revision notwendig machen, während bei übertriebener Cam-Abtragung die Gefahr einer Schenkelhalsfraktur in den Folgewochen besteht [33, 34].

LITERATUR

[1] Dienst M, Seil R, Gödde S et al. Effects of traction, distension, and joint position on distraction of the hip joint: an experimental study in cadavers. Arthroscopy 2002;18(8):865–71.
[2] Rühmann O, Börner C, Bohnsack M, Wirth CJ. Hüftarthroskopie. Orthopäde 2003;32(8):754–68.
[3] Ganz R, Parvizi J, Beck M et al. Femoroacetabular impingement: a cause for osteoarthritis of the hip. Clin Orthop Relat Res 2003;(417):112–20.
[4] Beck M, Kalhor M, Leunig M, Ganz R. Hip morphology influences the pattern of damage to the acetabular cartilage: femoroacetabular impingement as a cause of early osteoarthritis of the hip.J Bone Joint Surg Br 2005;87(7):1,012–8.
[5] Leunig M, Beck M, Dora C, Ganz R. Femoroazetabuläres Impingement als Auslöser der Koxarthrose. Orthopäde 2006;35(1):77–84.
[6] Holmich P, Dienst M. Differentialdiagnose von Hüft- und Leistenschmerzen. Orthopäde 2006;35(1):8–15.
[7] Dienst M, Kusma M, Steimer O, Holzhoffer P, Kohn D. Arthroskopische Behandlung des femoroazetabulären Cam-Impingements der Hüfte. Oper Orthop Traumatol 2010;22(1):29–43.
[8] Kusma M, Bachelier F, Schneider G, Dienst M. Radiologische Untersuchung des Hüftgelenks. Orthopäde 2006; 35(1):16–21.
[9] Tannast M, Kubiak-Langer M, Langlotz F et al. Noninvasive three-dimensional assessment of femoroacetabular impingement. J Orthop Res 2007; 25(1):122–31.
[10] Wiberg G. Studies on dysplastic acetabula and congenital subluxation of the hip joint. With special reference to the complications of osteoarthitis. Acta Chirurgica Scandinavica 1939;58S:5–135.
[11] Nötzli HP, Wyss TF, Stoecklin CH et al. The contour of the femoral head-neck junction as a predictor for the risk of anterior impingement. J Bone Joint Surg Br 2002; 84(4):556–60.
[12] Sadro C. Current concepts in magnetic resonance imaging of the adult hip and pelvis. Semin Roentgenol 2000; 35(3):231–48.
[13] Dienst M, Gödde S, Seil R, Hammer D, Kohn D. Hip arthroscopy without traction: In vivo anatomy of the peripheral hip joint cavity. Arthroscopy 2001;17(9):924–31.
[14] Dorfmann H, Boyer T. Hip arthroscopy utilizing the supine position. Arthroscopy 1996; 12(2):264–7.
[15] Dienst M. Hüftarthroskopie. Diagnostik – Technik – Indikationen. 1. Auflage. Urban und Fischer, München, 2010.
[16] Byrd JW, Pappas JN, Pedley MJ. Hip arthroscopy: an anatomic study of portal placement and relationship to the extra-articular structures. Arthroscopy 1995;11(4):418–23.
[17] Rühmann O. Arthroskopie des Hüftgelenks. Indikation, Technik, Ergebnisse. Dtsch. Arzteblatt 2008;105(33):559–66.
[18] Dienst M, Kohn D. Arthroskopische Behandlung des femoroazetabulären Impingements. Technik und Ergebnisse. Orthopäde 2009;38(5):429–43.
[19] Möckel G, Labs K. Arthroskopie des Hüftgelenkes. Indikationen und Operationstechnik. Stiftung zur Förderung der Arthroskopie (SFA), Ausgabe 22, 2009.
[20] Rühmann O, Börner C, von Lewinski G, Bohnsack M. Arthroskopische Behandlung von Verletzungen und degenerativen Läsionen des hylainen Knorpels, Labrum acetabulare und Lig. capitis femoris. Arthroskopie 2006;19:59–66.
[21] Larson CM, Giveans MR, Stone RM. Arthroscopic debridement versus refixation of the acetabular labrum associated with femoroacetabular impingement: mean 3.5-year follow-up. Am J Sports Med 2012;40(5):1,015–21.
[22] Byrd JW, Jones KS. Arthroscopic management of femoroacetabular impingement in athletes. Am J Sports Med 2011;39 Suppl: 7S–13S.
[23] Byrd JW. Femoroacetabular impingement in athletes, part 1: cause and assessment. Sports Health. 2010;2(4):321–33.
[24] Stalzer S, Wahoff M, Scanlan M. Rehabilitation following hip arthroscopy. Clin Sports Med. 2006 Apr; 25(2):337–57.
[25] Nho SJ, Magennis EM, Singh CK, Kelly BT. Outcomes after the arthroscopic treatment of femoroacetabular impingement in a mixed group of high-level athletes. Am J Sports Med 2011;39 Suppl:14S–9S.
[26] Bizzini M, Notzli HP, Maffiuletti NA. Femoroacetabular impingement in professional ice hockey players: a case series of 5 athletes after open surgical decompression of the hip. Am J Sports Med 2007;35(11):1,955–9.
[27] Clarke MT, Arora A, Villar RN. Hip arthroscopy: complications in 1,054 cases. Clin Orthop Relat Res 2003;(406):84–8.
[28] Sampson TG. Complications of Hip Arthroscopy Techniques in Orthopedics 2005. 20(1): 63–66
[29] Kowalczuk M, Bhandari M, Farrokhyar F, et al. Complications following hip arthroscopy: a systematic review and meta-analysis. Knee Surg Sports Traumatol Arthrosc 2012;2.
[30] Sampson TG. Complications of hip arthroscopy. Clin Sports Med. 2001 Oct; 20(4):831–5.
[31] Byrd JW. Operative Hip Arthroscopy. New York: Springer, 2012.
[32] Ilizaliturri VM Jr. Complications of arthroscopic femoroacetabular impingement treatment: a review. Clin Orthop Relat Res 2009;467(3):760–8.
[33] Ayeni OR, Bedi A, Lorich DG, Kelly BT. Femoral neck fracture after arthroscopic management of femoroacetabular impingement: a case report. J Bone Joint Surg Am 2011;4; 93(9).
[34] Sampson TG. Arthroscopic treatment of femoroacetabular impingement.Am J Orthop (Belle Mead NJ) 2008;37(12): 608–12.

7

KAPITEL

8

Carl Haasper und Thorsten Gehrke

Gonarthrose

8.1 Anatomie

Das Kniegelenk bildet die funktionelle Verbindung zwischen Oberschenkel und Unterschenkel. Die passive Stabilisierung erfolgt durch die Seitenbänder und die Kreuzbänder. Als funktionell fünftes Band wird der M. popliteus mit seiner Sehne betrachtet. Die Streckung erfolgt über den vierköpfigen Oberschenkelstreckmuskel (M. quadriceps femoris), dessen Ansatz das Kniegelenk ventral überbrückt und die Patella als Hypomochlion in der Sehne hat. Die Beugermuskeln an der Oberschenkelrückseite überbrücken das Kniegelenk und ziehen teilweise auch noch über das Hüft- bzw. Sprunggelenk. Grundsätzlich ist wichtig, dass die funktionell wichtigen neurovaskulären Strukturen in der Kniekehle verlaufen, daher sind fast alle Zugänge zur Knieendoprothese von ventral.

8.2 Ätiologie und Pathophysiologie

Unter Gonarthrose sind alle degenerativen Erkrankungen des Kniegelenks zu verstehen, die durch eine zunehmende Zerstörung des Gelenkknorpels unter Mitbeteiligung der Gelenkstrukturen wie Knochen, Gelenkkapsel sowie gelenknaher Muskulatur gekennzeichnet sind. Als Ursachen werden vor allem Achsabweichungen (Varus-/Valgusdeformitäten), Verletzungen des Kniegelenks oder kniegelenksnaher Knochen als posttraumatische Ursache sowie systemische Erkrankungen wie rheumatoide Arthritiden diskutiert. Als seltenere Ursachen sind Systemerkrankungen wie Hämophilie mit Spontaneinblutung in das Gelenk und Stoffwechselerkrankungen zu diskutieren.

Weiterhin sind eine bakterielle Arthritis, Dystrophien der Patella, muskuläre Dysbalancen, Osteochondrosis dissecans, Dysplasien des Gelenks, Osteonekrosen, Chondromatosen und Stoffwechselerkrankungen, wie z. B. die Gicht, als Induktoren zu betrachten. Wesentliche Beschleuniger der Erkrankungen sind Übergewicht, Fehlbelastungen, endokrine Faktoren und Unfälle mit Kniebinnenschäden wie Kreuzbandrissen oder Meniskusschädigungen sowie Voroperationen. Jegliche Vorschädigung des Gelenks, auch chirurgische Interventionen, bedingt in aller Regel eine Beschleunigung des Gelenkverschleißes.

8.3 Klinisches Bild

Die Patienten berichten in der Regel über einen **typischen An- und Einlaufschmerz.** Weiterhin werden Schwellungen und Ergussbildungen beobachtet. Der Untergang des Gelenkknorpels ist in der Regel initial nicht schmerzhaft, da dieser nicht nerval versorgt wird. Zentralnervöse Rückmeldungen kommen nur seitens der Kapselstrukturen. Die belastungsabhängigen Beschwerden nehmen im Verlauf zu, es gibt einen schubhaften Verlauf mit starken Schmerzen, der als aktivierte Arthrose zu bezeichnen ist. Treppab- oder -aufsteigen sowie Gehen von Steigungen werden in der Regel als unangenehm beschrieben. Einzelne Patienten berichten auch über Instabilität oder Blockadephänomene.

Im späten Verlauf kommt es zu Ruheschmerzen, auch im Schlaf. Hinsichtlich der Achse sind Achsabweichungen, Varus- häufiger als Valgus-Fehlstellungen zu beobachten. Im späten Verlauf kommt es auch zur Bewegungseinschränkung der Extension und Flexion.

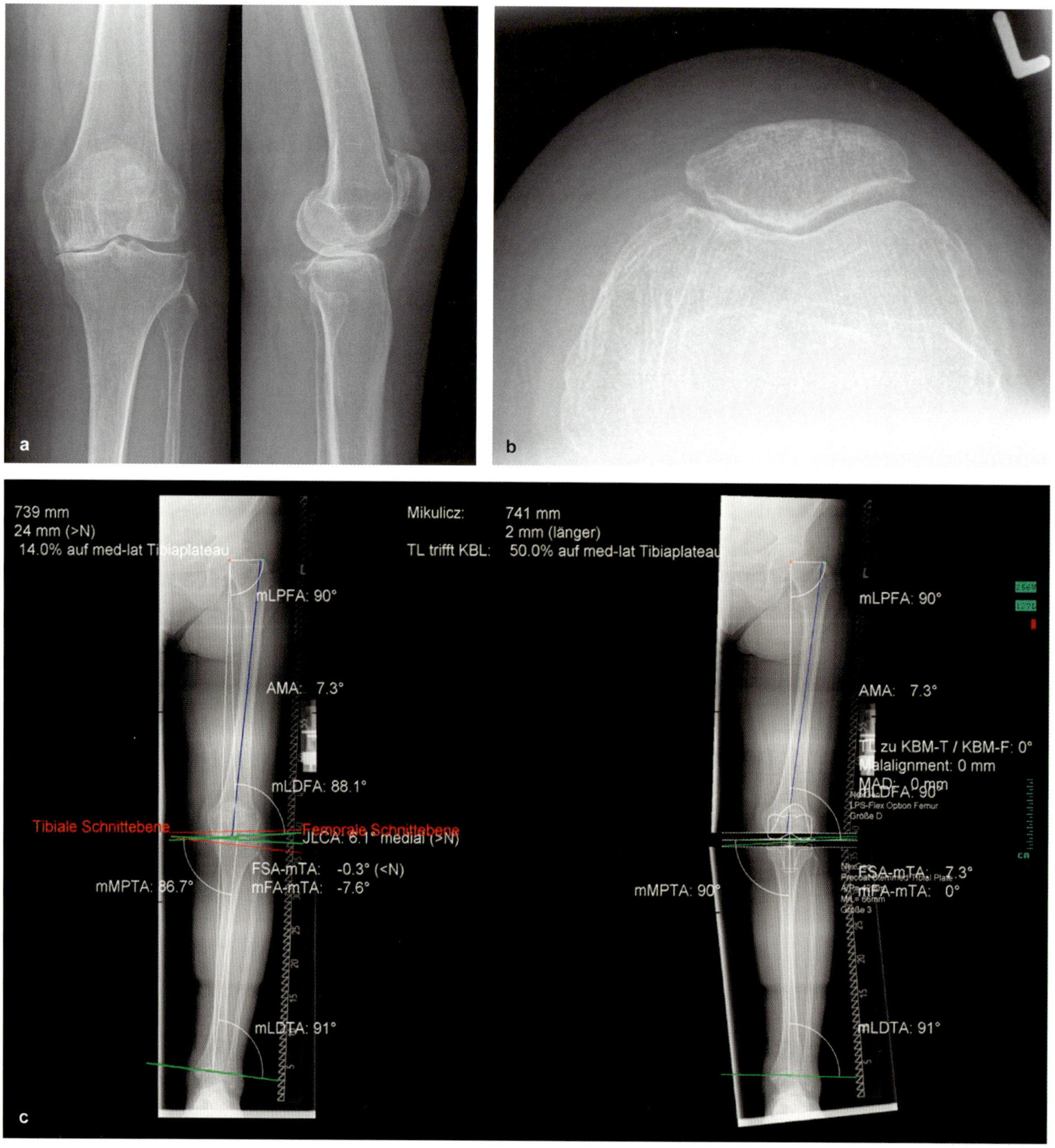

Abb. 8.1 **a** Röntgenbild (immer in 2 Ebenen). **b** Patella tangential. **c** Achsanalyse inklusive Planung. [M712/M714]

8.4 Diagnostische Verfahren

Die Diagnosestellung kann in der Regel bereits klinisch erfolgen. Zur Beurteilung des klinischen Bilds gehören eine Inspektion der Beinachse, eine Untersuchung auf Muskelatrophien, Beinlängendifferenzen, Knieschwellungen und Hautveränderungen inkl. Überwärmung, Ergussbildung, Schwellung, Krepitationen, Beurteilung des Gangbilds sowie das Testen auf Patella-, Meniskus- und Bandzeichen (➤ Kap. 12.4.1). In aller Regel findet sich im späten Verlauf auch immer eine tastbare Baker-Zyste in der Kniekehle. Bewegungsumfang, Bewegungsschmerzen und Stabilität sind obligat zu testen.

Obligat ist das Röntgen des Kniegelenks in mindestens zwei Ebenen (➤ Abb. 8.1). Zur operativen Planung ist immer eine tangentiale Patella- und Achsanalyse erforderlich. Spezialaufnahmen in verschiedenen Beugegraden sowie tangentiale Aufnahmen der Kniescheibe, MRT und Computertomografie sind fakultativ, aber ggf. indiziert.

Im Falle einer bakteriellen Infektion ist eine Punktion unbedingt zu empfehlen.

DIAGNOSTIK

- Beurteilung des klinischen Bildes
- Patella-, Band- und Meniskuszeichen
- Testen des Bewegungsumfangs, der Bewegungsschmerzen und Stabilität
- Röntgen in zwei Ebenen
- Patella tangential

8.5 Peri- und intraoperatives Vorgehen

8.5.1 Operationsprinzip

Ziel jeglicher Endoprothetik, sei es Teilgelenks-, Vollgelenks- oder Wechseloperation, ist die Verbesserung von Schmerz, Lebensqualität und Beweglichkeit. Bevor eine Endoprothese in Erwägung gezogen wird, sollten die **konservativen Maßnahmen ausgeschöpft** und die Möglichkeit eines gelenkerhaltenden Eingriffs ausgeschlossen worden sein.

8.5.2 Patientenaufklärung

Neben den allgemeinchirurgischen Aufklärungen (➤ Kap. 6.5.2) ist bei der Knieendoprothese insbesondere über Instabilität, Lockerung der Komponenten und persistierende Beschwerden aufzuklären.

Zusätzlich zur allgemeinen Aufklärung über eine Infektion muss über frühe und späte Verläufe aufgeklärt werden. Bei Infektion des Implantats muss dieses fast immer ausgetauscht werden. Bei später bzw. sekundär hämatogener Streuung hat dies kausal nichts mit der Primärimplantation zu tun. Trotzdem ist die Endoprothese ein Fremdkörper mit dem die sogenannte Endoprothesen-Krankheit beginnt.

Weitere spezifische Komplikationen, über die aufgeklärt werden muss, sind Instabilität des Implantats, Lockerung der Komponenten sowie persistierende Beschwerden.

! AUFKLÄRUNGSPUNKTE

- Allgemeine chirurgische Komplikationen
- Instabilität des Implantats
- Lockerung der Komponenten
- Persistierende Beschwerden
- Infektion des Implantats mit möglichem Austausch

8.5.3 Anästhesie und Lagerung des Patienten

Grundsätzlich sind verschiedene Narkoseverfahren möglich. Regional- und Spinalanästhesien sowie Intubationsnarkosen sind Standard. Es erfolgt eine Rückenlagerung mit frei beweglichem Bein (➤ Abb. 8.2). Wichtig ist, darauf hinzuweisen, dass der Patient so fixiert und gelagert ist, dass der Tisch gekippt werden kann, ohne dass der Patient oder sein Bein verrutscht.

8.5.4 Instrumentarium und Operationsvorbereitung

Die Vollzähligkeit der Siebe, das Vorhandensein der geplanten Implantate sowie ggf. alternativer Implantate müssen

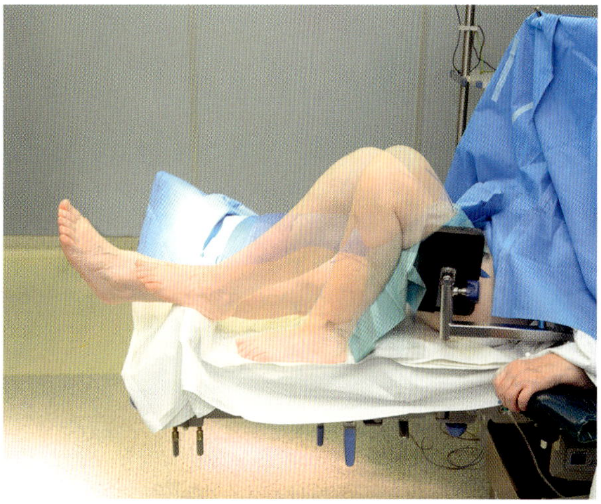

Abb. 8.2 Rückenlagerung mit Seitenstütze am Oberschenkel und Rolle zum Halten des gebeugten Beins am Fuß (0°/90°/130°). [M712/M714]

durch den Operateur bzw. die Instrumentierfachkraft vor der Operation sichergestellt werden.

Weiterhin sollte der Operateur vor dem sterilen Abdecken die Lagerung des Patienten erneut überprüfen. Die Hautdesinfektion und die Abdeckung sollten je nach Hausstandard erfolgen. Wichtig ist, darauf zu achten, dass die Desinfektionsmittel nicht die Unterlage durchfeuchten, um Hautschädigungen zu vermeiden. Eine perioperative Antibiotika-Prophylaxe sowie erneute Hautdesinfektion vor Hautschnitt sind empfohlen.

Es gehört zum Standard, eine präoperative Planung durchzuführen, die größenskaliert ist. Hieraus müssen für die Knieprothese die Osteotomiehöhen und -verlauf, Achskorrektur und Implantatgrößen ersichtlich sein. Eine digitale Planung ist zeitgemäß.

i

Für die Implantation der Gelenkkomponenten sei auf die Operationsanleitungen der Hersteller verwiesen. Diese sind vor der eigenständigen Operation obligat durchzuarbeiten.

8.5.5 Operationsschritte

Pitfalls bei der Operation

- Schlechte Exposition des Gelenks.
- Kontrollschritte des Prothesensystems nutzen!
- Achskorrektur und suffiziente Balancierung des Gelenks sind essenziell.

Nach Überprüfung der Lagerung durch den Operateur erfolgt ein Abwaschen des Beins mit alkoholischer Lösung, Abdecken mit Tüchern nach Hausstandard. Anschließend wird die erneute Hautdesinfektion empfohlen.

Zunächst werden die anatomischen Landmarken eingezeichnet (> Abb. 8.3a). Der Hautschnitt erfolgt in der Regel längs verlaufend, leicht medial über dem Streckapparat, Darstellung des Streckapparats unter Mitnahme alter Narben (> Abb. 8.3b). In der Literatur sind zwei häufige Varianten der Arthrotomie beschrieben: der transtendinöse Zugang nach Payr sowie der Midvastus-Zugang.

i

Auf eine akribische Blutstillung seitens des Assistenten und Operateurs ist dauerhaft zu achten.

Nach der Arthrotomie und Eröffnung des Gelenks (> Abb. 8.3c) wird die Gelenkflüssigkeit abgesaugt, ggf. wird auch eine Synovektomie durchgeführt. Es erfolgt die Beurteilung des gesamten Gelenks, ob ein Teilgelenkersatz oder ein kompletter Gelenkersatz inidiziert ist.

In Abhängigkeit vom weiteren Vorgehen werden dann die verschiedenen Gelenkabschnitte reseziert (> Abb. 8.4a). Allgemein erfolgt zunächst die Präparation des Femurs. Alles kann in Beugung unter Schonung der zu erhaltenden Bänder durchgeführt werden. Anschließend erfolgt die Präparation der Tibia und die Implantation und Größenbestimmung der Probekomponenten (> Abb. 8.4b).

Ein Erhalt des hinteren Kreuzbandes (PS- vs. CR-Varianten) wird in der Literatur seit Beginn der ungekoppelten Knieendoprothetik diskutiert, eine abschließende Stellungnahme hierzu ist nicht möglich.

Nach Abschluss der Präparation und Implantation der Probekomponenten erfolgt die Reposition. Hier ist je nach verwendetem Prothesensystem an verschiedene Besonderheiten zu denken und auf die Manuale der Hersteller zu verweisen. In der Regel ist der Operationsablauf derart geführt, dass die Resektion am Oberschenkelknochen und an der Tibia entsprechend den Ausrichtungen bereits die Korrektur der Beinachse herbei führt. Mit den Probekomponenten erfolgt dann die Weichteilbalancierung. Hier sei auf die erweiterte Operationslehre von Whiteside verwiesen.

In Abhängigkeit von der Fehlstellung muss eine Korrektur durchgeführt werden. Eine gute Balancierung des Streck- und Beugespalts ist essenziell für das funktionelle Ergebnis. Auch die mittlere Flexion mit 20°–30° muss getestet und für gut balanciert befundet werden. Ist dies nicht ausreichend, müssen weitere Korrekturmaßnahmen erfolgen. Die Patella muss auch bei offenen Weichteilen gut über die femorale Komponente laufen.

Weichteilmaßnahmen wie Entlastung der Führung des Streckapparats und Raffung auf der Gegenseite sollten unterlassen und stattdessen die Rotation der Komponenten als Ursache einer schlechten Führung korrigiert werden.

Jetzt sollte eine Blutsperre angelegt werden. Für die definitive Implantation werden die Probekomponenten entfernt und eine abschließende Präparation der Resektionsflächen wird durchgeführt. Im Allgemeinen werden beide Komponenten gleichzeitig zementiert. Nach akribischer Trocknung der spongiös resezierten Flächen erfolgt dann das Einzementieren der Komponenten und Aushärtung in der Regel in Streckstellung.

In Abhängigkeit vom Vorgehen kann die Patella bearbeitet werden. Hier ist ein Trimmen, Denervieren oder auch ein Rückflächenersatz zu diskutieren. In der Literatur gibt es hierzu keine einheitlichen Aussagen.

Nach dem Abschluss des Einzementierens und der Entfernung von Zementresten erfolgen die Spülung der gesamten Wundhöhle, Einlage einer Drainage, Naht der Kapsel mit Rekonstruktion des Streckapparats (> Abb. 8.4c).

Anschließend Naht des subkutanen Gewebes und Hautnaht. Als Operationsziel ist eine volle Streckung und Beugung von mehr als 90° zu avisieren, dies sollte auch bei geschlossenen Weichteilverhältnissen weiter der Fall sein. Abschließend Anlage eines sterilen Verbands, die Beinachse wird noch einmal kontrolliert.

8

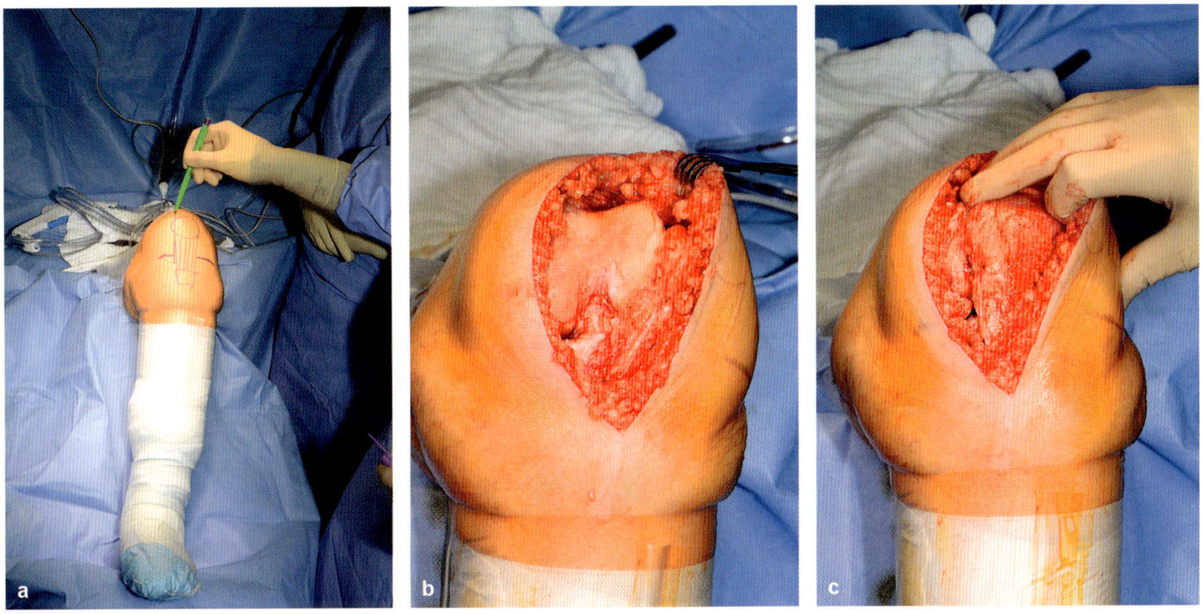

Abb. 8.3 **a** Einzeichnen von Patella und Tuberositas tibiae. **b** Hautschnitt zur Darstellung des Streckapparats und Arthrotomie. **c** Eröffnetes Gelenk mit nach lateral luxierter Patella. [M712/M714]

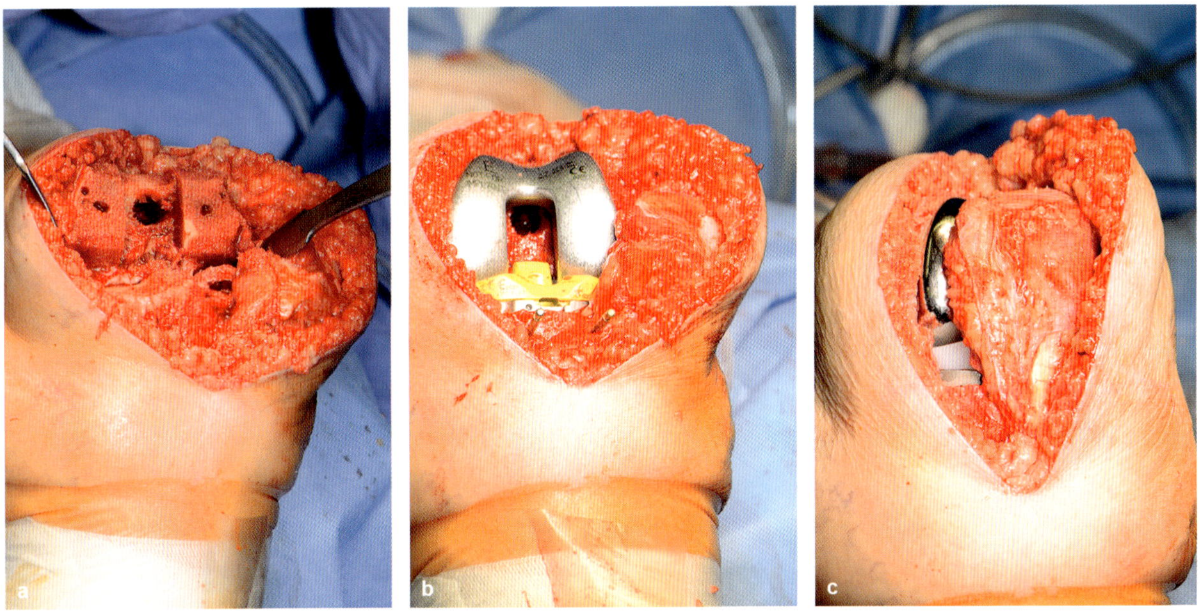

Abb. 8.4 **a** Resezierte knöcherne Strukturen des Femurs. **b** Implantation der Probekomponenten. **c** Schichtweiser Verschluss von Kapsel, Subkutis und Haut nach definitiver Implantation. [M712/M714]

8.6 Nachbehandlung und Komplikationen

Nachbehandlung (➤ Tab. 8.1)

Knieendoprothesen werden in der Regel mit Vollbelastung mobilisiert, diese ist jedoch schmerzbeschränkt bis zur Entfernung der entsprechenden Drainagen. Allgemein ist eine passive Motorschienenbehandlung nicht indiziert, kann jedoch je nach Vorerkrankung und Operationsverlauf sinnvoll sein. Wund- und Laborkontrollen sind obligat im stationären Verlauf. In der Regel erfolgt eine anschließende Rehabilitation.

Tab. 8.1 Nachbehandlung schematisch

Maßnahme	Empfehlung
Physiotherapie	Mobilisierung an zwei Stützen oder einem Gehwagen
Mobilisierung	Möglichst zügig Vollbelastung
Wund- und Laborkontrollen	Regelmäßig
Rehabilitation	Gemäß Leitlinien und Hausstandard

Komplikationen

Die Risiken sind hier vor allem im Bereich von Persistenz der Beschwerden und Instabilität zu sehen. Aufgrund des Eingriffs an der unteren Extremität ist eine Antikoagulation zur Vermeidung von Thrombose/Embolie empfohlen. Antibiose zur Vermeidung von Infektionen sollte einmal während der Operation gegeben werden. Die Wundinfektion ist ein gefürchtetes Risiko.

LITERATUR

Hoppenfeld S, deBoer P, Buckley R. Surgical Exposures in Orthopedics: The Anatomic Approach. Philadelphia: Lippincott, Williams & Wilkins, 2009.

Paulsen F, Waschke J. Sobotta. Atlas der Anatomie des Menschen. München: Elsevier Urban & Fischer Verlag, 2010.

Krettek C, Aschemann D. Lagerungstechniken im Operationsbereich. Heidelberg: Springer Verlag, 2004.

Claes L, Krischner P, Perka C, Rudert M. AE-Manual der Endoprothetik: Hüft und Hüftrevision. Heidelberg: Springer Verlag, 2011.

Ewerbeck V, Wentzensen A, Holz F, et al. Standardverfahren in der operativen Orthopädie und Unfallchirurgie. Stuttgart: Thieme Verlag, 2006.

Duparc J. Chirurgische Techniken in Orthopädie und Traumatologie. München: Elsevier Urban & Fischer Verlag, 2005.

Scott RD. Totale Kniearthroplastik. München: Elsevier Urban & Fischer Verlag, 2007.

Whiteside LA. Ligament Balancing: Weichteilmanagement in der Knieendoprothetik. Heidelberg: Springer Verlag, 2004.

KAPITEL

9

Dietrich Pape

Umstellungsosteotomie am Knie

9.1 Anatomie

Das Kniegelenk (s. a. ➢ Kap. 8.1), gebildet durch Femurkondylen und Tibiaplateau, hat unter physiologischen Bedingungen eine anatomische Valgusstellung von 5°–7° (physiologisches Genu valgum). Knorpelabrieb und Fehlstellung der Beinachse im Varus- oder Valgussinn führen zu einer Höhenminderung des Gelenkspalts.

Der Verlauf der mechanischen Beinachse (Miculicz-Linie) zeigt zuverlässig pathologische Fehlstellungen an. Die Miculicz-Linie verbindet das Zentrum des Hüftkopfs mit dem Zentrum des oberen Sprunggelenks. Eine gerade Beinachse liegt dann vor, wenn diese Linie durch die mediale tibiale Eminenz des Tibiaplateaus läuft. Bei einer medialen Abweichung dieses Normalverlaufs spricht man von einem Genu varum, bei einer lateralen Abweichung von einem Genu valgum.

9.2 Ätiologie und Pathophysiologie

Etwa 80 % der orthopädischen Patienten jenseits des 60. Lebensjahrs zeigen im Röntgenbild großer Gelenke deutliche Arthrosezeichen. Der Anteil von Gonarthrosepatienten schwankt hierbei zwischen 30 und 50 %. Knorpelabrieb und die damit assoziierte Höhenminderung des radiologischen Gelenkspalts sind ein Teil der Pathogenese der Arthrose mit Bildung einer Fehlstellung der Beinachse im Varus- oder Valgussinn. Die erworbene Abweichung der Beinachse in der Frontalebene kann genetischer, posttraumatischer und chronisch-inflammatorischer Genese sein.

Aus biomechanischer Sicht kann sich die Beinachsenänderung unabhängig von ihrer Ätiologie aus drei möglichen Faktoren zusammensetzen [1]:

1. Femorotibialer Winkel, in der frontalen Ebene gemessen als anatomische oder mechanische Beinachse
2. Verschmälerung des Gelenkspalts durch Verlust oder Aufbrauchen des Meniskusgewebes und der medialen osteochondralen Strukturen (Gelenkknorpel und suchchondraler Knochen)
3. Vergrößerung der lateralen oder medialen Gelenkspaltweite (GSW) durch laxe Band- und Weichteilstrukturen (Kollateralband, Lig. iliotibiale, posterolaterale Kapsel und Popliteussehne).

Als Alternative zum endoprothetischen Gelenkersatz bietet sich bei körperlich aktiven Patienten mit symptomatischer, unikompartimenteller Arthrose eine kniegelenknahe Umstellungsoperation an. In Kombination mit winkelstabilen

Implantaten stellt die medial aufklappende Osteotomie des Tibiakopfs (HTO) ein etabliertes, wissenschaftlich gesichertes Verfahren dar, um eine mediale Gonarthrose behandeln zu können. Bei Valgusfehlstellungen gewinnt die medial schließende distale Femurosteotomie (DFO), ebenfalls stabilisiert mit winkelstabilen Implantaten, zunehmend an Bedeutung. Sie hat jedoch im Vergleich zur HTO den funktionellen Nachteil, nur Einfluss auf den Streckspalt des Kniegelenks nehmen zu können. Der Beugespalt wird, anders als nach HTO, bei der DFO nicht korrigiert.

9.3 Klinisches Bild

Klinisch zeigt sich bei der Beurteilung der Beinachse ein Genu varum an einem vergrößerten Abstand zwischen den Femurkondylen (interkondyläre Distanz, ➤ Abb. 9.1a), ein Genu valgum an einer verkleinerten interkondylären Distanz (➤ Abb. 9.1b).

Zusätzliche Informationen liefert die Beurteilung der dynamischen Beinachse, wenn das Gangbild bei entkleideten Beinen betrachtet wird. Diese weist bei neutralem Traglinienverlauf während des Laufzyklus ein Adduktionsmoment auf, welches auf das Knie einwirkt. Bei einem Genu varum verstärkt sich das Adduktionsmoment, ein Genu valgum schwächt es ab. Das Adduktionsmoment kann durch Muskelkräfte dynamisch ausgeglichen werden.

Bei Insuffizienz der dynamischen Stabilisatoren der Lateralseite (Mm. tensor fasciae latae, gluteus maximus, popliteus und biceps femoris) kann es zu einem Aufklappen des lateralen Gelenkspalts unter Belastung kommen, was als „varus thrust" bezeichnet wird. Der „varus thrust" stellt eine kurzzeitige Verstärkung der Varusstellung (Varusimpuls) unter axialer Belastung während des Gehzyklus dar und zeigt den Anteil der dynamischen Fehlstellung an der Gesamtvarusstellung. Darüber hinaus geben die bekannten klinischen Tests zur Beurteilung von Menisken, Bandlaxitäten und Arthroseausmaß einen Überblick über Ort und Schwere der Schädigung. Ihre Beurteilung geht mit in die Indikationsstellung der geplanten Umstellungsosteotomie ein und kann Einfluss auf das postoperative klinische Ergebnis haben.

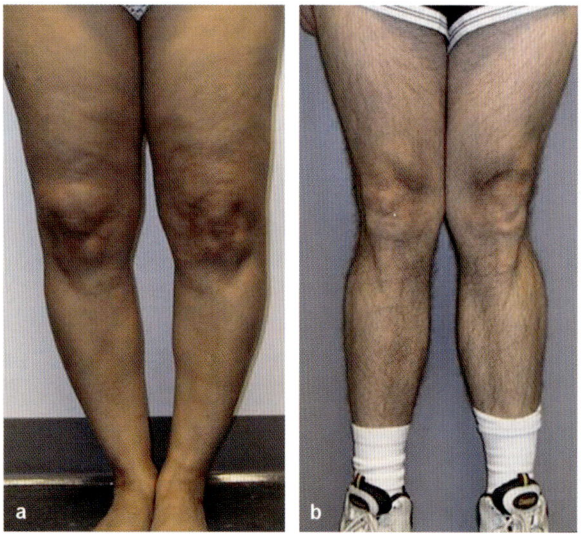

Abb. 9.1 **a** Klinisch zeigt sich ein Genu varum an einem vergrößerten Abstand zwischen den Femurkondylen (interkondyläre Distanz). **b** Bei einem Genu valgum ist die interkondyläre Distanz verkleinert. [M718]

9.4 Diagnostische Verfahren

Die präoperative Bildgebung zur Indikationsstellung und Planung einer Umstellungsosteotomie des Tibiakopfs (HTO) umfasst beidseitige a. p.-Ganzbeinstandaufnahmen sowie beidseitige 45°-Belastungsaufnahmen im p. a.-Strahlengang unter Vollbelastung in Anlehnung an die sogenannte **Rosenberg-Aufnahme.** Diese Aufnahmetechniken geben Auskunft über Ausmaß und Lokalisation der Arthrose sowie über die Achsenverhältnisse und den Verlauf der Tragachse des Beins. Darüber hinaus kann durch den Vergleich der Gelenkspaltweite zwischen gesundem und erkranktem Kniegelenk das Ausmaß der Weichteillaxität an der Gesamtvarusfehlstellung des Beins bestimmt werden. Zusätzlich sollten eine Patella-Tangentialaufnahme zur Einschätzung einer retropatellaren Arthrose sowie eine streng seitliche Kniegelenkaufnahme erstellt werden.

Die häufigsten Abweichungen der Beinachse treten in der Frontalebene auf (Varus-Valgus-Fehlstellungen). Eine Fehlstellung bedeutet aus geometrischer Sicht die Abweichung der mechanischen Achse von ihrer Norm. Eine signifikante Abweichung in der frontalen Ebene besteht dann, wenn die ganze Beinachse der unteren Extremität mehr als 15 mm vom medialen Kniegelenkzentrum (Varusfehlstellung) oder mehr als 10 mm lateral vom Kniegelenkzentrum (Valgusfehlstellung) zu liegen kommt (➤ Abb. 9.2a und b).

Um zwischen einer femoralen und einer tibialen Ursache der Fehlstellung zu unterscheiden, muss der mechanische laterale distale femorale Winkel (mLDFA, Standardwert 87° +/–3°) und der mechanische mediale proximale tibiale Winkel (mMPTA, Standardwert 87° +/–3°) berücksichtigt werden. Ist der mLDFA-Wert verkleinert, liegt die Ursache der Valgusdeformität im Bereich des Femurs. Ist der mMPTA erhöht, liegt die Ursache der Varusfehlstellung in einer tibialen Abweichung. Im Umkehrschluss bedeutet das, dass ein erhöhter femoraler Winkel (mLDFA) auf eine femorale Ursache der Varusdeformität hinweist, wohin gegen ein MPTA < 87° +/–3° auf eine tibiale Fehlstellung hinweist (➤ Abb. 9.3).

Nachfolgend wird dann der Gelenklinien-Konvergenzwinkel berücksichtigt: Unter physiologischen Verhältnissen sind die Tangente der Femurkondylen und die Tangente des Tibiaplateaus parallel zueinander und weisen im Durchschnitt eine mediale Konvergenz von 0°–1° auf. Ein medial erhöhter Konvergenzwinkel kann als Folge einer medialen kapsulären Laxizität, einer medialen ligamentären Instabilität oder durch einen Knorpelverschleiß im lateralen Kompartiment verursacht werden. Im Umkehrschluss können Knorpelverschleiß auf der medialen Seite, eine laterale kapsuläre Laxizität oder eine laterale ligamentäre Instabilität zu einem weiten lateralen Gelenkspalt führen [2].

Liegt der Grund für eine Achsabweichung im Bereich der Diaphyse von Tibia und/oder Femur und nicht kniegelenksnah, muss die Korrektur auch in Höhe der Diaphyse durchgeführt werden. Hier kommen dann die CORA-Prinzipien (CORA = Center of Rotation and Angulation) zur Anwendung, die eine exakte Planung auf Diaphysenebene ermöglichen [2].

DIAGNOSTIK

- Klinische Untersuchung: Betrachtung des Gangbilds
- Röntgen: beidseitige a. p.-Ganzbeinstandaufnahmen sowie beidseitige 45°-Belastungsaufnahmen im p. a.-Strahlengang unter Vollbelastung

9.5 Peri- und intraoperatives Vorgehen

9.5.1 Operationsprinzip

i

Beeinflussung von Streck- und Beugespalt durch eine Osteotomie.

Klassischerweise wird bei einer medialen Gonarthrose eine valgisierende HTO der Tibia in aufklappender oder lateral schließender Technik empfohlen, während bei lateraler Gonarthrose häufig eine suprakondyläre varisierende Femurosteotomie durchgeführt wird. Weitere Differenzialindikationen zwischen distaler femoraler, proximaler tibialer oder einer doppelten Osteotomie (ein- oder zweizeitige Korrekturosteotomie von proximaler Tibia und distalem Femur) werden erst in jüngster Zeit anhand der oben beschriebenen Gelenkwinkel gestellt (mechanischer lateraler distaler femoraler Winkel [mLDFA, Standardwert 87° +/–3°], mechanischer medialer proximaler tibialer Winkel [mMPTA, Standardwert 87° +/–3°]).

Biomechanische Überlegungen aus der Endoprothetik zeigen darüber hinaus die Notwendigkeit einer harmonischen

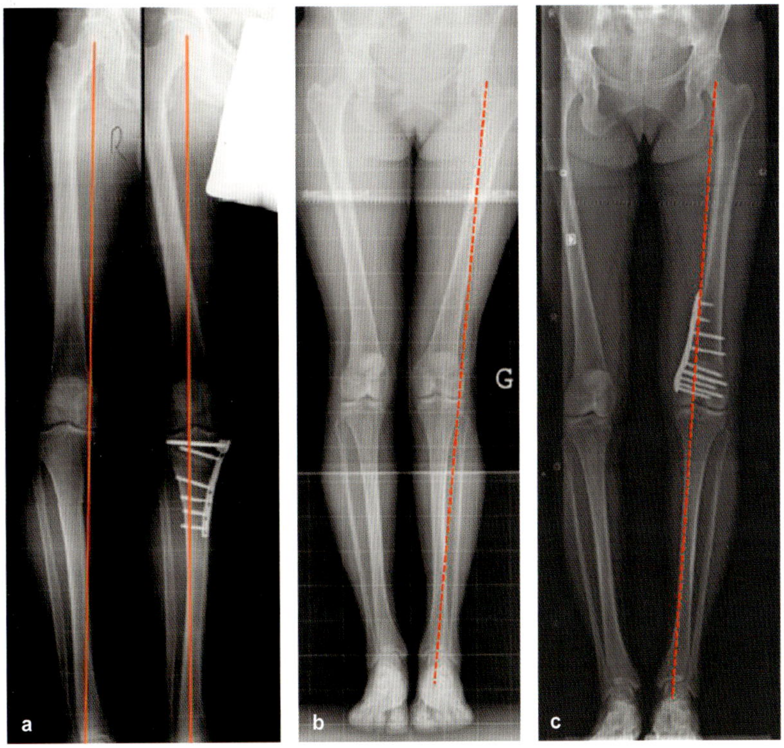

Abb. 9.2 a Varusfehlstellung: a. p.-Ganzbeinaufnahmen prä- und postoperativ. **b und c** Valgusfehlstellung: a. p.-Ganzbeinaufnahmen prä- und postoperativ. [M718]

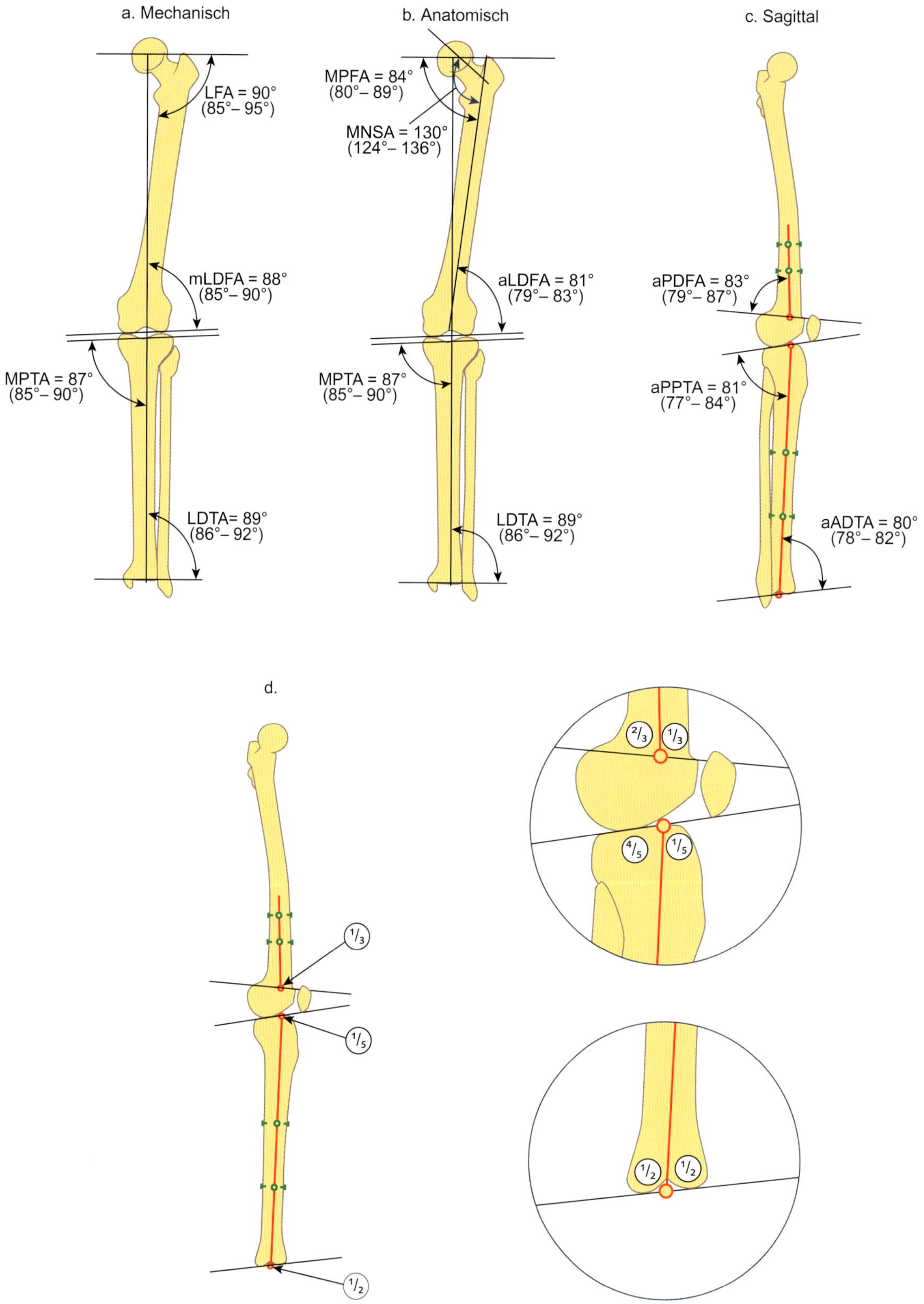

Abb. 9.3 Bezeichnung der Gelenkwinkel und Normwerte des Knies. **a** Frontale Ebene: mechanische Achslinien. **b** Frontale Ebene: anatomische Achslinien. **c** Sagittale Ebene. **d** Anatomische Achse – Gelenkbreiten-Relation für die sagittale Ebene. [F558, L255]

Relation von Streck- und Beugespaltweite nach Implantation eines Oberflächenersatzes des Kniegelenks. Diese Sichtweise lässt sich auch auf die Planung kniegelenknaher Osteotomien übertragen: Prinzipiell gilt, dass proximale tibiale Osteotomien die Biomechanik des Kniegelenks sowohl in Beugung als auch in Streckung beeinflussen, während distale femorale Osteotomien ausschließlich die Streckspaltweite betreffen. Chambat und Barth empfehlen daher bei medialer Gonarthrose ausschließlich eine valgisierende (aufklappende oder zuklappende) Tibiakopfumstellungsosteotomie [3]. Als Kontraindikation hierfür könnte eine präoperativ stark nach lateral abfallende Gelenklinie gelten, die jedoch bei medialer Gonarthrose nur selten anzutreffen ist. Bei lateraler Gonarthrose kann sowohl eine varisierende tibiale als auch die technisch schwierigere varisierende femorale Osteotomie durchgeführt werden.

Die **varisierende Tibiakopfosteotomie** produziert aufgrund des physiologischen tibialen Varus häufig einen nach medial abfallenden Gelenkspalt von mehr als 10°, der zu einem schnell fortschreitenden Verschleiß des medialen Kompartiments prädisponieren kann.

Eine **distale femorale Osteotomie** verändert ausschließlich die Streckspaltweite, sodass ihr varisierender Effekt mit zunehmender Flexion verloren gehen kann. Bei 90° gebeugtem Kniegelenk kann daher ein Varisierungseffekt nur noch über eine vermehrte Außenrotation des distalen Femurs erreicht werden. Eine Korrelation dieser biomechanischen Erwägungen mit den klinischen Ergebnissen konnte bislang mangels geeigneter Studien noch nicht hergestellt werden. Angesichts ihrer Bedeutung in der Knieendoprothetik sollten diese Überlegungen jedoch auch bei der Planung einer kniegelenknahen Umstellungsosteotomie nicht außer Acht gelassen werden.

9.5.2 Patientenaufklärung

Wie bei jeder Operation bestehen auch nach einer femoralen oder tibialen Osteotomie sowohl allgemeine als auch spezielle Risiken. An allgemeinen Risiken sind zu erwähnen Thrombose; Embolie, bakterielle Infektion, Nachblutung, Verletzung von Blutgefäßen und Nerven in der Kniekehle mit Lähmung des Fußes, Taubheitsgefühl, überschießende oder störende Narbenbildung, verzögerte Knochenheilung. Spezielle Risiken sind Über- oder Unterkorrektur der Beinachse, Pseudarthrosenbildung, Aneurysma spurium bei Verletzung der Kniekehlengefäße, Osteomyelitis. Bei diesen Komplikationen ist eine langwierige Behandlung mit mehrfachen Nachoperationen wahrscheinlich.

! AUFKLÄRUNGSPUNKTE

- Allgemeine chirurgische Komplikationen
- Über- oder Unterkorrektur der Beinachse
- Pseudarthrosenbildung
- Aneurysma spurium bei Verletzung der Kniekehlengefäße
- Osteomyelitis
- Bei Komplikationen langwierige Behandlung mit mehrfachen Nachoperationen wahrscheinlich

9.5.3 Anästhesie und Lagerung

Als Anästhesieformen kommen Intubationsnarkose, rückenmarknahe Regionalanästhesie oder eine periphere Regionalanästhesie infrage.

Die Operation erfolgt in Rückenlage ohne Blutsperre. Das zu operierende Bein sollte wie zur Hüftendoprothese abgedeckt werden, um intraoperativ die Änderung der Beinachse gut einschätzen zu können.

Medial aufklappende Tibiakopfosteotomie (HTO)

Die Lagerung erfolgt wie zur Knieprothese in Rückenlage mit lateraler Abstützung des Oberschenkels und einem Fußkissen in 90° Beugung. Der Operationstisch sollte strahlentransparent sein, der Patient muss so gelagert sein, dass intraoperativ eine Durchleuchtung von Hüft-, Knie- und Sprunggelenk möglich ist. Die Anlage einer Blutsperre ist nicht notwendig.

Medial zuklappende distale Femurosteotomie (DFO)

Die Lagerung erfolgt in Rückenlage mit 20° Beugung im Kniegelenk mithilfe einer sterilen Rolle in der Kniekehle. Die Anlage einer Blutsperre ist nicht notwendig. Der Operationstisch sollte strahlentransparent sein. Der Patient muss so gelagert sein, dass intraoperativ eine Durchleuchtung von Hüft-, Knie- und Sprunggelenk möglich ist. Der Monitor zur intraoperativen Durchleuchtung steht auf der Seite des zu operierenden Beins, der Chirurg steht auf der kontralateralen Seite.

9.5.4 Instrumentarium und Operationsplanung

Instrumentarium

An speziellen Instrumenten sind insbesondere die Sägeblätter der oszillierenden Säge, die Klingenmeißel und die Osteotomiespreizer von Bedeutung. Für den horizontalen Anteil der Osteotomie kann z. B. ein Sägeblatt von 92 mm Länge und 30 mm Breite bei einer Standarddicke von 1,25 mm verwendet werden.

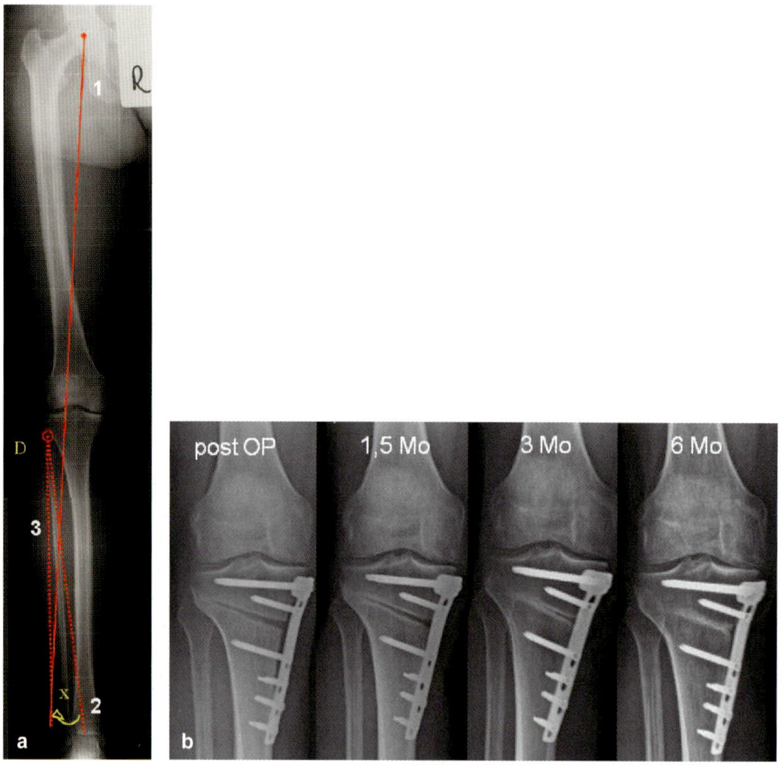

Abb. 9.4 Planungsmethode nach Miniaci für die aufklappende Tibiaosteotomie mit lateralem Drehpunkt der Osteotomie. [M718]

Für die kleinere, aufsteigende Osteotomie kann z. B. ein Klingenblatt von 60 mm Länge, 20 mm Breite und 0,8 mm Dicke verwendet werden. Die sehr flachen Klingenmeißel gibt es in verschiedenen Größen zwischen 5 und 25 mm. Diese finden sich regelmäßig in den Osteotomiesets der jeweiligen Anbieter. Gleiches gilt für den Osteotomiespreizer. Hier sollte darauf geachtet werden, dass die Spitze des Osteotomiespreizers sehr flach ist, sodass die Spreizerspitze leicht in den sich allmählich öffnenden Osteotomiespalt eingebracht werden kann.

Operationsplanung

Gute klinische Ergebnisse nach HTO werden fast ausschließlich nur bei „exakter" Korrektur der Beinachse beschrieben. Grundsätzlich sollten hierzu die Traglinie des Beins sowie die mechanische Beinachse verwendet werden. In der neueren Literatur wird die Position der Traglinie (Mikulicz-Linie) in Relation zur Tibiaplateaubreite als genauester Parameter zur Beurteilung der prä- und postoperativen Beinachse angesehen. Grundlage hierfür ist eine Studie von Fujisawa et al. [4], die die Knorpelverhältnisse von Kniegelenken bei 54 Patienten vor und nach HTO untersuchten. Sie beschrieben nur in den Fällen abheilende Knorpelulzerationen, bei denen die Traglinie nach HTO das laterale Tibiaplateau im Bereich seiner 30- bis 40-Prozentweite in Relation zum Kniegelenkzentrum durchzog.

Dugdale et al. [1] modifizierten die Kriterien von Fujisawa und definierten ein „Zielgebiet" der Traglinie, die wenigstens zwischen der 50- bis 75-Prozentweite und idealerweise zwischen der 62- bis 66-Prozentweite das Tibiaplateau lateral durchziehen soll, um reproduzierbar gute klinische Ergebnisse erzielen zu können. Dies entspräche einer mechanischen femorotibialen Achse von 3°–5°. Noyes et al. [5] und Miniaci et al. [6] legten sich schließlich bei dem Verlauf der Traglinie in Relation zur Tibiaplateaubreite auf die 62-Prozent-Koordinate fest (➤ Abb. 9.4a). Bei dieser Methode kann es bei geringem medialem Knorpelverlust zu einer Überkorrektur kommen, die zu vermeiden ist.

Planung der tibialen Osteotomie nach Miniaci et al. [6]

Vorbedingungen a. p.-Ganzbeinaufnahmen sollten vorhanden sein, die Planung erfolgt mithilfe der Traglinie unter Berücksichtigung der Fujisawa-Kriterien. Die knöcherne Heilung ist nach aufklappender biplanarer Osteotomie bei gut adaptierten retrotuberositären Osteotomieflächen regelmäßig nach 6–9 Monaten radiologisch nachweisbar (➤ Abb. 9.4b) [7].

Planungslinien (➤ Abb. 9.4a) Linie 1 zieht vom Hüftkopfzentrum durch die 60- bis 70-Prozentweite der Gesamtbreite des Tibiaplateaus lateral des Kniegelenkzentrums bis in Höhe des Gelenkspalts des oberen Sprunggelenks (OSG).

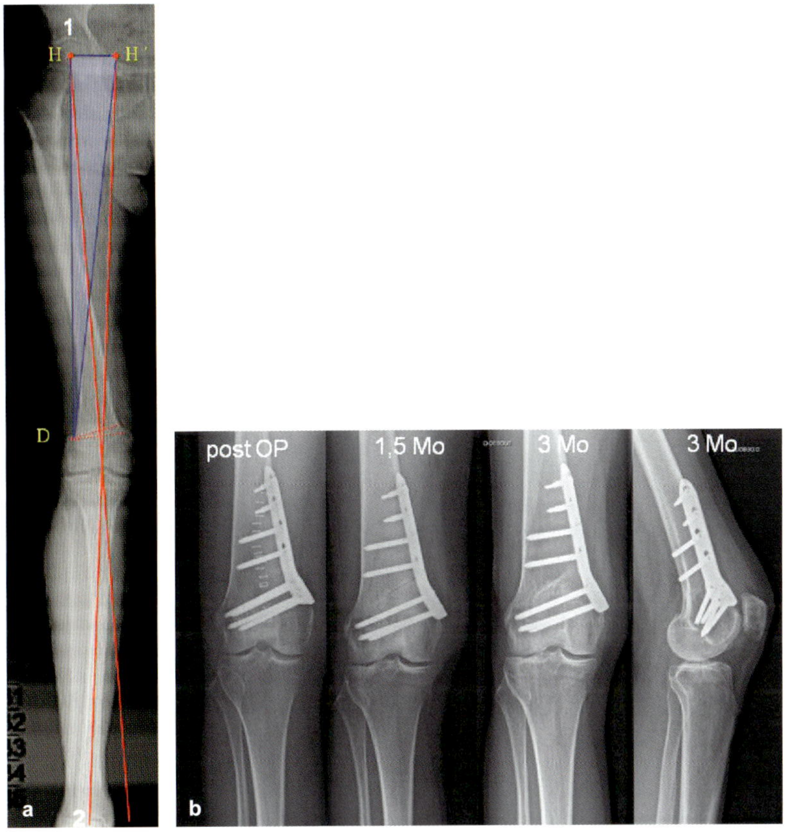

Abb. 9.5 Planungsmethode nach Miniaci für die zuklappende Femurosteotomie mit lateralem Drehpunkt der Osteotomie. [M718]

Diese Linie stellt den Verlauf der gewünschten postoperativen Traglinie dar. Die Linie 2 verbindet das Drehzentrum der Osteotomie (Punkt D), welches den Endpunkt der geplanten horizontalen Osteotomie darstellt, mit dem Zentrum des Sprunggelenks. Die Linie 3 verbindet das Drehzentrum der Osteotomie (Punkt D) mit dem OSG-nahen Ende der Linie 1, wobei die Linie 3 als Radius des Korrekturwinkels die gleiche Länge wie Linie 2 aufweisen muss. Der zu resezierende (schließende HTO) oder zu öffnende Korrekturwinkel (aufklappende HTO) (x) liegt zwischen Linie 2 und 3.

Bei der Planung einer **lateral schließenden HTO** des Tibiakopfs liegt das Drehzentrum (Punkt D) auf Höhe der medialen proximalen Tibiametaphyse etwa 2,5 cm unterhalb des Gelenkspalts.

Bei einer **medial aufklappenden HTO** liegt das Drehzentrum im Bereich der lateralen proximalen Tibiametaphyse auf Höhe des proximalen Tibiofibulargelenks (Punkt D) [8].

Planung der femoralen Osteotomie nach Miniaci et al. [6]

Vorbedingungen a. p.-Ganzbeinaufnahmen sollten vorhanden sein, die Planung erfolgt mithilfe der Traglinie. Das Korrekturziel liegt im Kniegelenkzentrum oder leicht medial davon. Bei intakter und gerader Kniegegenseite dient der Verlauf der Traglinie des gesunden Beins als Referenz. Die knöcherne Heilung ist nach der schließenden Femurosteotomie bei gut adaptierten Osteotomieflächen regelmäßig nach 6–12 Wochen radiologisch nachweisbar (➤ Abb. 9.5b).

Planungslinien (➤ Abb. 9.5a) Linie 1 zieht vom Hüftkopfzentrum (H) durch den gewünschten Korrekturpunkt C zentral oder leicht medial vom Kniegelenkzentrum auf die Höhe des Gelenkspalts des OSG. Diese Linie stellt den Verlauf der gewünschten postoperativen Traglinie dar. Die Linie 2 verbindet das Zentrum des OSG mit dem Korrekturpunkt C und endet auf der Höhe und medial des Hüftgelenkzentrums (H'). Punkt D ist der Drehpunkt der Korrektur. Der Winkel zwischen den Linien H–D und H'–D entspricht dem Korrekturwinkel am distalen Femur (blaues Dreieck). Dieser Winkel wird am distalen Femur aufgetragen. Die Osteotomiebreite und die Keilbasishöhe können dann unter Berücksichtigung des Vergrößerungsfaktors gemessen werden.

Fragestellung: aufklappende oder zuklappende Osteotomie

Mit der Entwicklung neuer Operationstechniken und Knochenersatzmaterialien gewann die aufklappende Tibiakopfosteotomie in den letzten Jahren zunehmend an Bedeutung [9, 10]. Obwohl dieses Thema an dieser Stelle nicht erschöpfend behandelt werden kann, soll auf einige Vor- und Nachteile beider Operationsverfahren hingewiesen werden, die bei der Planung einer HTO berücksichtigt werden sollten.

Bei der **aufklappenden HTO des Tibiakopfs** bestehen extreme Unterschiede bezüglich der Primärstabilität und der Notwendigkeit einer Knochentransplantation je nach verwendeter Osteotomietechnik und verwendetem Implantat. In der Vergangenheit wurde der Osteotomiespalt nach Entnahme größerer Knochenkeile häufig mit autologem Knochen, Fremdknochen oder einem Knochenersatzmaterial aufgefüllt. Durch die Verwendung von winkelstabilen Implantaten scheint die Auffüllung des Osteotomiespalts bis zu einer Größe von 15 mm aber nicht mehr notwendig zu sein, auch ist kein maßgeblicher klinischer Korrekturverlust mehr zu verzeichnen [10].

Vorteile der aufklappenden HTO des Tibiakopfs sind unter anderem in der minimalen Invasivität im Vergleich zur zuklappenden HTO zu sehen. Auch kann intraoperativ das Ausmaß von Keilgröße und „tibial slope" leichter korrigiert werden. Darüber hinaus kann bei der aufklappenden Osteotomie eine aszendierende retrotuberositäre Osteotomie durchgeführt werden, die eine zusätzliche Rotationsstabilität zwischen den Tibiasegmenten bietet (➤ Abb. 9.6) [11]. Studien zur Knochengeometrie haben gezeigt, dass die biplanare Osteotomie im Gegensatz zur uniplanaren einen günstigen Effekt auf die Knochenheilung haben kann: So werden durch die biplanare Osteotomie die Osteotomieflächen, die für die langsamere Spaltheilung verantwortlich sind, verringert, während die Osteotomieflächen der schnelleren Kontaktheilung vergrößert werden [12]. Dies gilt in gleicher Weise auch für die biplanare distale Femurosteotomie [13].

9.5.5 Operationsschritte

Pitfall bei der Operation

Fraktur der Gegenkortikalis bei großen Korrekturwinkeln und/oder durch inkomplette Osteotomie
→ Einbringen einer bikortikalen temporären Zugschraube kaudal der Osteotomie in dorsokaudaler Richtung. Durch das schrittweise Festziehen der Schraube unter Bildverstärkerkontrolle kann die Reposition der beiden Kortikalizes ideal erfolgen. Da viele Fissuren der Gegenkortikalis im Bildverstärker nicht zur Abbildung kommen, sollte diese temporäre Zugschraube routinemässig verwendet werden (➤ Abb. 9.8).

Medial aufklappende Tibiakopfosteotomie (HTO)

Es empfiehlt sich eine diagnostische Arthroskopie zur Knorpelevaluierung und Indikationsprüfung der Osteotomie. In gleicher Sitzung können dann mechanische Ursachen für Einklemmungserscheinungen behandelt werden.

Die Operationsschritte entsprechen den Empfehlungen der Knee Expert Group (KNEG) der Arbeitsgemeinschaft für Osteosynthesefragen (AO) [10]. Der Hautschnitt am 90° gebeugten Kniegelenk verläuft vom Ansatz des Pes anserinus 8 cm dorsokranial ansteigend bis zur posteromedialen Gelenkecke des Tibiakopfs. Nach Durchtrennung der Subkutis wird die Sartoriusfaszie proximal des Pes horizontal eröffnet und die Pes-Sehnen nach distal retrahiert. Das Innenband wird nach distal im vorderen Drittel scharf unterfahren und mit einem Skalpell von seinem distalen Ansatz abgelöst, bis die posteromediale Kante der Tibia sichtbar wird. Hier wird ein Hohmann-Haken eingesetzt. Im ventralen Wundwinkel wird die Insertion des Lig. patellae an der Tuberositas tibiae dargestellt.

In Streckung des Kniegelenks werden unter Bildverstärkerkontrolle zwei 2,3 mm dicke Drähte unmittelbar proximal der Pes-Sehnen in Richtung des proximalen Tibiofibulargelenks eingebracht, um die Richtung der Osteotomie festzulegen. Am gebeugten Knie wird die ventral aufsteigende Osteotomielinie, mit der die Tuberositas im 110°-Winkel hinterschnitten wird, festgelegt. Die horizontale Osteotomie der dorsalen zwei Tibiadrittel folgt kaudal den beiden Drähten und lässt eine intakte Gegenkortikalisdicke von 5–10 mm.

Um den Tibiakopf während des Aufspreizens zu stabilisieren und eine aufsteigende, nach intraartikulär reichende Fraktur zu verhindern, werden die beiden Führungsdrähte, die die Richtung des horizontalen Osteotomieschnitts vorgeben, bei allen Patienten belassen.

Die anschließende aufsteigende Osteotomie, die freihändig durchgeführt wird, soll ein 15–20 mm dickes Tuberositas-Segment herstellen (➤ Abb. 9.6, ➤ Abb. 9.7). Anschließend wird mit einer Reihe von Flachmeißeln, die vorzugsweise in das hintere Drittel des Horizontalschnitts eingeführt werden, die benötigte Keilbasishöhe eingestellt. Mit einer sterilen langen Stange wird intraoperativ das erzielte Korrekturergebnis anhand der Traglinie des Beins radiologisch überprüft. Der eingebrachte Osteotomiespreizer sichert das Korrekturergebnis, bis die winkelstabilen Schrauben des Plattenfixateurs von kranial nach kaudal eingebracht und erst dann mit 4 Nm mittels Drehmomentschlüssel verriegelt werden.

Das erste Plattenloch distal der Osteotomie sollte mit einer temporären Zugschraube besetzt werden. Hierdurch kommt die laterale Kortikalisbrücke unter Kompression, sodass häufig auftretende Fissuren der Gegenkortikalis reponiert und retiniert werden und die Distraktion auf der Lateralseite beseitigt werden kann (➤ Abb. 9.8). Zum Einbringen der distalen monokortikalen Schrauben ist eine zusätzliche vertikale Stichinzision notwendig. Anschließend erfolgen nach erneuter Spülung und Blutstillung das Einlegen einer Redon-Drainage sowie der schichtweise Wundverschluss.

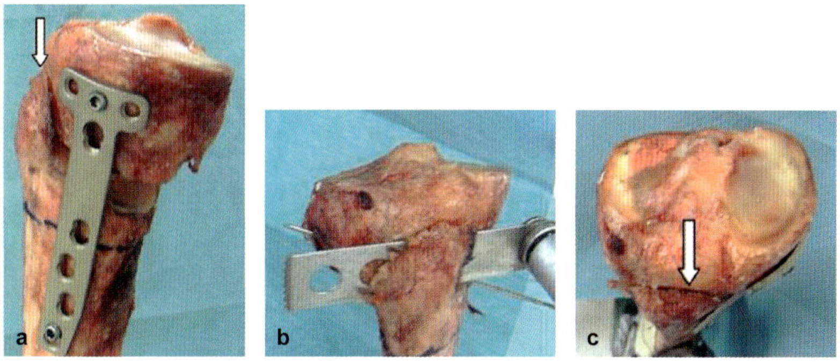

Abb. 9.6 Osteotomieführung einer biplanaren Osteotomie des Tibiakopfs am Beispiel eines humanen Präparats: Die aufsteigende, retrotuberositäre Osteotomie verbessert die geometrischen Voraussetzungen der Knochenheilung und die Rotationsstabilität zwischen den Tibiasegmenten vor Abschluss der knöchernen Heilung. [M718]

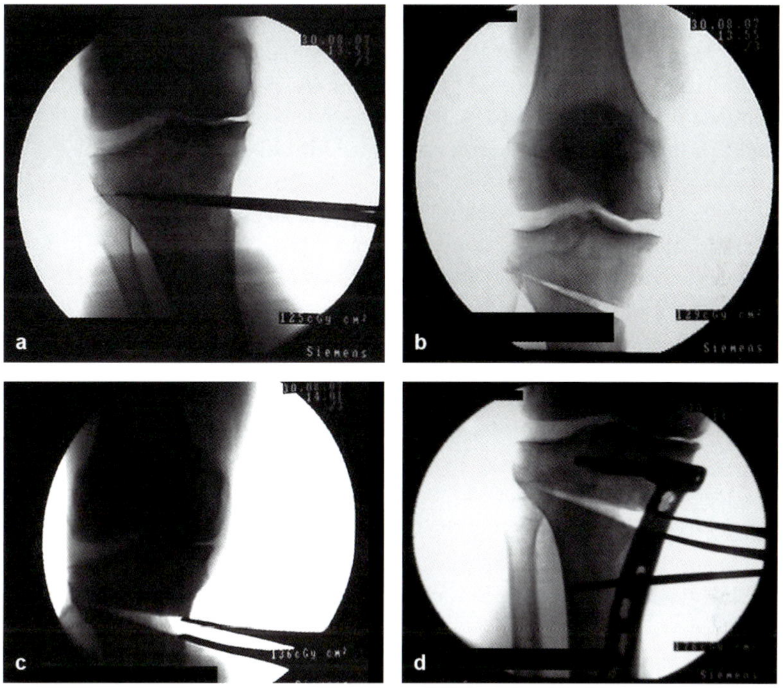

Abb. 9.7 Intraoperative Bildverstärkerkontrolle während einer HTO. **a** Bestimmung der Osteotomiehöhe mittels Kirschnerdrähte; Endpunkt der Osteotomie: 5–10 mm entfernt von der lateralen Kortikalis in Höhe des proximalen Tibiofibulargelenks. **b** Dokumentation der inkompletten horizontalen Osteotomie mit dem Bildverstärker. **c** Weit dorsale Positionierung des Osteotomiespreizers zur Einstellung des Korrekturwinkels. Um Änderungen der Dorsalneigung des Tibiaplateaus zu vermeiden, sollte der Osteotomiespalt in der Ansicht von medial eine trianguläre Geometrie haben (dorsal weiter als ventral). Dazu sollte das Knie überstreckt werden. **d** Nach dem Einbringen der proximalen Schrauben sollte zunächst die temporäre Zugschraube distal der Osteotomie eingebracht werden. Nach Setzen der distalen Schrauben wird diese temporäre Zugschraube in Kombiloch-Technik durch eine weitere winkelstabile Schraube ersetzt. [M718]

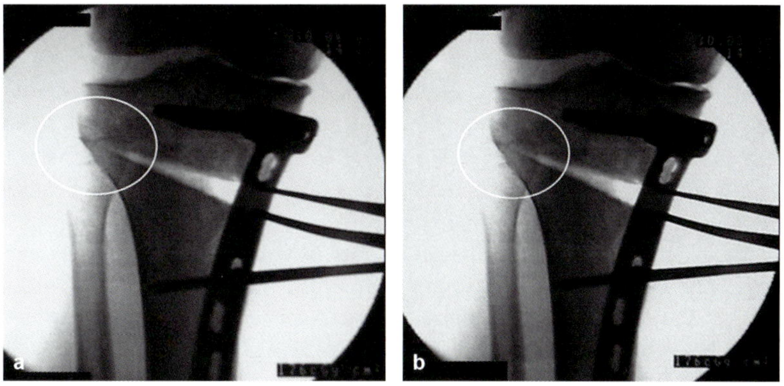

Abb. 9.8 Technik der temporären Zugschraubenpositionierung zur Reposition und Retention einer fissurierten oder gebrochenen Gegenkortikalis bei großem Korrekturbedarf (≥ 8°). [M718]

Operationstechnik der medial zuklappenden distalen Femurosteotomie (DFO)

Die diagnostische Arthroskopie empfiehlt sich zur Knorpelevaluierung und Indikationsprüfung der Osteotomie. In gleicher Sitzung können dann mechanische Ursachen für Einklemmungserscheinungen behandelt werden.

Nach sterilem Abwaschen und Abdecken wird das Kniegelenk mithilfe der sterilen Rolle in 20° Flexion gelagert. Anzeichnen der anatomischen Landmarken. Dann erfolgt eine longitudinale Hautinzision eine Handbreit über der Patella bis zum oberen Drittel der Patella. Dieser Zugang erleichtert Folgeoperationen und zeigt eine gute Heilungstendenz. Nach Durchtrennung des subkutanen Fettgewebes wird die Muskelfaszie des M. vastus medialis eröffnet und vom intermuskulären Septum gelöst. Einsetzen eines stumpfen Hohmann-Hakens unterhalb der Quadrizepsmuskulatur zur Darstellung des anteromedialen suprakondylären Femurs. In der dorsalen metaphysären Zone des Femurs wird das Septum intermusculare längsförmig inzidiert. Die in der Nähe laufenden Gefäße werden geschont, die Weichteile werden mit einem Raspatorium knochennah abgeschoben, sodass ein stumpfer Hohmann-Haken unter ständigem Knochenkontakt von medial nach lateral geschoben wird. Dieser Hohmann-Haken schützt das dorsale Gefäß-Nerven-Bündel.

Nach distal werden das mediale patellofemorale Ligament und die distale Insertion des M. vastus medialis inzidiert. In proximaler Richtung wird der Femurschaft freigelegt, sodass die Osteotomieplatte sicher platziert werden kann. Die Höhe der horizontalen Osteotomie wird der Einfachheit halber festgelegt, indem die Femur-TomoFix-Platte temporär unter Röntgenkontrolle dem distalen medialen Femurkondylus angepasst wird. Innerhalb des soliden Plattenanteils sollte sich die Höhe der horizontalen Osteotomie befinden. Die horizontale Osteotomie beginnt medial in der suprakondylären Region, verläuft schräg nach kaudal und endet zwischen den lateralen Femurkondylen etwa 10 mm oberhalb der interkondylären Grube und 10 mm entfernt von der lateralen Femurkortikalis.

Entsprechend dieser definierten Richtung und unter Berücksichtigung des berechneten Korrekturbedarfs wird nun die proximale und distale Begrenzung des Knochenkeils markiert, indem jeweils zwei Kirschner-Drähte unter radiologischer Kontrolle als proximale und distale Begrenzung der medialen Keilbasis eingebracht werden. Diese Drähte sollen im mittleren und dorsalen Drittel der Femurmetaphyse zu liegen kommen und im 90°-Winkel zur dorsalen Kortikalis des Femurs platziert werden. Nachfolgend werden diese Drähte gekürzt, da sie als Führung für die oszillierende Säge dienen sollen.

Am ventralen Ende der horizontalen Osteotomie, etwa am Übergang vom mittleren zum ventralen Drittel der Femurzirkumferenz, wird nun vor Etablierung des horizontalen Sägeschnitts mithilfe des Elektrokauters in einem Winkel von ca. 110° die aufsteigende biplanare Osteotomie eingezeichnet (➤ Abb. 9.9) [14]. Dieser aufsteigende Sägeschnitt verhindert Fehlrotationen und verbessert die geometrischen Voraussetzungen der Knochenheilung, indem die Fläche der schnellen Kontaktheilung zuungunsten der Fläche der langsamen Spaltheilung vergrößert wird [12, 13]. Nach Etablierung der biplanaren Osteotomie wird der horizontal liegende Knochenkeil entfernt. Dabei ist zu beachten, dass die Keilentnahme komplett erfolgen sollte. Dies kann im Bereich der posterolateralen Kortikalis schwierig sein und erfordert gelegentlich den Einsatz einer Nucleus-Fasszange. Jetzt kann die entnommene Keilbasis ausgemessen und mit dem präoperativen Korrekturbedarf verglichen werden.

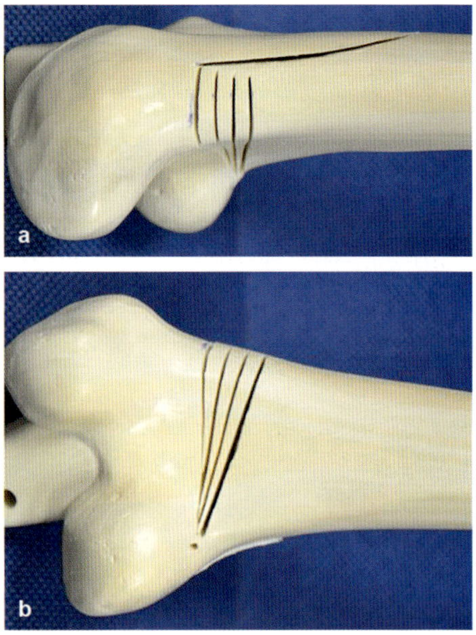

Abb. 9.9 Osteotomieführung einer biplanaren, medial schließenden Osteotomie des distalen Femurs. [M718]

Ist der entnommene Keil zu klein, kann eine Fläche der Osteotomie nochmals nachbearbeitet werden. Ist der Defekt größer als in der Planung, sollte die Osteotomie im folgenden Schritt nur inkomplett geschlossen werden, um eine Überkorrektur zu vermeiden. Die Osteotomie wird nun kontinuierlich durch Druck auf den lateralen Unterschenkel geschlossen, bis eine plastische Verformung der lateralen Kortikalis erreicht wird. Bei intakter Gegenkortikalis ist das distale Femur häufig aufgrund der biplanaren Osteotomie lagerungsstabil. Alternativ kann die Osteotomie aber auch durch zwei gekreuzte, temporäre Kirschner-Drähte stabilisiert werden. Vor der Verschraubung der TomoFix-Platte wird nun die mechanische Traglinie des Beins überprüft und mit dem präoperativ gemessenen Korrekturbedarf verglichen. Die Traglinie sollte leicht medial vom Kniegelenkzentrum verlaufen.

Anschließend wird die fertig vormontierte und mit Positionierhilfen versehene anatomische TomoFix-Platte eingebracht; sie schmiegt sich dem distalen Femur immer formschlüssig an. Zunächst werden die distalen winkelstabilen Schrauben eingebracht, ein Überragen der Schraubenenden nach lateral sollte vermieden werden. Eine zusätzliche Kompression kann durch eine exzentrische Positionierung einer selbstschneidenden Kortikalisschraube in dem dynamischen Lochanteil des Kombilochs direkt oberhalb der Osteotomie erzeugt werden. Anschließend werden, entsprechend den Empfehlungen des Anwendermanuals, die proximalen winkelstabilen Schrauben in typischer Weise eingebracht.

Die intraoperative Röntgenkontrolle überprüft den Sitz und die Länge der Schrauben, das erzielte Korrekturausmaß

9

und bestätigt den Ersatz aller Distanz-Stopfen durch die entsprechend dafür vorgesehenen Schrauben. Nach ausgiebiger Spülung und Einlegen einer Redon-Drainage auf Überlauf wird die ventrale Arthrotomie fortlaufend verschlossen. Das mediale patellofemorale Ligament und die Insertion des M. vastus medialis an der Patella werden sorgfältig rekonstruiert, die Faszie über dem M. vastus medialis wird fortlaufend verschlossen. Anschließend erfolgt der Wundverschluss in typischer Weise mit Subkutannähten und Hautnähten. Anlage eines elastischen Kompressionsverbands.

9.6 Nachbehandlung und Komplikationen

Nachbehandlung (➤ Tab. 9.1)

Medial aufklappende Tibiakopfosteotomie (HTO) Die Nachbehandlung erfolgt orthesenfrei ohne Bewegungslimitierung mit Sohlenkontakt für 2–4 postoperative Wochen.

Medial zuklappende distale Femurosteotomie (DFO) Die Mobilisation mit einer Motorschiene erfolgt am Folgetag, eine Kältetherapie wird nach Bedarf durchgeführt. Die Mobilisation kann ab dem ersten postoperativen Tag an zwei Unterarmgehstützen unter Teilbelastung mit dem halben Körpergewicht erfolgen. Die Teilbelastung sollte für 2–4 Wochen fortgesetzt werden. Der Bewegungsumfang ist schmerzabhängig und frei. Ab der 4. Woche kann eine schmerzadaptierte Belastungssteigerung bis zur Vollbelastung durchgeführt werden.

Komplikationen

Neben den allgemeinen Komplikationen, wie Wundheilungsstörung, Thrombose und Embolie, kommt es regelmäßig zu einer postoperativen Schwellung des Unterschenkels. Diese Schwellung spricht gut auf Lymphdrainage, Hochlagerung und Kühlung an.

Im weiteren Verlauf kann es zu Schmerzen über dem Plattenlager kommen. Diese Schmerzen sind unbedenklich und können symptomatisch behandelt werden. Treten die Schmerzen jedoch in Projektion auf die laterale Kortikalis der Tibia auf, sollte hier umgehend eine Röntgenkontrolle erfolgen. Zeigt sich hier 4–6 Wochen nach Osteotomie eine Kalluswolke im Bereich der lateralen tibialen Kortikalis, sollte die Belastung des Beins reduziert werden, um der sekundär heilenden Fraktur der Gegenkortikalis Gelegenheit zur Heilung zu geben. Werden die Beschwerden darunter nicht besser, muss eine CT-Untersuchung Aufschluss darüber geben, ob es sich um eine verzögerte Knochenbruchheilung handelt, die in der Regel auf eine Stoßwellenbehandlung gut anspricht.

Tab. 9.1 Nachbehandlung schematisch

Maßnahme	Empfehlung
Gips/Orthese	Nicht erforderlich
Physiotherapie	Ab 1. Tag postoperativ
Mobilisation	**HTO:** Ohne Bewegungslimitierung mit Sohlenkontakt für 2–4 Wochen postop.
	DFO: Ab 1. Tag postoperativ mit zwei Unterarmgehstützen • 2.–4. Woche: Teilbelastung, ½ Körpergewicht • Ab der 4. Woche Belastungssteigerung bis zur Vollbelastung
Schmerztherapie	Nach Bedarf

LITERATUR

[1] Dugdale TW, Noyes FR, Styer D. Preoperative planning for high tibial osteotomy. The effect of lateral tibiofemoral separation and tibiofemoral length. Clin Orthop Relat Res 1992;274:248–64.
[2] Paley D, Tetsworth K. Mechanical axis deviation of the lower limbs. Preoperative planning of uniapical angular deformities of the tibia or femur. Clin Orthop 1992;280:48–64.
[3] Chambat P, Barth J. Osteotomy around the knee. Abstract Publication, ESSKA 2002.
[4] Fujisawa Y, Masuhara K, Shiomi S. The effect of high tibial osteotomy on osteoarthritis of the knee. An arthroscopic study of 54 knee joints. Orthop Clin North Am 1979;10:585–608.
[5] Noyes FR, Barber SD, Simon R. High tibial osteotomy and ligament reconstruction in varus angulated, anterior cruciate ligament-deficient knees. A two-to seven-year follow-up study. Am J Sports Med 1993;21:2–12.
[6] Miniaci A, Ballmer FT, Ballmer PM, Jakob RP. Proximal tibial osteotomy. A new fixation device. Clin Orthop 1989;246:250–259.
[7] Staubli AE, De Simoni C, Babst R, Lobenhoffer P. TomoFix: a new LCP-concept for open wedge osteotomy of the medial proximal tibia – early results in 92 cases. Injury 2003;34 Suppl 2:B55–62.
[8] Pape D, Rupp S. Preoperative planning for high tibial osteotomies. Oper Tech Orthop 2006;17:2–11.
[9] Koshino T, Morii T, Wada J, et al. High tibial osteotomy with fixation by a blade plate for medial compartment osteoarthritis of the knee. Orthop Clin North Am 1989;20:227–43.
[10] Lobenhoffer P, De Simoni C, Staubli A. Open-Wedge High-Tibial Osteotomy With Rigid Plate Fixation. Tech Knee Surg 2002;1:93–105.
[11] Pape D, Lorbach O, Schmitz C, et al. Effect of a biplanar osteotomy on primary stability following high tibial osteotomy: a biomechanical cadaver study. Knee Surg Sports Traumatol Arthrosc 2010;18(2):204–11.
[12] Pape D, Dueck K, Haag M, Lorbach O, Seil R, Madry H.: Wedge volume and osteotomy surface depend on surgical technique for high tibial osteotomy. Knee Surg Sports Traumatol Arthrosc 2013;21(1):127–33.
[13] van Heerwaarden R, Najfeld M, Brinkman M, et al. Wedge volume and osteotomy surface depend on surgical technique for distal femoral osteotomy. Knee Surg Sports Traumatol Arthrosc 2013;21(1):206–12.
[14] Freiling D, van Heerwaarden R, Staubli A, Lobenhoffer P. The medial closed-wedge osteotomy of the distal femur for the treatment of unicompartmental lateral osteoarthritis of the knee. Oper Orthop Traumatol 2010;22(3):317–34.

KAPITEL

10

Dieter Rixen

Partielle Meniskusresektion bei Meniskusläsionen

10.1 Anatomie

Innen- und Außenmeniskus sind halbmondförmige Faserknorpel, die aus einem Vorderhorn, der Pars intermedia und einem Hinterhorn bestehen. Eine Blutversorgung erfolgt ausschließlich im äußeren, kapselnahen Bereich.

Die Menisken dienen einerseits als „Stoßdämpfer" zur Absorption von Stoßenergie, andererseits gleichen sie die Inkongruenzen der knöchernen Gelenkflächen bei der Kraftübertragung aus. Daraus resultierend, fungieren die Menisken auch als Gelenkstabilisatoren. Wird eine partielle Meniskusresektion durchgeführt, steigt die Druckbelastung im Kniegelenk an, bei der kompletten Meniskektomie um bis zu 300 %.

10.2 Ätiologie und Pathophysiologie

Die Inzidenz von Meniskusläsionen beträgt 70 : 100.000 Menschen pro Jahr. Die Verletzungsursache ist eine Kombination aus Druckbelastung und Drehbewegung.

Die auftretenden Meniskusschäden werden in vertikale Längs-, Radiär- und Lappenrisse eingeteilt (➤ Abb. 10.1). Eine Sonderform des Längsrisses ist der Korbhenkelriss (➤ Abb. 10.2). Dieser kann ebenso wie ein Lappenriss durch Einklemmung zu einer Blockade der Kniegelenkbeweglichkeit führen.

Vertikale Meniskusrisse betreffen entweder inkomplett die Ober- bzw. Unterlippe des Meniskus oder verlaufen kom-

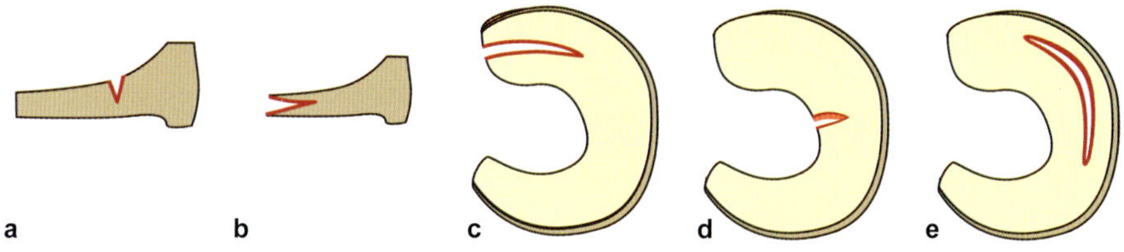

Abb. 10.1 Einteilung der Meniskusrisse. **a** Inkompletter Längsriss der Oberlippe. **b** Horizontalriss. **c** Lappenriss. **d** Radiärriss. **e** Längsriss. [L255]

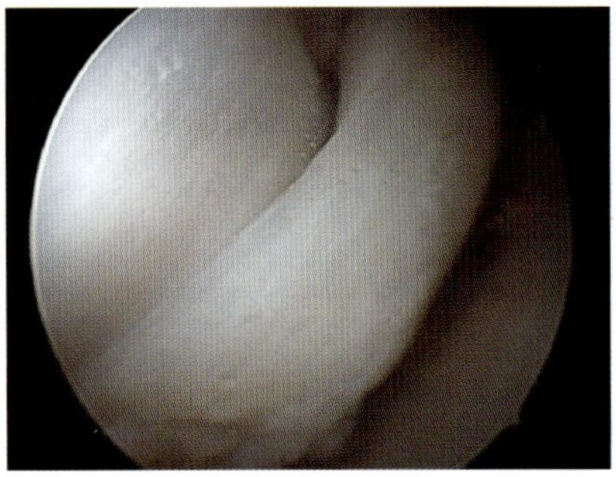

Abb. 10.2 Luxierter Korbhenkelriss. [M719]

plett vollschichtig. Neben Rissen mit vertikaler Ausrichtung gibt es auch Meniskus-Horizontalrisse.

10.3 Klinisches Bild

In der Regel stellt sich der Verletzte mit Schmerzen im Kniegelenk vor, die mit einer Schwellungsneigung und einer Blockierung einhergehen können. Bei einem eingeklemmten Korbhenkelriss (➤ Abb. 10.2) liegt oftmals eine federnde Streckhemmung vor.

10.4 Diagnostische Verfahren

Eine **gezielte klinische Untersuchung** kann den Verdacht auf eine Meniskusverletzung bestätigen. Dabei wird z. B. geprüft, ob ein Druckschmerz im Gelenkspalt existiert. Es kommen aber auch standardisierte Tests wie der Steinmann-1- und Steinmann-2-Test, der Böhler-Test, der Payr-Test und der Apley-Grinding-Test zum Einsatz.

Jeder dieser Tests für sich ist diagnostisch unsicher. Im Rahmen von Studien wurde lediglich jeweils eine Sensitivität von 60–73 % ermittelt. Als besonders sicheres klinisches Zeichen für eine Meniskusläsion – außer bei gleichzeitiger Kreuzbandruptur – gilt jedoch ein Druckschmerz im Gelenkspalt. Die Sensitivität steigt bei Kombination mehrerer der o. g. Tests.

Ergänzt wird die klinische Untersuchung durch die **bildgebende Diagnostik.** Ein Standardverfahren ist die konventionelle Röntgenübersichtsaufnahme des Kniegelenks in zwei Ebenen sowie der Patella tangential.

Als Goldstandard der ggf. zu ergänzenden Diagnoseverfahren wird inzwischen die Kernspintomografie (MRT) eingesetzt. Sie besitzt eine Sensitivität von über 95 %. Meniskusrisse werden in der Kernspintomografie nach Stoller klassifiziert (➤ Tab. 10.1).

Tab. 10.1 Klassifikation von Meniskusrissen in der Kernspintomografie nach Stoller (1987)

Grad 0	Kein Riss (signalfrei)
Grad 1	Punktförmiger Riss (punktförmige Signalanhebung im Meniskus ohne Kontakt zur Oberfläche)
Grad 2	Linienförmiger Riss (lineare Signalanhebung im Meniskus ohne Kontakt zur Oberfläche)
Grad 3	Linienförmiger Riss mit Kontakt zur Oberfläche (lineare Signalanhebung im Meniskus, die sich auf eine oder beide Oberflächen ausweitet)
Grad 4	Multiple Risse (diverse Signalanhebungen; zusätzlich Deformierung und Fragmentierung)

DIAGNOSTIK

- Klinische Untersuchung: Prüfung auf Druckschmerz im Gelenkspalt, Funktionstests (Steinmann-1- und Steinmann-2-Test, Böhler-Test, Payr-Test und Apley-Grinding-Test)
- Konventionelle Röntgenübersichtsaufnahme:
  - Kniegelenk in zwei Ebenen
  - Patella tangential
- ggf. MRT

10.5 Peri- und intraoperatives Vorgehen

10.5.1 Operationsprinzip

Eine konservative Therapie wird bei Meniskusverletzungen nur selten durchgeführt. Möglich ist sie bei stabilen asymptomatischen Rissen und bei Radiärrissen mit weniger als ⅓ der Meniskusbreite.

OP-Indikation Die Indikation zur operativen Versorgung ist gegeben, wenn Alltagsaktivitäten, die Berufsausübung oder eine sportliche Betätigung beeinträchtigt sind. Auch bei Druckschmerz entlang des Gelenkspalts, Gelenkerguss, Bewegungseinschränkung sowie positiven klinischen Tests kann die Notwendigkeit für einen Eingriff bestehen. Ein solcher ist zudem erforderlich, wenn die konservative Therapie versagt oder keine Hinweise auf andere Ursachen für die Beschwerden existieren.

Die meisten Meniskusschäden werden arthroskopisch versorgt. Wird bei einem Eingriff weniger als 50 % des Meniskus in Form von zerstörten und abgerissenen Anteilen entfernt, handelt es sich um eine partielle Resektion. Ziel ist es dabei, die gesunde Meniskusstruktur soweit wie möglich zu erhalten und eine mechanische Reduzierung der Gelenkkinematik weitgehend zu verhindern. In der Regel wird eine partielle Meniskusresektion nach dem Prinzip „so viel wie nötig, so wenig wie möglich“ durchgeführt. Sie beseitigt die mechanischen Symptome und verringert zugleich die Belastbarkeit des Knies nur geringgradig.

Alternativ zur Resektion kann in seltenen Fällen auch eine Refixation oder ein Meniskusersatz indiziert sein.

i

Operationsmöglichkeiten von Meniskusläsionen

- Partielle Meniskusresektion
- Arthroskopische Meniskusrefixation
- Meniskusersatz

10.5.2 Patientenaufklärung

Zur Patientenaufklärung gehören Hinweise auf möglicherweise auftretende Infektionen, Wundheilungsstörungen, (Nach-)Blutungen, Verletzungen von Sehnen, Nerven oder Gefäßen, eine Thrombose/Embolie, ein Fortschreiten des Meniskusrisses und ein Kompartmentsyndrom.

! AUFKLÄRUNGSPUNKTE

- Allgemeine chirurgische Komplikationen
- Möglicherweise auftretende Infektionen
- Wundheilungsstörungen
- Verletzungen von Sehnen, Nerven oder Gefäßen
- Fortschreiten des Meniskusrisses
- Kompartmentsyndrom

10.5.3 Anästhesie und Lagerung des Patienten

Der Eingriff erfolgt in Allgemein oder Teilnarkose.

Der Patient liegt auf dem Rücken. Das zu operierende Bein wird meist hängend mit 90° gebeugtem Kniegelenk bzw. alternativ liegend in gestrecktem Zustand gelagert. Der Oberschenkel ist in einem Beinhalter zu fixieren, um intraoperativ durch einen Varus- oder Valgusstress den zu instrumentierenden Kniegelenkspalt bedarfsweise weiter öffnen zu können. Bei fehlenden Kontraindikationen findet der Eingriff in Blutleere statt.

10.5.4 Instrumentarium und Operationsvorbereitung

Zu den notwendigen Instrumentarien gehören eine vollständige Arthroskopieausstattung, Tasthaken, Punch und Shaver.

10.5.5 Operationsschritte

Pitfalls bei der Operation

Vor allem die unvollständige Erkennung des Ausmaßes der Meniskusschädigung und dadurch bedingt ggf. die unvollständige Behebung der Schmerzursache
→ um diese Pitfalls zu vermeiden, muss der Operateur ein großes Augenmerk auf die intraoperative Erfassung des vollständigen Befunds legen.

Nach sterilem Abwaschen und Abdecken wird das Kniegelenk untersucht und die Beweglichkeit sowie Bandstabilität überprüft. Nach Anlage eines anterolateralen Portals wird der Trokar eingeführt und darauf geachtet, ob sich spontan ein Erguss entleert. Anschließend ist das Kniegelenk mit Spülflüssigkeit zu füllen und das Arthroskop für einen diagnostischen Rundgang einzubringen.

Wird dabei ein Lappen- oder Radiärriss erkannt, ist die genaue Beurteilung des Rissverlaufs unter Sicht mittels Tasthaken erforderlich (➤ Abb. 10.3a). Anschließend erfolgt das halbmondförmige Absetzen des defekten Meniskusanteils entweder mit Punch oder Hakenschere (➤ Abb. 10.3b). Die Glättung der Abtragungsstelle ist mittels Punch und/oder Shaver durchzuführen (➤ Abb. 10.3c). Der Shaver kann dabei zeitgleich zum Abtransport resezierter Meniskusanteile genutzt werden. Hierzu dient auch die Spülung des Gelenks (➤ Abb. 10.3d). Bei einem Horizontalriss ist oftmals nur die Resektion des unteren Blatts bei Belassen des oberen angezeigt.

Wird ein nicht refixierbarer Korbhenkelriss (➤ Abb. 10.2) diagnostiziert, bietet es sich an, diesen zunächst im vorderen Anteil zu verlängern und nach Fassen des abgetrennten Meniskusteils die Absetzung am Hinterhorn vorzunehmen. Auch hier erfolgt ein Nachglätten des Restmeniskus. Der Eingriff wird durch das Ablassen der Spülflüssigkeit, den Wundverschluss und einen Kompressionsverband beendet.

10.5.6 Weitere Operationsmöglichkeiten

Arthroskopische Meniskusrefixation

Operationsprinzip Eine Refixation dient zum Funktionserhalt des Meniskus. Sie ist jedoch nicht bei allen Läsionen möglich. Häufig kann erst intraoperativ entschieden werden, ob eine Naht oder eine Teilresektion angezeigt ist. Die Refixation kommt meist dann zum Einsatz, wenn eine kapselnahe Lokalisation des Schadens vorliegt und keine wesentliche sekundäre Degeneration diagnostiziert wurde. So sollte die Möglichkeit der Refixation bei kompletten Longitudinalris-

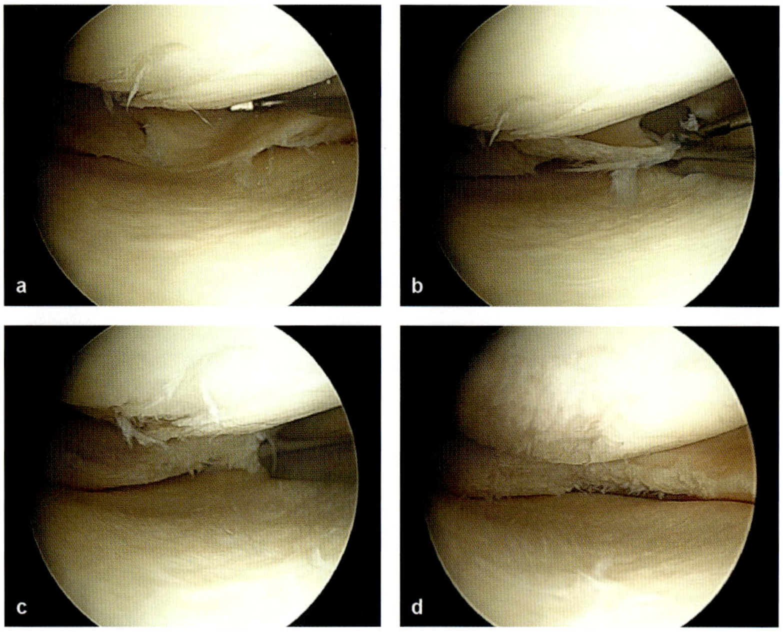

Abb. 10.3 Arthroskopische Therapie eines Meniskuslappen- und -radiärrisses. **a** Kombinierter Meniskuslappen- und -radiärriss. **b** Partielle Resektion mittels Punch. **c** Glätten mittels Shaver. **d** Abschlussbild. [M719]

sen wie Korbhenkelrissen bedacht werden. Bei Radiärrissen und Horizontalrissen gibt es dagegen meist keine Indikation zur Naht.

Eine Refixation wird in der Regel nur bei jungen Patienten durchgeführt, denn ab dem 40. Lebensjahr ist die Misserfolgsrate hoch. Als weitere Grundvoraussetzung gilt, dass ein stabiles Kniegelenk vorliegt. Eine andauernde Gelenklaxizität gefährdet den Erfolg der Versorgung, da die Re-Rupturrate mit dem Grad der Instabilität ansteigt.

Bei der Refixation kommen verschiedene arthroskopische Verfahren zum Einsatz (s. u.). Um Verletzungen zu vermeiden, ist bei allen Eingriffen die Lage der Gefäße und Nerven – insbesondere des N. peroneus/N. saphenus im lateralen/medialen Hinterhornbereich und der A. poplitea im dorsalen Bereich – zu berücksichtigen.

Patientenaufklärung ➤ Kap. 10.5.2. Ergänzend dazu muss bei einer Refixation eine Misserfolgsquote von 10–20 % angesprochen werden. Auch über eine im Vergleich zur Teilresektion deutlich längere Rehabilitationsphase ist zu informieren. Studien haben Hinweise geliefert, dass der versorgte Meniskus noch 12 Wochen nach einer Naht meist erst 26 % der biomechanischen Eigenschaften der (gesunden) Gegenseite erreicht.

Anästhesie und Lagerung des Patienten ➤ Kap. 10.5.3.

Instrumentarium In Ergänzung zu dem oben aufgeführten Instrumentarium hängen die spezifisch zur Refixation notwendigen Instrumente vom verwendeten Verfahren ab.

Operationsschritte Bei der arthroskopischen Meniskusrefixation können drei verschiedene Techniken angewandt werden: die Outside-In-, die Inside-Out- oder die All-Inside-Technik.

- Bei der **Outside-In-Technik** wird ein PDS-Faden (Stärke 2–0) mithilfe einer „normalen“ Injektionskanüle von außen durch den Meniskus in das Gelenk geführt. Dessen Ende ist mithilfe eines 2. PDS-Fadens – als „Schlinge“ ebenfalls über eine „normale“ Injektionskanüle von außen durch den Meniskus ins Gelenk eingebracht – dann wieder nach außen zu ziehen. So entsteht eine vertikale Naht, wobei die beiden wieder außen befindlichen Fadenenden nach Präparation eines kleinen Zugangs auf der Gelenkkapsel geknotet werden (➤ Abb. 10.4).
- Bei der **Inside-Out-Technik** ist die Nadel über eine gebogene Kanüle zum geschädigten Meniskus zu führen und kontrolliert hindurchzuschieben. Die Nadel wird dazu von außen über einen kleinen Zugang dargestellt und der erste Faden mit einer Klemme gesichert. Danach muss das zweite Fadenende über die Kanüle durch den Meniskus geführt und außen gefasst werden. Die beiden Enden sind anschließend außen über der Gelenkkapsel zu verknoten.
- Zu den **All-Inside-Techniken** gehören u. a. sog. Ankersysteme. Dabei handelt es sich um kommerzielle Verfahren, bei denen resorbierbare Pfeile, Button, Knoten oder Anker über ein Zielgerät in den Riss appliziert werden und diesen zusammenziehen (Meniscal Dart, FasT-Fix, H-Fix, Meniscal Staple etc.).Während diese Methoden kostenträchtiger sind als die Nutzung von Fäden, sind sie technisch einfach und es besteht eine geringere Gefahr der Verletzung neurovaskulärer Strukturen. Manche Systeme weisen jedoch wenig vorteilhafte mechanische Eigenschaften auf. Große Fortschritte bei der Versorgung von Meniskusläsionen bieten die fadenbasierten selbstknotenden Systeme.

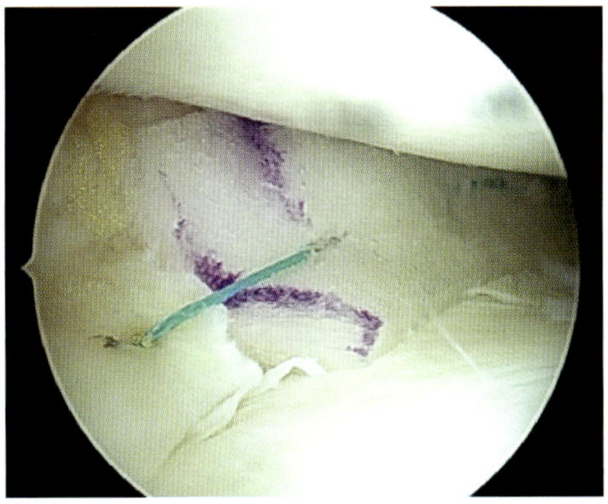

Abb. 10.4 Outside-In-Technik: (Kunst-)Meniskusnaht. [M719]

Unabhängig von der Wahl der Refixationstechnik sollte die Meniskusheilung durch ein Anfrischen der Ränder des Risses oder der randständigen Synovialis (Blutung) verbessert werden. Auch gezielte Nadelstiche in den versorgten Meniskus, die ein Einbluten bewirken, können hilfreich sein.

Meniskusersatz

Operationsprinzip Ziele des partiellen oder vollständigen arthroskopischen Meniskusersatzes sind vor allem Arthroseprävention, Schmerzlinderung und eine möglichst optimale Wiederherstellung der normalen Gelenkbiomechanik.

Beim Ersatz werden neben Spendermenisken (Allografts) vor allem biologische Implantate verwendet. Letztere bestehen meist aus einer Kollagenmatrix, die innerhalb weniger Jahre durch körpereigene fibrokartilaginäre Zellen ersetzt wird und rund 70 % des Defekts auffüllt.

Voraussetzung für die Durchführung des Ersatzes sind ein „junges Alter", ein stabiles Kniegelenk ohne Achsabweichung und ein solider Meniskusresektionsrand für die Naht.

Patientenaufklärung ➤ Kap. 10.5.2. Zusätzlich muss betont werden, dass Langzeitergebnisse über den Erfolg der Methode noch ausstehen. Auch die längere Nachbehandlung ist anzusprechen, (Leistungs-)Sportler müssen ggf. mit einer Pause von mehreren Monaten rechnen.

Anästhesie und Lagerung des Patienten ➤ Kap. 10.5.3.

Instrumentarium In Ergänzung zu dem weiter oben aufgeführten Instrumentarium müssen alle zur Fixierung des Ersatzmeniskus notwendigen Instrumente/Materialien vorliegen (Meniskusimplantat, Shaver, kanüliertes Mess- und Einbringinstrument, Metallstab, Einbringhülse, Kanüle und Fäden, ggf. Knotenankersystem).

Operationsschritte Im Rahmen des Eingriffs wird zunächst das pathologische Meniskusgewebe entfernt und das Lager zur Aufnahme des Implantats präpariert (u. a. Schaffen von glatten, einheitlichen Kanten). Ein eingebrachtes Messinstrument dient dazu, das Ausmaß des Defekts und damit die erforderliche Länge des notwendigen Implantats zu ermitteln.

Danach wird dieses mithilfe einer Nadel, einer zonenspezifischen Kanüle und Fäden passgenau in Outside-In-, Inside-Out- oder All-Inside-Technik (➤ Arthroskopische Meniskusrefixation) an den vorbereiteten Meniskusresektionsrand angenäht (Abstand der Nähte 4–5 mm, ➤ Abb. 10.4).

Tab. 10.2 Nachbehandlung schematisch

Maßnahme	Empfehlung
Belastung	Ab OP-Tag postop. schmerzadaptierter Übergang zur Vollbelastung
Schiene/ Orthese/Gips	Nicht notwendig
Physiotherapie	• Ab OP-Tag freie Beweglichkeit im Sprunggelenk, Mobilisation an zwei Unterarmgehstützen • Ab 1. Tag postop. Isometrie- und Quadrizepstraining, aktives Beugen und Strecken des Knies, Motorschiene frei • Ab 3. Tag postop. Koordinationsschulung, Propriozeptorentraining, Erarbeiten einer freien Kniestreckung und -beugung • Ab 14. Tag postop. ggf. Muskelaufbautraining
Sport	• Ab der 4. Woche Walking, Kraulschwimmen, Cross-Trainer, Ergometer/Standfahrrad • Ab der 7. Woche Jogging • Ab der 12. Woche kniebelastende Sportarten, Wettkampfsport
Sonstiges	• Ggf. Eiskühlung/Hochlagerung • Ggf. Redonentfernung am 1. Tag postop. • Fadenentfernung ca. 14 Tage postop.

10.6 Nachbehandlung und Komplikationen

Nachbehandlung (➤ Tab. 10.2)

Das postoperative Vorgehen nach einer **partiellen Meniskusresektion** besteht vom OP-Tag an in erster Linie aus einer funktionellen Therapie mit direkter Belastung. Hierbei kann es zunächst angenehmer sein, an zwei Unterarmgehstützen abzurollen und dann schmerzadaptiert in die Vollbelastung überzugehen (ab dem 3. Tag Koordinations- und Propriozeptorentraining, ab dem 14. Tag Muskelaufbau).

Nach einer **Refixation** oder einem **Meniskusersatz** ist für 6 Wochen eine Entlastung notwendig. Eine frühe passive Mobilisation erfolgt aber bereits ab dem OP-Tag an zwei Unterarmgehstützen unter Verwendung einer Mecron-Schiene. Ab dem 1. Tag nach dem Eingriff werden isometrisches Quadrizepstraining sowie Muskelstimulation durchgeführt. Auch eine Motorschiene (60°) kommt zum Einsatz. Danach geht die postoperative Therapie ab dem 3. Tag unter Nutzung einer Gelenkorthese (0°–0°–60°) mit der Erarbeitung von 60° Kniebeugung und voller Streckung sowie Koordinations- und Propriozeptorentraining weiter (ab dem 28. Tag 0°–0°–90°). Ab der 7. Woche wird eine Vollbelastung angestrebt (u. a. Beginn Muskelaufbautraining). Erst nach 6 Monaten können wieder kniebelastende Sportarten bzw. Wettkampfsport absolviert werden.

Komplikationen

Zu den seltenen aber möglichen intraoperativen Komplikationen bei Meniskusteilresektion gehören Blutungen, die beim Arbeiten ohne Blutsperre eine Behinderung der arthroskopischen Sicht nach sich ziehen können. In Einzelfällen sind darüber hinaus Knorpelverletzungen möglich. Ebenfalls sind in seltenen Fällen Nervenschädigungen oder die Entwicklung eines Kompartmentsyndroms beschrieben.

Neben den intraoperativen können jedoch auch postoperative Komplikationen auftreten. Dabei sind vor allem eine Infektion des operierten Knies, aber auch Wundheilungsstörungen, Thrombosen, Blutungen und punktionswürdige Ergüsse zu nennen.

LITERATUR

Crues JV 3rd, Mink J, Levy TL, Lotysch M, Stoller DW. Meniscal tears of the knee: accuracy of MR imaging. Radiology 1987;164:445–8.
Hegedus EJ, Cook C, Hasselblad V, Goode A, McCrory DC. Physical examination tests for assessing a torn meniscus in the knee: a systematic review with meta-analysis. J Orthop Sports Phys Ther 2007;37(9):541–50.
Höher H. „Wie geht es"? – Technik: Wann und wie refixiere ich einen Meniskus. MIC 2003;12/3:161–71.
Klimkiewicz JJ, Shaffer B. Meniscal Surgery 2002 Update: Indications and techniques for resection, repair, regeneration, and Placement. Arthroscopy 2002;18(9):14–25.
Stoller DW, Martin C, Crues JV 3rd, Kaplan L, Mink JH. Meniscal tears: pathologic correlation with MR imaging. Radiology 1987;163:731–5.

KAPITEL

11

Dieter Rixen

Knorpelläsionen des Kniegelenks

11.1 Anatomie

Knorpel wird – je nach Aufbau und Zusammensetzung – in hyalinen Knorpel, Faserknorpel und elastischen Knorpel unterteilt. Der hyaline Knorpel im Knie dient der mechanischen Dämpfung, dem reibungsarmen Gleiten, der Gelenkflächenvergrößerung sowie der Formgebung und entlastet so den subchondralen Knochen.

11.2 Ätiologie und Pathogenese

Die Ätiologie von krankhaften Knorpelveränderungen ist entweder generalisiert, z. B. bei der Osteoarthrose (infolge von mechanischer Überlastung, bei Adipositas, Achsfehlstellungen oder z. B. nach Meniskusresektionen), oder fokal wie etwa bei einem Trauma (z. B. „flake fracture“) bzw. Osteochondrosis dissecans.

Knorpelläsionen werden in der Regel arthroskopisch nach Outerbridge eingeteilt (➤ Tab. 11.1).

Tab. 11.1 Klassifikation der Knorpelläsionen nach Outerbridge

Grad 1	Aufweichung und Schwellung des Knorpels
Grad 2	Auffaserung bzw. Aufrauung der Knorpeloberfläche
Grad 3	Kraterförmige Knorpelschädigung bzw. Einrisse des Knorpels
Grad 4	Multiple Risse bzw. frei liegender Knochen

11.3 Klinisches Bild

Patienten mit Knorpelläsionen klagen häufig über lokale oder diffuse Schmerzen im Kniegelenk. Oftmals wird zudem eine rezidivierende Schwellneigung des Gelenks angegeben. Anamnestisch ist zu eruieren, ob der Grund für diese Symptome ein Trauma gewesen sein kann. Weiterhin muss abgeklärt werden, ob eine chronische Bandinstabilität als Ursache infrage kommt.

Nicht wissenschaftlich geklärt ist, wie viele Patienten eine Knorpelverletzung erleiden, ohne Symptome zu entwickeln. Daten aus der Epidemiologie von Läsionen zeigen Größenordnungen von über 60 % mit fast 20 % Grad-4-Knorpelschäden.

11.4 Diagnostische Verfahren

Gibt es einen Verdacht auf eine Knorpelschädigung, kommt zur Absicherung des Befunds – neben der klinischen Untersuchung – die bildgebende Diagnostik zum Einsatz.

Zu den Standardverfahren gehören das konventionelle Röntgen des Kniegelenks als a. p.- sowie als seitliche Aufnahme und die tangentiale Aufnahme der Patella. Die Rosenberg-Aufnahme (eine p. a.-Aufnahme im Stehen bei 45° Flexion des Kniegelenks) besitzt eine hohe Sensitivität zum Nachweis von Verschmälerungen des Gelenkspalts (Knorpelschäden).

In den letzten Jahren hat sich die MRT als beste bildgebende Methode zur Beurteilung von Knorpelschäden und subchondralen Ödemen erwiesen. Die MRT bietet darüber hinaus den Vorteil, die Knorpeldicke in 3D ausmessen zu können.

DIAGNOSTIK

- Konventionelles Röntgen:
  - a. p.- und seitliche Aufnahme
  - Patella tangential
  - Rosenberg-Aufnahme (p. a.-Aufnahme im Stehen bei 45° Flexion des Kniegelenks)
- MRT

11.5 Peri- und intraoperatives Vorgehen

11.5.1 Grundlagen

i

Hyaliner Knorpel wächst bei Erwachsenen nicht mehr nach. Deshalb gibt es nahezu kein Potenzial zur Selbstheilung und z. Zt. keine vielversprechende konservative Therapie zur Regeneration von Knorpeldefekten. Abhängig von der Ursache des Schadens können eine Gewichtsreduktion bei Adipositas, das Tragen von beinachsenbeeinflussenden Einlagen oder eine Reduzierung von kniegelenkbelastenden Sportarten das Fortschreiten des Defekts vermindern.

Das Outcome nach (traumatischen) Knorpelläsionen hängt von der Defektgröße und -tiefe, dem Alter, der Beinachse und dem Gewicht des Patienten ab. Eine wichtige Rolle spielen aber auch begleitende Meniskus- und Bandverletzungen mit einer daraus resultierenden Instabilität des Knies.

Somit gehören zu jeder Indikationsstellung einer operativen Versorgung von Knorpelschäden die parallele Abklärung der o. g. Faktoren und ggf. konservative (Gewichtsreduktion, Schuheinlagen) oder operative Korrekturen (Beinachse oder Knieinstabilität).

Obwohl bereits mittels MRT die Defektgröße abschätzbar ist, kann im Rahmen einer Arthroskopie das Ausmaß (klein: < 2 cm^2, mittel: 2–10 cm^2, groß: > 10 cm^2) weitgehend zuverlässig verifiziert werden. Auch die Defektumgebung – allseitig von Knorpel eingeschlossen („contained") bzw. im Randbereich des Schadens kein intakter Knorpel („uncontained") auffindbar – ist damit sicher zu beurteilen.

Im Folgenden werden die wichtigsten arthroskopischen Eingriffe zur Versorgung von Knorpelläsionen ausgeführt. Details zu den offenen bzw. nicht näher beschriebenen Verfahren sind der einschlägigen Literatur zu entnehmen.

11.5.2 Patientenaufklärung

Zur Patientenaufklärung gehören Hinweise auf möglicherweise auftretende Infektionen, Wundheilungsstörungen, (Nach-)Blutungen, Verletzungen von Sehnen, Nerven oder Gefäßen, eine Thrombose/Embolie und ein Kompartmentsyndrom.

! AUFKLÄRUNGSPUNKTE

- Allgemeine chirurgische Komplikationen
- Möglicherweise auftretende Infektionen
- Wundheilungsstörungen
- Verletzungen von Sehnen, Nerven oder Gefäßen
- Thrombose/Embolie
- Kompartmentsyndrom

11.5.3 Anästhesie und Lagerung

Der Eingriff erfolgt in Allgemein- oder Teilnarkose. Der Patient liegt auf dem Rücken, das zu operierende Bein wird meist hängend mit 90° gebeugtem Kniegelenk oder alternativ liegend im gestreckten Zustand gelagert. Der Oberschenkel ist in einem Beinhalter zu fixieren, um intraoperativ durch einen Varus- oder Valgusstress den zu instrumentierenden Kniegelenkspalt bedarfsweise weiter öffnen zu können. Bei fehlenden Kontraindikationen findet der Eingriff in Blutleere statt.

11.5.4 Instrumentarium und Operationsvorbereitung

Zu den notwendigen Instrumentarien gehört die vollständige Arthroskopieausstattung. Darüber hinaus werden je nach Eingriff Shaver, Ringküretten, scharfe Löffel, Winkelahlen, Hammer benötigt.

11.5.5 Mögliche Eingriffe

Refixation

Eine arthroskopische Refixation erfolgt überwiegend bei traumatischen osteochondralen Läsionen. Vorteil dieser Methode ist die Nutzung des körpereigenen Knorpels. Es muss allerdings beim Eingriff darauf geachtet werden, dass es durch das verwendete Implantat nicht zu Schädigungen des osteochondralen Fragments kommt. Darüber hinaus darf das Implantat auch keinen additiven Knorpelschaden verursachen.

Chondroabrasion

Operationsprinzip Die Chondroabrasion ist eine arthroskopische Technik, mit deren Hilfe eher oberflächliche Knorpeldefekte entfernt werden (➢ Abb. 11.1). Danach ist die Knorpelfläche glatter und stabiler, was die Gleitfähigkeit und die mechanische Belastbarkeit erhöht. Bei einer Chondroabrasion werden zudem die Mediatoren, die eine Synovialitis und den resultierenden Gelenkerguss unterhalten, beseitigt. Ziel ist es aber auch, einer drohenden Arthrose vorzubeugen.

Patientenaufklärung ➢ Kap. 11.5.2. Zusätzlich muss der Patient wissen, dass eine Anregung von Reparaturprozessen durch das Shaving im geschädigten Knorpelbereich bisher nicht nachgewiesen ist.

Anästhesie und Lagerung ➢ Kap. 11.5.3.

Instrumentarium In Ergänzung zu der vollständigen Arthroskopieausstattung steht für die Chondroabrasion der Shaver im Vordergrund.

Operationsschritte Nach den üblichen Vorbereitungen im Rahmen des Eingriffs kommt der Shaver zum Einsatz. Mit seiner Hilfe sind Auffaserungen der Knorpeloberfläche zu glätten und instabile Knorpelanteile vorsichtig abzutragen. Dabei ist darauf zu achten, nur defekten Knorpel zu entfernen und nicht die darunter liegenden Schichten mit aufzureißen.

Kurzfristig ist die Erfolgsrate der Chondroabrasion Studien zufolge gut (bis zu 80 %), mittelfristig werden ca. 50 % zufriedenstellende Ergebnisse (bis zu 5 Jahre) erreicht.

Techniken zur Stimulierung von Reparaturgewebe

Bei Knorpelläsionen kommen zudem Methoden zum Einsatz, die im Defektbereich die Bildung von Knorpelersatzgewebe anregen sollen. Zu den anerkannten Verfahren gehören die anterograde Anbohrung des subchondralen Knochens nach Pridie, die Mikrofrakturierung nach Steadman sowie die Abrasionsarthroplastik nach Johnson.

Arthroskopische Mikrofrakturierung

Operationsprinzip Bei der arthroskopischen Mikrofrakturierung wird der subchondrale Knochen an mehreren Stellen mit einer Ahle eröffnet. Dadurch fließt Blut in den Defekt ein. Dies führt dazu, dass Knochenmarkstammzellen zu Chondrozyten ausdifferenzieren und sich ein Reparaturgewebe aus Faserknorpel bildet. Es findet jedoch keine Vernetzung der Kollagenfasern zwischen gesundem Knorpel und Knorpelersatz statt.

Patientenaufklärung ➢ Kap. 11.5.2. Zusätzlich muss verdeutlicht werden, dass die Mikrofrakturierung insbesondere für jüngere Patienten mit kleinem Knorpeldefekt geeignet ist und in bis zu 80 % der Fälle zum Erfolg führt.

Anästhesie und Lagerung des Patienten ➢ Kap. 11.5.3.

Instrumentarium Neben der vollständigen Arthroskopieausstattung müssen die zur Mikrofrakturierung benötigten Ringküretten, scharfen Löffel, Winkelahlen und ein Hammer ebenfalls vorliegen.

Operationsschritte Der Eingriff beginnt mit der Evaluation des Knorpelschadens und der Begleitverletzungen. Im Anschluss erfolgt ein Débridement des Knorpeldefekts mit Schaffung stabiler Defektschultern und Abtragen der Sklerosezone.

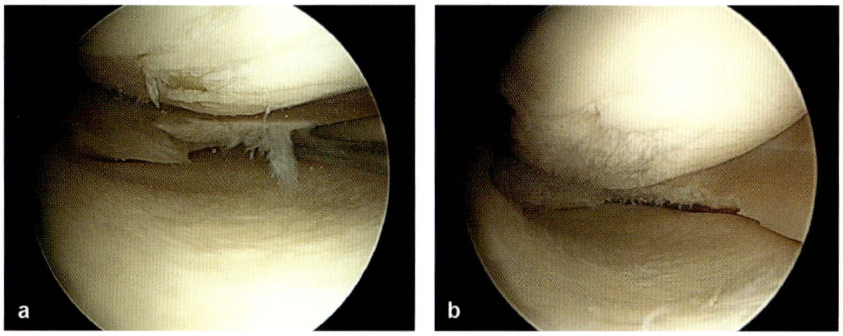

Abb. 11.1 **a** Grad-3- bis Grad-4-Chondromalazie als Begleitung bei einem Meniskusschaden (➢ Abb. 10.2). **b** Abschlussbild nach Entfernung aller instabilen Knorpelanteile mittels Shaver. [M719]

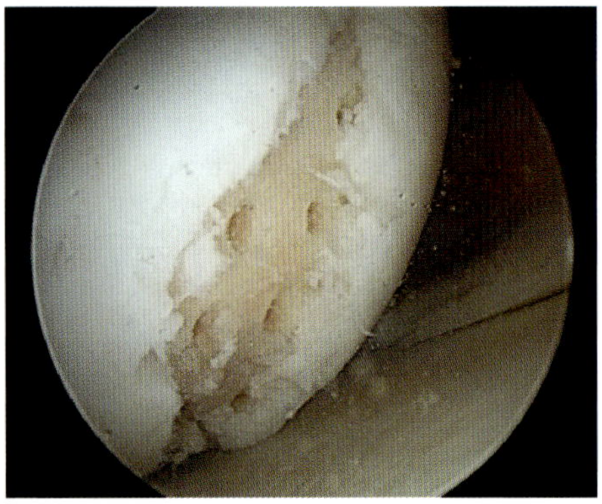

Abb. 11.2 Arthroskopische Mikrofrakturierung im Bereich der Femurkondyle. [M719]

In einem nächsten Schritt werden mit der Ahle im Knorpel-Knochen-Übergang mehrere Perforationslöcher im Abstand von 3–4 mm angelegt (➤ Abb. 11.2). Die Distanz zwischen den Löchern darf nicht zu gering sein, da es sonst zum Einsturz der Knochenbrücke und damit zu einem Knochendefekt kommen kann. Die Kontrolle der Defektfüllung durch subchondralen Blutaustritt erfolgt durch Öffnen der Blutsperre.

Die Mikrofrakturierung stellt bei jüngeren Patienten eine technisch einfache und kostengünstige Methode zur Behandlung viertgradiger Knorpelschäden von limitierter Größe dar.

Arthroskopische Abrasionsarthroplastik

Die Abrasionsarthroplastik kommt bei tief reichenderen Knorpelschäden zum Einsatz. Ziel ist es, den Knorpeldefekt nicht nur zu glätten wie bei der Chondroabrasion (s. o.), sondern zusätzlich auch den geschädigten subchondralen Knochen mithilfe des Shavers zu eröffnen und so die Produktion von Knorpelersatzgewebe zu stimulieren.

Osteochondrale Transplantation

Bei der osteochondralen Transplantation (OCT) wird gesunder Knorpel zusammen mit dem darunterliegenden Knochen – meist in einer offenen Operation – in den Bereich eines Knorpel- oder Knorpel-Knochen-Defekts verpflanzt. Dabei können die sog. Mosaikplastik nach Hangody und ggf. auch die homologe Transplantation zum Einsatz kommen.

Autologe Knorpelzelltransplantation

Die autologe Knorpelzelltransplantation (ACT) ist ein mehrschrittiges Verfahren, bei dem eine Gewinnung und Anzüchtung autologer Knorpelzellen und eine spätere programmierte Re-Implantation – klassischerweise als „normale" ACT oder als Matrix-gestützte autologe Chondrozytenimplantation (MACI) – im Mittelpunkt stehen. Zuvor wird der Defekt, ohne den subchondralen Knochen zu verletzen, mit einer Kürette von Knorpelresten befreit.

Als besonders vorteilhaft gilt heute die MACI. Dabei wird eine spezielle Trägersubstanz für die zu re-implantierenden Chondrozyten oder Stammzellen verwendet. Diese Matrix aus reinem Kollagen Typ I erlaubt nicht nur eine perfekte Platzierung der Zellen, sondern übernimmt nach der Implantierung auch eine Gerüstfunktion im Defekt.

Ein solches „maßgeschneidertes" Vlies unterstützt das Einwachsen mesenchymaler Zellen in den Defekt. Nach 2 Jahren ist das Regeneratgewebe meist nicht mehr vom umgebenden gesunden Knorpel zu unterscheiden.

Zu den Vorteilen der ACT zählen – neben der Versorgung der Läsion mit hyalinartigem Knorpel – u. a. die Möglichkeit der Anwendung bei Defekten > 3 cm^2 und die Wiederholbarkeit der Therapie. Hinzu kommen über 90 % gute bis sehr gute Ergebnisse. Allerdings wurde eine bis zu 30-prozentige Transplantathypertrophie bei klassischer ACT festgestellt. Nachteilig sind bei ACT oder MACI die hohen Kosten sowie die mindestens zwei notwendigen operativen Eingriffe.

Arthroskopische Knorpelzellentnahme zur Zellkultivierung für die ACT

Operationsprinzip Ziel des arthroskopischen Eingriffs ist es, intakten Knorpel zu entnehmen und damit die Basis für die spätere Züchtung und (offene) Re-Implantation zu schaffen.

Patientenaufklärung ➤ Kap. 11.5.2. Zudem muss der Patient darüber informiert werden, dass sich die entnommenen Zellen in seltenen Fällen nicht kultivieren lassen und während der Therapie eine weitere Operation zur Implantation der kultivierten Zellen notwendig ist.

Anästhesie und Lagerung des Patienten ➤ Kap. 11.5.3.

Instrumentarium Zusätzlich zur vollständigen Arthroskopieausstattung wird das zur Bergung von Knorpelzellen notwendige Einmalinstrumentarium benötigt: Dieses besteht u. a. aus einem stumpfen Trokar, einer sterilen Single-Use-Entnahme-Trephine und einem Hammer. Weiterhin muss das zur Aufbewahrung und Verschickung der Zellen notwendige Medium vorliegen.

Operationsschritte Die Entnahme des Knorpels im Rahmen der Knorpelzelltransplantation erfolgt arthroskopisch aus dem knorpelig bezogenen Randbereich der interkondylären Notch. Unter Visualisierung des Entnahmebereichs wird über einen zweiten Zugang die Entnahme-Trephine an der Notch angelegt. Es ist dabei sicherzustellen, dass die Trephine nur auf gesundem Gelenkknorpel platziert wird. Anschließend ist diese manuell in den Gelenkknorpel einzuschneiden. Beendet wird dieser Teilschritt, wenn die subchondrale Knochenlamelle erreicht ist.

Von da an muss die Trephine unter Verwendung eines Hammers (Achtung: nur leichte Schläge ausführen) sorgsam in den Knochen vorgetrieben werden. Ist die nötige Einschlagtiefe erreicht, kann der meist knapp 10 mm lange Knorpel-Knochen-Zylinder mithilfe von leichten Drehbewegungen aus der Knochenbasis entnommen werden. Die Trephine ist anschließend aus dem Gelenk zu entfernen.

Nach diesem Schema ist nach und nach die für die Züchtung erforderliche Anzahl an Knorpel-Knochen-Zylindern zu gewinnen. Am Ende werden die Explantate in die Transportfläschchen mit einer Nährlösung überführt.

Resümee

Zusammenfassend hat jedes der genannten Verfahren seine Berechtigung. Die Mikrofrakturierung sollte als First-Line-Therapie bei kleineren Defekten und jüngeren Patienten erfolgen. Gleiches gilt für die OCT bei mittleren und osteochondralen Defekten sowie für die ACT bei größeren Defekten. Letztere kann aber auch als Second-Line-Therapie zum Einsatz kommen.

11.6 Nachbehandlung und Komplikationen

Nachbehandlung (➤ Tab. 11.2)

Die Nachbehandlung der **arthroskopischen Chondroabrasion** und auch der **arthroskopischen Knorpelzellentnahme zur Zellkultivierung für die ACT** entspricht dem postoperativen Vorgehen nach einer partiellen Meniskusresektion (➤ 10.6).

Nach einer **arthroskopischen Mikrofrakturierung bzw. Abrasionsarthroplastik** (außer Patellarückfläche) muss das operierte Knie für 6 Wochen entlastet werden. Schon am OP-Tag kommt es zur Mobilisation des Patienten an zwei Unterarmgehstützen, am nächsten Tag beginnt dann die physiotherapeutische Therapie mit Isometrie- und Quadrizepstraining sowie aktivem Beugen und Strecken im Gelenk. Dabei kommt eine Continuous-Passive-Motion-Schiene (CPM-Schiene) zur passiven Mobilisation zum Einsatz. Ab dem 3. Tag sind u. a. Koordinations- und Propriozeptorentraining möglich. Nach 6 Wochen wird die Vollbelastung angestrebt.

Tab. 11.2 Nachbehandlung der arthroskopischen Mikrofrakturierung bzw. Abrasionsarthroplastik

Maßnahme	Empfehlung
Mobilisation	• Entlastung des operierten Knies für 6 Wochen, danach Vollbelastung angestrebt • Mobilisation beginnt bereits am OP-Tag an zwei Unterarmgehstützen • Ab 1. Tag postop. passive Mobilisation mit CPM-Schiene
Physiotherapie	• Ab 1. Tag postop. mit Isometrie- und Quadrizepstraining sowie aktivem Beugen und Strecken im Gelenk • Konditions- und Propriozeptorentraining ab dem 3. Tag postop. möglich

Komplikationen

Als seltene intraoperative Komplikationen bei der arthroskopischen Therapie von Knorpelläsionen sind zu nennen:

- Blutungen, die ohne Anwendung einer Blutsperre eine Behinderung der arthroskopischen Sicht nach sich ziehen können.
- Entwicklung eines Kompartmentsyndroms.
- Nervenschädigungen.

In Einzelfällen kann es OP-bedingt auch zu einer Vergrößerung der Knorpeldefekte kommen.

Zu den möglichen postoperativen Komplikationen gehören u. a. Infektionen des operierten Knies, Wundheilungsstörungen, Thrombose/Embolie, Blutungen und punktionswürdige Ergüsse.

Zudem sind speziell bei der ACT eine Transplantatablösung, eine Hypertrophie des Transplantats sowie Adhäsionen und Arthrofibrosen denkbar.

LITERATUR

Behrens P, Bitter T, Kurz B, Russlies M. Matrix-associated autologous chondrocyte transplantation/implantation (MACT/MACI) 5-year follow-up. Knee 2006;13(3):194–202

Brittberg M, Lindahl A, Nilsson A, et al. Treatment of deep cartilage defects in the knee with autologous chondrocyte transplantation. N Engl J Med 1994;331(14):889–95.

Curl WW, Krome J, Gordon ES, et al. Cartilage injuries: a review of 31,516 knee arthroscopies. Arthroscopy 1997;13(4):456–60.

Hangody L, Füles P. Autologous osteochondral mosaicplasty for the treatment of full-thickness defects of weight-bearing joints: ten years of experimental and clinical experience. J Bone Joint Surg Am 2003;85-A Suppl 2:25–32.

Steadman JR Rodkey WG Briggs KK. Microfracture to treat full-thickness chondral defects: surgical technique, rehabilitation and outcomes. J Knee Surg 2002;15:170–6.

KAPITEL

12 Kreuzbandläsionen

Johannes Zeichen

12.1 Anatomie

Das Kniegelenk ist das größte und am meisten beanspruchte Gelenk des menschlichen Körpers. Die Stabilität und Mobilität wird durch ein komplexes Zusammenspiel zwischen der Muskulatur (aktive Stabilisatoren) und Bändern (passive Stabilisatoren) gewährleistet. Das vordere und hintere Kreuzband sind die beiden zentralen passiven Führungselemente. Das vordere Kreuzband (VKB) verhindert ein Gleiten der Oberschenkelköpfe gegenüber dem Schienbein nach vorne, das hintere Kreuzband (HKB) nach hinten. Beide Kreuzbänder haben zusätzlich eine stabilisierende Funktion bei der Rotation.

Das VKB entspringt an den hinteren Anteilen des lateralen Femurkondylus, zieht schräg durch die Fossa intercondylaris und inseriert im Bereich der Eminentia intercondylaris in der Mitte des Tibiaplateaus (➤ Abb. 12.1).

Anatomisch sind drei Hauptfaserbündel beschrieben, ein anteromediales, ein posterolaterales und ein intermediäres Bündel. Diese sind schraubenförmig miteinander verwunden. Funktionell von Bedeutung sind aber nur das anteromediale und posterolaterale Bündel. Der stärkere Anteil ist das anteromediale Bündel, das als Leitbündel überwiegend in Beugung angespannt ist, das posterolaterale spannt sich in Streckung an [1].

Das HKB ist das kräftigste Band des Kniegelenks und bildet zusammen mit dem vorderen Kreuzband den sogenannten zentralen Pfeiler. Das HKB entspringt an der Innenfläche des medialen Femurkondylus und inseriert im hinteren

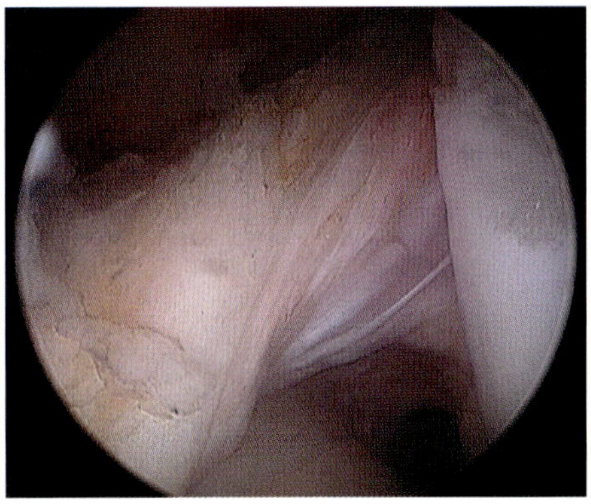

Abb. 12.1 Arthroskopisches Bild des linken Kniegelenks: vorderes Kreuzband. Schraubenförmige Verwindung des anteromedialen und posterolateralen Hauptfaserbündels. [M720]

Anteil der Fossa intercondylaris ca. 15 mm unterhalb des Gelenkniveaus. Das HKB besteht aus zwei funktionellen Bündeln: dem kräftigen anterolateralen (AL-)Bündel und einem schwächeren posteromedialen (PM-)Bündel. Das AL-Bündel ist bei 90° Beugung gespannt, das PM-Bündel ist in Streckung und maximaler Beugung gespannt.

12.2 Ätiologie und Pathophysiologie

Die Ruptur des vorderen Kreuzbands zählt zu den häufigsten Bandverletzungen. Typischerweise kann es durch eine Drehbewegung des Unterschenkels nach außen mit einem Valgusbeugungsstress oder durch eine Drehbewegung nach innen mit einem Varusbeugungsstress zu einer Ruptur kommen (➤ Tab. 12.1). Aber auch eine zu starke Hyperextension oder Hyperflexion kann ein Auslöser sein. Vielfach liegen Begleitverletzungen wie Risse der Seitenbänder oder Meniskusrisse vor. Verletzungen des Gelenkknorpels sind bei 16–46 % aller Rupturen des vorderen Kreuzbands beschrieben [2]. Bei einem **polytraumatisierten Patienten** mit u. a. Ober- und Unterschenkelfrakturen ist eine **Untersuchung der Kniegelenke** notwendig, da Rupturen häufig übersehen werden. Das vordere Kreuzband reißt statistisch gesehen etwa 10-mal häufiger als das hintere.

Rupturen des hinteren Kreuzbands sind im Vergleich zum vorderen Kreuzband seltene Verletzungen und werden häufig übersehen [3]. Ein typischer Unfallmechanismus ist der Sturz auf die Tuberositas tibiae. Bei PKW-Unfällen kann durch den Aufprall des Unterschenkels auf das Armaturenbrett das HKB reißen. Dies ist als „dashboard injury“ bekannt.

Klassifikation Man differenziert akute und chronische Kreuzbandverletzungen, deren Behandlungsstrategie unterschiedlich ist. Liegt eine VKB- oder HKB-Ruptur länger als 3 Monate zurück, wird sie als chronisch definiert.

Risikofaktoren Die Inzidenz einer VKB-Ruptur ist bei Frauen höher als bei Männern. Frauen haben eine 2- bis 8-mal höhere Verletzungsrate als Männer, die den gleichen Sport ausüben [4]. Neben der Sportart und dem Geschlecht wird zwischen intrinsischen und extrinsischen Risikofaktoren unterschieden. Zu den intrinsischen Faktoren (personenbezogen) gehören z. B. die genetische Prädisposition bzw. Anatomie, Trainingszustand (Fitness), neuromuskuläre Effekte oder hormonelle Faktoren. Dagegen werden z. B. die Bodenbeschaffenheit, das Wetter oder die Sportschuhe als extrinsische Risikofaktoren gewertet.

Tab. 12.1 Verletzungsmechanismen und mögliche Bandverletzungen am Kniegelenk

Verletzungsmechanismus	Betroffene Strukturen
Außenrotation/Abduktion	VKB, Innenband
Valgusstress	Innenband, posteromediales Schrägband, HKB, VKB
Varusstress	Außenband, VKB, HKB
Extension/Innenrotation	VKB
Hyperextension	VKB, HKB, Innen- und Außenband, hintere Kapsel
Hintere tibiale Translation	HKB, Innen- und Außenband

12.3 Klinisches Bild

Eine genaue Diagnostik ist unerlässlich, um das Ausmaß der Verletzung und eventueller Begleitverletzungen einschätzen und therapieren zu können. Nach der Anamnese ist eine **sorgfältige klinische Untersuchung** sämtlicher Kniegelenkstrukturen mit Stabilitätsprüfung der Seitenbänder, Kreuzbänder und Beurteilung der Menisken notwendig.

> **i** Das kontralaterale nichtverletzte Kniegelenk sollte immer mit untersucht werden.

Bei einer Vielzahl der Patienten kann ein blutiger Gelenkerguss vorliegen. Bei länger zurückliegendem Trauma gibt der Patient manchmal ein Unsicherheitsgefühl mit einem „Nachgeben“ („giving way“) oder einem „Nicht-kontrollieren-können“ des Unterschenkels an.

Zur Stabilitätsprüfung der Kreuzbänder sind verschiedene klinische Tests beschrieben.

12.4 Diagnostische Verfahren

12.4.1 Klinische Tests

Vorderes Kreuzband

Lachman-Test Der Untersucher legt sein gebeugtes Kniegelenk auf den Untersuchungstisch. Mit einer Hand fixiert er den Oberschenkel des Patienten auf seinem eigenen, umfasst den Unterschenkel kniegelenknah und zieht die Tibia nach vorne. Der Anschlagcharakter am Ende der vorderen Translation ist von entscheidender Bedeutung: Liegt ein fester Anschlag vor, sind meist noch Restfasern des vorderen Kreuzbands vorhanden; bei weichem Anschlag mit einer Ventralverschiebung > 10 mm ist von einer Ruptur des VKB auszugehen (➤ Abb. 12.2a).

Vorderer Schubladentest Der Untersucher sitzt auf den Füßen des Patienten. Das Kniegelenk ist 90° gebeugt. Mit beiden Händen wird der Schienbeinkopf umgriffen und nach vorne gezogen. Zusätzlich erfolgt eine Untersuchung mit außen- und innenrotiertem Fuß. Bei vermehrter Schublade in Außenrotation besteht der Verdacht auf eine anteromediale, bei vermehrter Schublade in Innenrotation auf eine anterolaterale Instabilität (➤ Abb. 12.2d).

Pivot-Shift-Test Das gestreckte Bein des Patienten wird vom Untersucher unter leichtem Valgusstress und Innenrotation gebeugt (➤ Abb. 12.2b, c). Der Test bewirkt in Beugung eine Reposition des zuvor nach anterolateral subluxierten Tibiakopfs. Beim akut verletzten Kniegelenk ist dieser Test oft nicht durchführbar.

Hinteres Kreuzband

i

Bei der klinischen Untersuchung des akut verletzten Kniegelenks ist auf Prellmarken über der Tuberositas tibiae oder Hämatome im Bereich der Fossa poplitea oder der posteromedialen/-lateralen Gelenkecke zu achten.

Spontane hintere Schublade In 90° Beugung wird die Stellung der Tuberositas tibiae verglichen. Wenn die Erhabenheit der Tuberositas tibiae aufgehoben ist, besteht der Verdacht auf einen hinteren Kreuzbandschaden (➤ Abb. 12.3).

Hinterer Schubladentest Die Durchführung erfolgt wie beim vorderen Schubladentest. In 90° Kniebeugung verschiebt der Untersucher den Unterschenkel nach hinten. Bei weichem Anschlag ist eine Ruptur des hinteren Kreuzbands anzunehmen. Auch sollte eine Untersuchung in Außenrotations- und Innenrotationsstellung des Fußes erfolgen. Bei vermehrter Schublade in Außenrotation besteht der Verdacht auf eine posterolaterale Instabilität, bei vermehrter Schublade in Innenrotation auf eine posteromediale Instabilität.

Aktiver Quadrizepstest Die Durchführung erfolgt bei 90° Beugung des Kniegelenks. Der Patient wird aufgefordert, den Quadrizeps anzuspannen. Bei einer HKB-Verletzung kommt es durch das Anspannen zu einer anterioren Translation des Tibiakopfs.

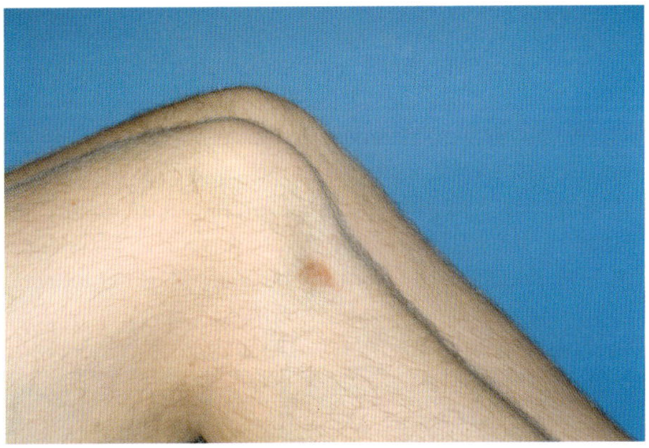

Abb. 12.3 Spontane hintere Schublade am rechten Kniegelenk, Prellmarke am Schienbeinkopf. [M720]

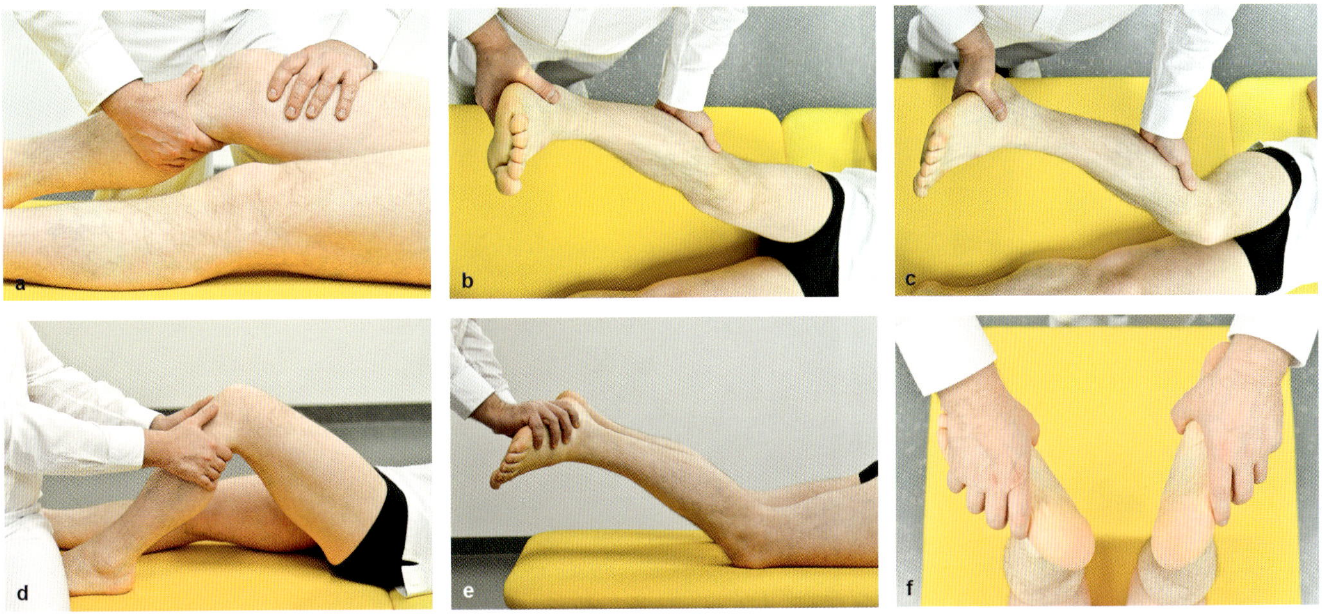

Abb. 12.2 Klinische Tests. **a** Lachmann-Test. **b** Pivot-Shift-Test: rechtes Knie, Ausgangsstellung. **c** Pivot-Shift-Test: Das rechte Kniegelenk wird unter leichtem Valgusstress und Innenrotation gebeugt. **d** Vorderer Schubladentest. **e** Dial-Test: Überprüfung der Außenrotation beider Beine in Bauchlage und 30° Kniebeugung. **f** Dial Test: bei 90° vermehrte Außenrotation des rechten Unterschenkels. Hinweis auf eine Verletzung der posterolateralen Bandstrukturen. [M720/M721]

Dial-Test In Bauchlage wird vom Untersucher der Fuß fixiert und nach außen rotiert. Dabei wird die maximale Außenrotation in 30° und 90° Beugung mit der Gegenseite verglichen (➤ Abb. 12.2e, f).

Als Kriterien für eine Läsion gelten: Ist eine vermehrte Außenrotation in 30° Beugung von > 15° im Vergleich zur Gegenseite vorhanden, so liegt häufig eine isolierte Verletzung der posterolateralen Bandstrukturen vor. Wenn in 90° Beugung eine Abweichung gegenüber der Gegenseite von > 15° vorliegt, ist von einer Verletzung des HKB und der posterolateralen Bandstrukturen auszugehen.

Jede Schublade ist eine hintere Schublade – bis zum Beweis des Gegenteils.

Instrumentelle Translationsmessungen

Um die subjektiven manuellen Untersuchungsergebnisse bei einer Kreuzbandruptur zu objektivieren, gibt es verschiedene apparative Messverfahren. Bei der Notfallversorgung akuter Bandverletzungen werden instrumentelle Messungen kaum angewendet. Die instrumentelle Messung dient in erster Linie der **Verlaufsbeobachtung** und als Diagnostikum bei erschwerter Untersuchbarkeit des Patienten. Seitenunterschiede größer als 3 mm sollten als pathologisch gewertet werden.

Tab. 12.2 Verletzte Bandstrukturen und Rotationsinstabilität

Rotationsinstabilität	Verletzte Bandstrukturen
Anteromediale Rotationsinstabilität	Mediales Seitenband, Kapselbänder, VKB, (Innenmeniskus)
Posteromediale Rotationsinstabilität	Mediales Seitenband, Kapselbänder, HKB
Anterolaterale Rotationsinstabilität	Laterales Seitenband, dorsolaterale Kapsel, VKB
Posterolaterale Rotationsinstabilität	Laterales Seitenband, dorsolaterale Kapsel, HKB

Bei Vorliegen begleitender Bandverletzungen können vier verschiedene Rotationsinstabilitäten unterschieden werden (➤ Tab. 12.2).

Die Feststellung einer Kreuzbandruptur kann am Unfalltag schwierig sein, weshalb bei klinischer Unsicherheit eine erneute Untersuchung innerhalb von 1 Woche nach dem Unfall durchgeführt werden sollte.

12.4.2 Bildgebung

Röntgen

Zum Ausschluss knöcherner Läsionen sind Röntgenaufnahmen des Kniegelenks in zwei Ebenen obligat. Die Röntgenaufnahmen können Hinweise auf das Vorliegen einer Bandruptur zeigen. Im seitlichen Röntgenbild kann eine Ergussbildung im Recessus suprapatellaris erkennbar sein. Die Impaktion des lateralen Femurkondylus auf Höhe der Linea terminalis, das sog. Sulkuszeichen, ist pathognomisch für eine Ruptur des VKB (➤ Abb. 12.4a). Ein weiteres Zeichen ist der anterolaterale knöcherne Kapselbandausriss am Tibiaplateau, die Segond-Fraktur (➤ Abb. 12.4b).

Des Weiteren können knöcherne Bandausrisse dargestellt werden. Wenn bei der klinischen Untersuchung der Verdacht auf eine hintere Kreuzbandruptur besteht, sollten gehaltene Aufnahmen angefertigt werden. Mit diesen Aufnahmen können Läsionen des hinteren Kreuzbands sicher diagnostiziert und quantifiziert werden.

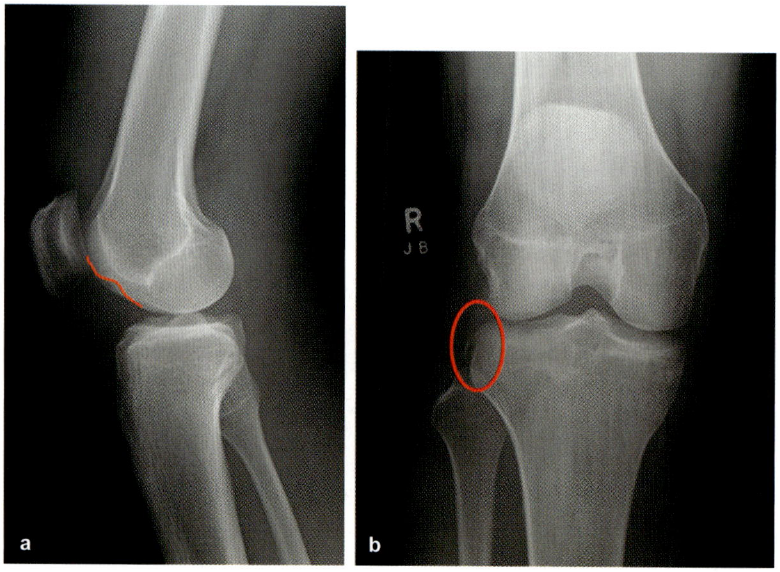

Abb. 12.4 **a** Seitliches Röntgenbild: Positives Sulkuszeichen am Femurkondylus. **b** Segond-Fraktur als Hinweis auf eine Ruptur des vorderen Kreuzbands. [M720]

Magnetresonanztomografie (MRT)

Sie ist die genaueste Methode zur Diagnostik von Bandläsionen. Außerdem können begleitende Meniskus- und Knorpelverletzungen dargestellt werden. Bei einer schräg sagittalen Schnittführung besteht eine hohe Sensitivität und Spezifität zur Erkennung von VKB-Rupturen. Dabei werden direkte und indirekte Zeichen unterschieden.

Direkte Zeichen einer VKB-Ruptur:

- Wellige Bandstruktur (➤ Abb. 12.5a)
- Verlust der Bandkontinuität
- Ausdünnung des Bands
- Fehlender Nachweis des Bands
- Fokale oder diffuse Signalveränderungen

Indirekte Zeichen einer VKB-Ruptur:

- Knochenödeme (➤ Abb. 12.5b)
- Abnormer Verlauf des VKB und des HKB
- Dorsalverlagerung des Außenmeniskus
- Ventralisierter Tibiakopf

Rupturen des HKB können in der MRT aufgrund von Veränderungen der Signalintensität und von strukturellen Veränderungen leicht erkannt werden.

Computertomografie

Eine Computertomografie sollte nur bei Voliegen von knöchernen Verletzungen angefertigt werden.

i

Nur eine sorgfältige klinische und radiologische Diagnostik bringt über die richtige Therapie gute Ergebnisse.

DIAGNOSTIK

- Klinische Untersuchung: Tests für vorderes und hinteres Kreuzband
- Röntgenaufnahmen des Kniegelenks in zwei Ebenen
- MRT zur Darstellung begleitender Meniskus- und Knorpelläsionen

12.5 Peri- und intraoperatives Vorgehen

12.5.1 Operationsprinzip und Indikation

Indikation

Vorderes Kreuzband Vor der operativen Versorgung einer isolierten vorderen Kreuzbandruptur müssen eine freie Beweglichkeit sowie eine Schmerzfreiheit vorliegen, und das Kniegelenk muss abgeschwollen sein. Krankengymnastische Übungsbehandlungen mit einem Propriozeptions- und Koordinationstraining sind empfehlenswert. Danach sollte eine Reevaluation erfolgen, um zu entscheiden, ob ein Ersatz des VKB erfolgen sollte. Dabei sollen subjektive und objektive Tests angewendet werden. Zu den objektiven Tests werden heutzutage u. a. verschiedene Sprungtests empfohlen.

Patienten, die eine symptomfreie Kniegelenkfunktion auch bei hohem Funktionsanspruch haben, werden als Coper bezeichnet. Patienten, die ihren Funktionsanspruch reduzieren und keine Instabilitätsepisoden oder andere klinische Zeichen haben, werden als Adapter bezeichnet. Copers und Adapters müssen aber regelmäßig kontrolliert werden. Nur bei den sog. Non-Copern, bei denen Instabilitätssymptome oder klinische Zeichen persistieren, ist der VKB-Ersatz sinnvoll [5].

Ein positiver Pivot-Shift-Test des nicht anästhesierten Patienten 3 Monate nach dem Trauma ist auch ein guter Indikator für die Notwendigkeit einer VKB-Ersatzplastik [6].

Die folgenden Punkte sollen **Empfehlungen** für den Entschluss zur Operation geben:

- Kinder und Jugendliche
- Junge und aktive Patienten
- Kombination von VKB-Ruptur und refixierbarer Meniskusläsion
- Kombinationsverletzungen mit VKB-Ruptur und einer weiteren Bandstruktur
- Patienten mit funktioneller Instabilität im täglichen Leben (Non-Coper)

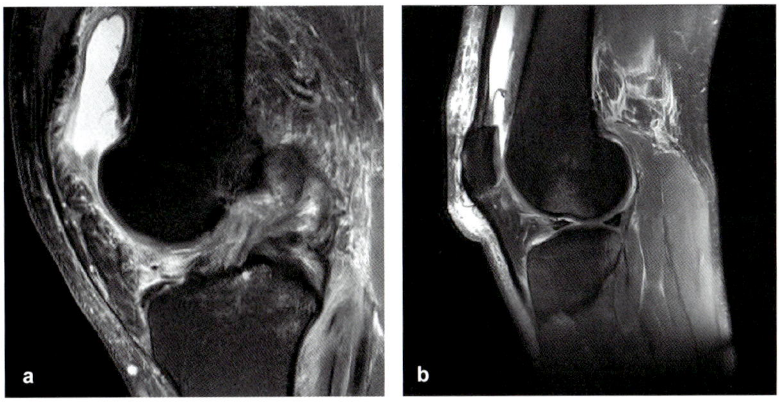

Abb. 12.5 MRT des rechten Kniegelenks. **a** Direktes Zeichen einer VKB-Ruptur: Wellige Bandstruktur. **b** Knochenödem am lateralen Femurkondylus und Tibiaplateau dorsal. [M720]

Tab. 12.3 Klassifikation der HKB-Ruptur nach Harner (Harner C. D., Höher J.: American Journal of Sports Medicine [Vol. 26, Issue 3], p. 12, copyright © 1998 by SAGE Publications, Reprinted by Permission of SAGE Publications.)

	A	B	C	D
Hintere Schublade	< 5 mm	5–10 mm	10–15 mm	> 15 mm
Hintere Schublade in Innenrotation	Abnehmend	Gleich bleibend	Gleich bleibend	Zunehmend
Varusinstabilität	--	--	+/–	+
Diagnose	Isoliert	Isoliert	Kombiniert	Kombiniert
Therapieempfehlung	Physiotherapie	OP, wenn symptomatisch	OP	OP

Bei Vorliegen eines eingeklemmten, nicht reponierbaren Meniskusrisses ist eine **sofortige arthroskopische Intervention** notwendig. Ansonsten wird der Operationszeitpunkt individuell festgelegt.

Hinteres Kreuzband Eine isolierte HKB-Ruptur mit einer Schublade < 10 mm kann konservativ behandelt werden. Eine operative Therapie wird bei einem knöchernen Ausriss, einer hinteren Schublade > 10 mm und bei Begleitverletzungen empfohlen [7]. Die Kombination aus klinischer und radiologischer Einteilung nach Harner [8] gibt eine stadienabhängige Therapieempfehlung (➤ Tab. 12.3).

Operationsprinzip

Zum Ersatz des VKB sind eine Vielzahl verschiedener operativer Techniken beschrieben worden. Für den operativen Ersatz des vorderen Kreuzbands haben sich die arthroskopischen Techniken mit autologen Sehnentransplantaten durchgesetzt. Zwei Sehnentransplantate dominieren heutzutage: das BTB-Transplantat (Bone-Tendon-Bone) aus dem mittleren Patellarsehnendrittel und die Hamstring-Sehnen (Semitendinosussehne, Gracilissehne). Es bestehen unterschiedliche Vor- und Nachteile beider Sehnentransplantate (➤ Tab. 12.4).

Man unterscheidet zwischen zwei verschiedenen Fixationsprinzipien: entweder einer Knochen-Knochen-Fixation oder einer Sehnen-Knochen-Fixation. Bei beiden Verfahren werden entweder Interferenzschrauben oder bioresorbierbare Materialien verwendet. Ebenso kann das Transplantat fremdmaterialfrei (Press-fit) verankert werden [9]. Es gibt verschiedene Verankerungskonzepte:

- Indirekte gelenkferne Verankerung
- Gelenknahe Verankerung
- Transversale oder transfemorale Fixation
- Hybridfixation
- Implantatfreie Verankerung

Des Weiteren muss festgelegt werden, ob eine Einzelbündel- oder Doppelbündeltechnik angewendet wird. Mit der Doppelbündeltechnik wird versucht, dem anatomischen Aufbau des Kreuzbands nahezukommen. Diese Technik wird vor allem beim Ersatz des vorderen Kreuzbands angewendet. Es gibt verschiedene Vor- und Nachteile (➤ Tab. 12.5) [10].

Tab. 12.4 Vor- und Nachteile der Hamstring- und Patellarsehne

Sehne	Vorteile	Nachteile
Hamstring-Sehne	• Kleiner Hautschnitt • Streckapparat bleibt intakt • Keine Probleme im Bereich der Patellaspitze und der Tuberositas tibiae • Rekonstruktion der anatomischen Bündelstrukturen möglich • Hohe initiale Reißfestigkeit	• Störung der Innenrotation • Weichteilhämatom nach Entnahme • Schwächung der Agonisten • Aufwendige Nahtpräparation • Länger dauernde ossäre Transplantatintegration
Patellarsehne	• Variierbare Transplantatbreite • Leichte Entnahmetechnik • Primär feste Verankerung • Aktive Innenrotation bleibt erhalten • Schwächung der Antagonisten • Meist einfach zu revidieren	• Traumatisierende Entnahme • Störung des Streckapparats • Anteriorer Knieschmerz • Probleme beim Hinknien • Gefahr der Patellafraktur • Gefahr des Restsehnenrisses

Tab. 12.5 Vorteile und Nachteile der Doppelbündelrekonstruktion (Mit freundlicher Genehmigung von Springer Science + Business Media: Petersen W., Zantop T.: Doppelbündel- vs. Einzelbündelrekonstruktion, Arthroskopie, 2010, 23 [1]: 30–39)

Vorteile	Nachteile
Bessere Wiederherstellung der a. p.-Stabilität in klinischen und biomechanischen Studien	Doppeltes Risiko der Kanalfehlpositionierung
Bessere Wiederherstellung der Rotationsstabilität in klinischen und biomechanischen Studien	Schwierige Revisionen bei Fehlpositionierung
Besserer Sehnen-Knochen-Kontakt (Hypothese)	Längere Operationszeit
	Höhere Implantatkosten

12.5.2 Patientenaufklärung

Die Patienten werden über allgemeine Risiken und spezifische Komplikationen aufgeklärt. Allgemeine Risiken sind u.a. Blutung, Wundinfektion, Störung der Wundheilung, Thrombosen und Verletzung von Gefäßen und Nerven. Wichtig ist es auch mit dem Patienten über die unten aufgeführten spezifischen Komplikationen zu sprechen. Des Weiteren sollen die Patienten über die lange Nachbehandlungsdauer informiert werden.

! AUFKLÄRUNGSPUNKTE

- Allgemeine chirurgische Komplikationen
- Bewegungseinschränkungen (Arthrofibrose)
- Transplantatversagen
- Tunnelerweiterungen
- Septische Arthritis
- Lange Nachbehandlungsdauer

Bei Ersatz mit einem Patellarsehnentransplantat:

- Patellaspitzenproblem
- Patellafraktur
- Reststrecksehnenriss
- Hoffa-Hernie
- Schmerzen beim Hinknien oder beim Beugen des Knies

12.5.3 Anästhesie und Lagerung des Patienten

Der operative Eingriff kann entweder in Vollnarkose oder Regionalanästhesie durchgeführt werden. Im Operationssaal wird der Patient in Rückenlage gelagert. Das zu operierende Bein kann in einem elektrischen Beinhalter gelagert werden (➤ Abb. 12.6). Es ist zu beachten, dass eine ausreichende Beweglichkeit besteht.

Die Operation sollte in Blutleere oder Blutsperre durchgeführt werden.

i Vor Durchführung des operativen Eingriffs ist die Untersuchung der Stabilität in Narkose obligat.

12.5.4 Instrumentarium und Operationsvorbereitung

Abhängig von den Fixationsprinzipien und Verankerungskonzepten werden unterschiedliche Instrumente benötigt (➤ Abb. 12.7). Dazu zählen unter anderem eine Bohrmaschine, Bohrdrähte, kanülierte Bohrer mit unterschiedlichen Durchmessern, Bohrschutzhülsen, ein femorales und ein tibiales Zielgerät. Für die Präparation der Hamstring-Sehnen ist ein Sehnenstripper (offen oder geschlossen), ein Sehnenstärkemesser und ein Sehnenboard notwendig. Abhängig vom Verankerungskonzept können weitere Instrumente wie z.B. ein Setzgerät, Meißel, Tensiometer, Fadenmanipulierzange und verschiedene Schraubendreher gebraucht werden. Klemmen, Nadelhalter, Pinzetten und verschiedene Fäden sollen auf dem Instrumentiertisch liegen.

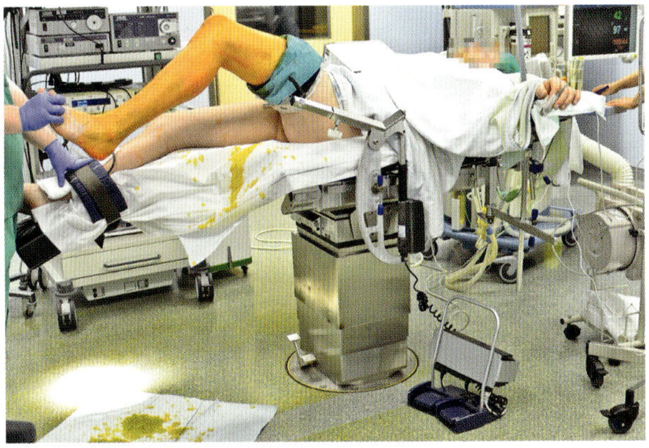

Abb. 12.6 Lagerung des Patienten: Das linke Bein wird in einem elektrischen Beinhalter mit angelegter Blutsperre am Oberschenkel gelagert. [M720/M721]

12.5.5 Operationsschritte

Pitfalls bei der Operation

- Falsche Platzierung der Bohrkanäle
- Misslungene Fixierung
- Transplantatimpingement

Falsche Positionierung des Transplantats:

- Ein femoral zu weit ventral positioniertes Transplantat wird in Beugung überbelastet (Beugedefizit).
- Ein femoral zu weit dorsal („over the top") positioniertes Transplantat führt zu Instabilität in Beugung und Überlastung in Streckung (Streckdefizit).
- Ein tibial zu weit ventral positioniertes Transplantat wird in Beugung überbelastet und durch das sog. „Notch-Impingement"in Streckung geschädigt.
- Ein tibial zu weit dorsal positioniertes Transplantat führt zu Überbelastung in Streckung.

Im Folgenden wird der typische Ablauf eines Ersatzes des vorderen Kreuzbands durch eine Semitendinosussehne in **Einzelbündeltechnik und Hybridfixation** dargestellt.

Zunächst erfolgt der arthroskopische diagnostische Rundgang. Dabei werden Begleitverletzungen (z.B. Meniskusverletzungen) mitbehandelt. Die Sehnenentnahme kann entweder vor der Arthroskopie oder nach dem Rundgang erfolgen.

Die Semitendinosussehne wird palpatorisch am Tibiakopf medial identifiziert. Sie liegt immer unterhalb der gut zu tastenden Gracilissehne. Zur Entnahme der Sehne ist ein 3–4 cm

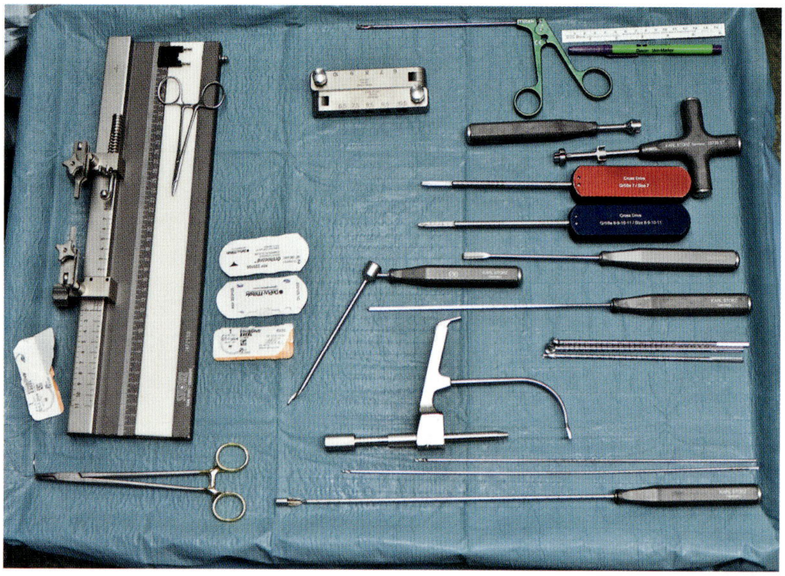

Abb. 12.7 Benötigtes Instrumentarium zum Ersatz des vorderen Kreuzbands. [M720/M721]

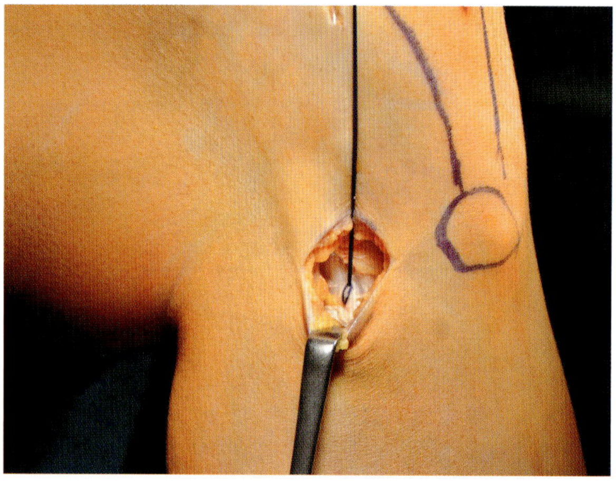

Abb. 12.8 Anschlingen der Semitendinosussehne mit dem Faden nach Präparation. [M720/M721]

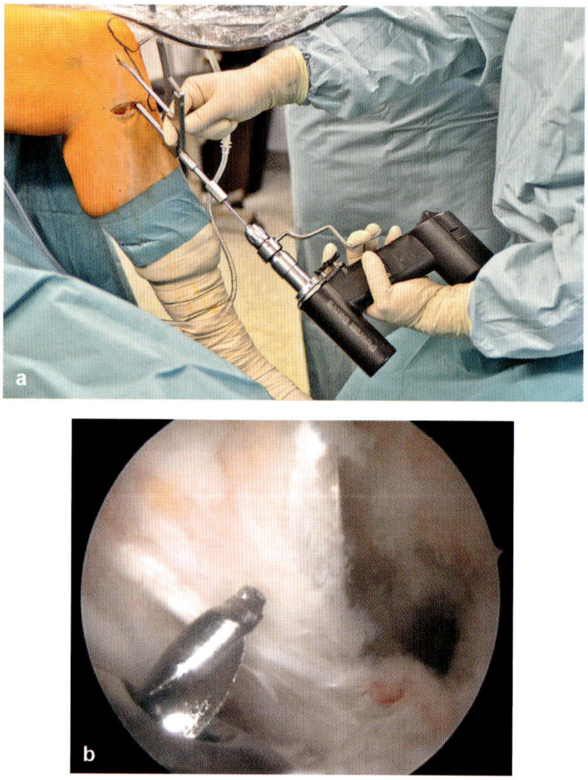

Abb. 12.9 Tibiale Bohrung. **a** Nach Anlage des tibialen Zielgeräts Vorbohren des Führungsdrahts tibial. **b** Arthroskopisches Bild des tibialen Führungsdrahts. [a: M720/M721; b: M720]

langer Hautschnitt neben der Tuberositas tibiae notwendig. Nach Inzision der Faszie erfolgt die Darstellung der Semitendinosussehne. Diese kann mit einem Faden armiert werden (➤ Abb. 12.8). Die Sehne wird dann mit einem Sehnenstripper entnommen. Das Transplantat wird auf einem separaten Tisch vorbereitet. Die Sehne wird häufig als 3- bis 4-facher Mehrfachstrang verwendet. Arthroskopisch wird der tibiale Bohrkanal angelegt. Dazu gibt es verschiedene Orientierungspunkte: der VKB-Stumpf, das HKB (die dorsale Begrenzung des VKB soll 7 mm vor dem HKB liegen) und die direkte Verlängerung der Hinterkante des Außenmeniskusvorderhorns. Mit einem Zielgerät wird ein Zieldraht für den tibialen Bohrkanal platziert (➤ Abb. 12.9). Nach Platzierung des Zieldrahts wird dieser zunächst mit einem 4,5 mm kanülierten Bohrer und anschließend mit einem Kopfbohrer, der dem Durchmesser des Transplantats angepasst ist, überbohrt.

Der femorale Bohrkanal soll über das anteromediale Portal angelegt werden. Dabei muss das Kniegelenk maximal gebeugt werden. Zur Orientierung in der Fossa intercondylaris werden das Dach und die laterale Notchwand in Uhrzeiten eingeteilt. Hierbei sollte der femorale Tunnel beim rechten Knie im Bereich 10:00–10:30 Uhr, beim linken Knie

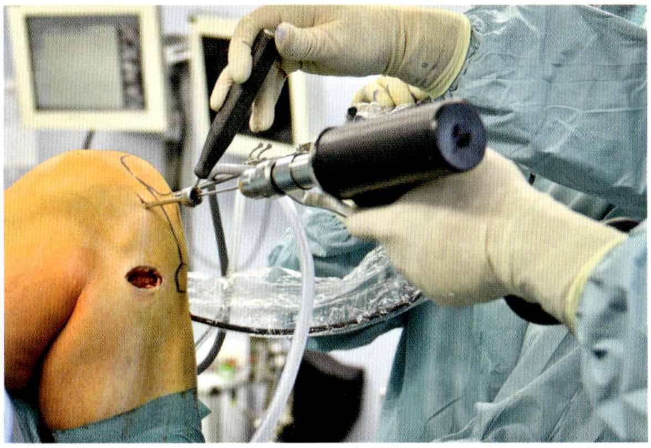

Abb. 12.10 Der femorale Bohrkanal wird über das anteromediale Portal angelegt. In maximaler Kniebeugung wird der femorale Führungsdraht über einen Abstandshalter gebohrt. [M720/M721]

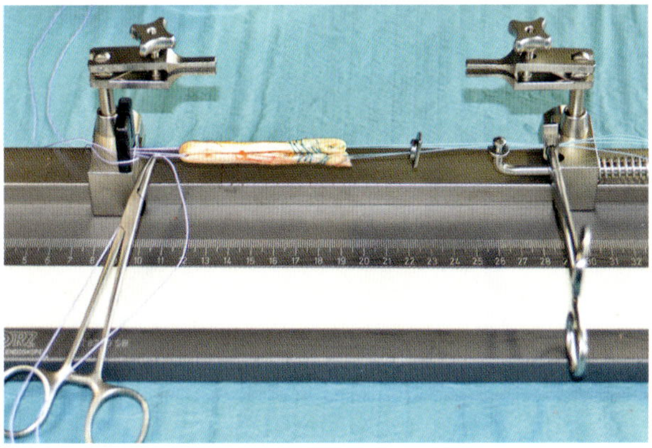

Abb. 12.11 Semitendinosustransplantat (Vierfach-Strang). [M720/M721]

zwischen 1:30–2:00 Uhr mit einem Zieldraht positioniert werden. Die Lage des femoralen Zieldrahts sollte immer kontrolliert werden. Da mit dem Arthroskop, welches anterolateral eingebracht ist, die Übersicht über den lateralen Femurkondylus nur unzureichend ist, sollte das Arthroskop über das mediale Portal eingebracht und so die Zieldrahtlage kontrolliert werden. Unter Zuhilfenahme von sog. Abstandshaltern kann der femorale Bohrkanal angelegt werden (➤ Abb. 12.10).

Der Zieldraht wird mit einem 4,5 mm kanülierten Bohrer überbohrt, und eine Längenmessung des Bohrkanals durchgeführt. Die Bohrungstiefe für die Transplantataufnahme wird nach Gesamtlängenmessung festgelegt. Zur gewünschten Einzugslänge muss eine Flipstrecke von 7 mm addiert werden. Mit einem Kopfraumbohrer wird ein Kanal mit der ermittelten Tiefe und mit dem Transplantatdurchmesser gebohrt. Über den Führungsdraht wird ein Haltefaden vom anteromedialen Portal nach femoral ausgeleitet und in den tibialen Bohrkanal durchgezogen. Das Transplantat wird von tibial nach femoral durchgezogen (➤ Abb. 12.11; ➤ Abb. 12.12).

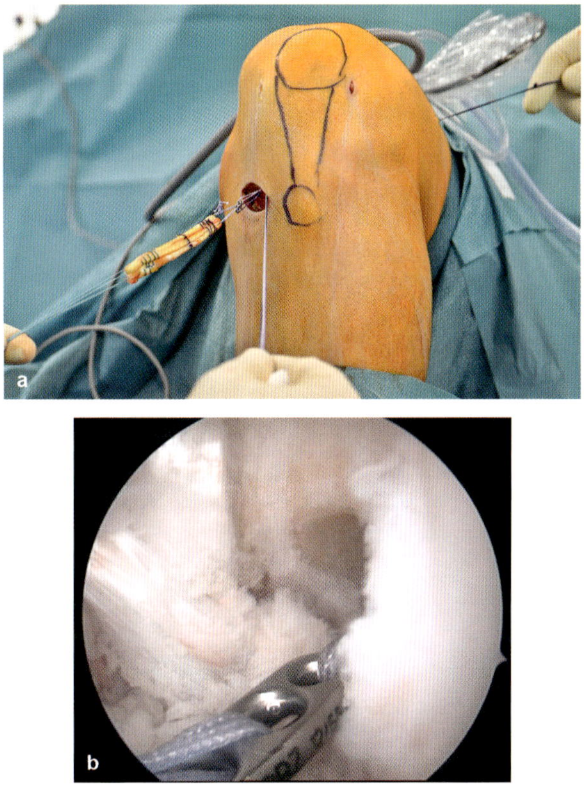

Abb. 12.12 Einbringen des Transplantats. **a** Durchziehen des Transplantats über einen Haltefaden von tibial nach femoral. **b** Intraartikuläre Lage des Transplantats. [a: M720/M721; b: M720]

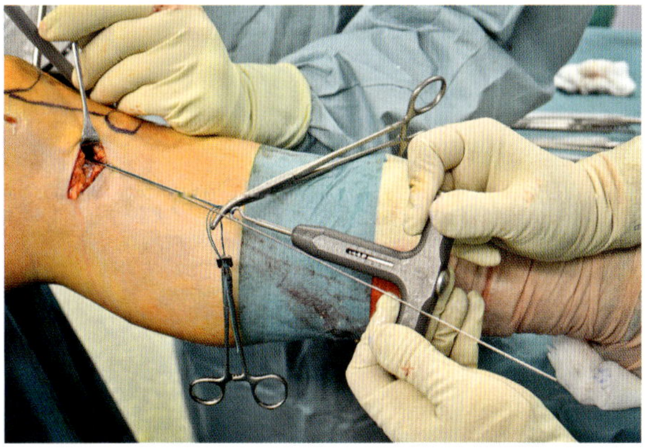

Abb. 12.13 Tibiale Fixierung des Transplantats. Anspannen der Haltefäden mit einem Spannungsmessgerät. [M721]

Bei der **Hybridfixation** wird zunächst der Endobutton geflippt. Danach wird mit einem Meißel eine Knochenschuppe oberhalb des Tunnels abpräpariert und in Richtung des Transplantats mobilisiert. Der entstandene Spalt wird mit einer bioresorbierbaren Interferenzschraube aufgefüllt. Vor der tibialen Fixierung ist die freie interkondyläre Transplantatlage – insbesondere in maximaler Streckstellung, aber auch in Beugung – zu prüfen. Zur Fixierung tibial wird das Kniegelenk 20° gebeugt. Die Haltefäden tibial werden mit einem Spannungsmessgerät mit 80 N gespannt (➤ Abb. 12.13).

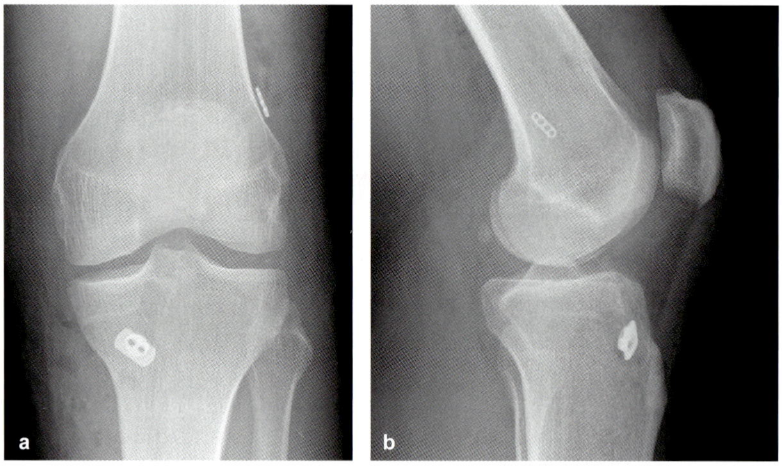

Abb. 12.14 Postoperative Röntgenaufnahmen des Kniegelenks. **a** a.p.-Projektion. **b** Seitliche Projektion. [M720]

Das Transplantat wird mit einer biodegradierbaren Interferenzschraube fixiert. Eine zusätzliche tibiale Sicherung des Transplantatendes erfolgt über einen Fixierungsknopf, z. B. Endotack (➤ Abb. 12.14). Eine Redon-Drainage sollte intraartikulär eingebracht werden. Es erfolgt der schichtweise Wundverschluss. Am Ende des operativen Eingriffs wird das Kniegelenk in einer Streckschiene gelagert.

i

Die **richtige Positionierung der Bohrkanäle** ist der wichtigste Faktor für eine optimale VKB-Rekonstruktion.

12.6 Nachbehandlung und Komplikationen

Nachbehandlung (➤ Tab. 12.6)

Die Nachbehandlung ist ein wichtiger Bestandteil des Gesamtergebnisses. Dabei sind neben dem verwendeten Transplantat die gewählte Fixationstechnik, individuelle Patientenparameter, aber auch Begleitschäden zu berücksichtigen. Es wird eine dosierte, individuell abgestimmte Therapie empfohlen.

Beim **vorderen Kreuzband** wird das Rehabilitationsprogramm in verschiedene Phasen unterteilt. In Phase 1 ist das Ziel, ein vollständiges Abschwellen des Kniegelenks zu erreichen. Die Phase 2 umfasst die ersten 2 postoperativen Wochen und zielt auf die Wundheilung, die sofortige Erlangung der vollen Streckung, das Abschwellen des Knies und die muskuläre Kontrolle des Beins ab. In der Phase 3 (3.–5. Woche) lernt der Patient einen normalen Gang, forciert die Beugung und kehrt allmählich zu den Alltagsaktivitäten zurück. Die Phase 4 dient der Vorbereitung der Wiederaufnahme sportlicher Aktivitäten. Eine Orthesenbehandlung des betroffenen Kniegelenks ist nicht unbedingt notwendig. Sie ist

Tab. 12.6 Nachbehandlung schematisch

Maßnahme	Empfehlung
Orthese	• Klettverband für max. 48 h, danach bis 6. Woche Orthese (Don-Joy 0°–0°–90°) • 7. und 8. Woche: Orthese ohne Bewegungseinschränkung nur bei größeren Belastungen
Perioperative Therapie/ Medikation	• Postop. intensive Kryotherapie (Eis) • Ggf. Lymphdrainage • Antiphlogistikum bei Bedarf
Physiotherapie	• 1. Woche: Teilbelastung mit 15 kg • 2. und 3. Woche: Teilbelastung mit 30 kg • 4.–6. Woche: halbes Körpergewicht • Ab 7. Woche: Übergang zur Vollbelastung
Bewegungsausmaß	• 1.–6. Woche: Extension/Flexion 0°–0°–90° • Ab 7. Woche: freies Bewegungsausmaß anstreben

jedoch hinsichtlich Feedback und Einhalten eines Beugelimits vorteilhaft. Eine Teilbelastung sollte für 2 Wochen erfolgen [11].

Evidenzbasierte Angaben zu Trainingsformen, Art und Anzahl der durchzuführenden Übungen und dem Zeitpunkt der Rückkehr zu kniegelenkbelastenden Sportarten sind bei fehlenden kontrollierten Studien nicht möglich und liegen im Ermessen des jeweiligen Operateurs, der Inhalt und Art der postoperativen Krankengymnastik und der Rehabilitation in Kenntnis des Operationsbefunds und des Heilverlaufs festlegen muss. Wert zu legen ist auf die Schulung der Koordination und der Propriozeption. Für kniegelenkbelastende Sportarten sind Rehabilitationszeiträume von bis zu 12 Monaten nicht unüblich.

Die Nachbehandlung nach einem HKB-Ersatz erfolgt im Gegensatz zum VKB-Ersatz sehr zurückhaltend. Die Beweglichkeit wird bis zur 6. postoperativen Woche nur passiv beübt, ab der 7. Woche sind aktive Bewegungsübungen erlaubt. Die Übungen sollen in Bauchlage erfolgen. Eine Orthesenbehandlung ist indiziert. Bis zur 7. Woche sollte eine Teilbelastung erfolgen, ab der 7. Woche ist eine Vollbelastung möglich.

Komplikationen

Beim Bohren des femoralen Tunnels kann es zu Verletzungen des Knorpels am medialen Femurkondylus kommen. **Tunnelfehllagen** dominieren in 70–80 % der Fälle als Ursache des Scheiterns der VKB-Ersatzplastik. Unter Isometriegesichtspunkten scheint die exakte Positionierung des femoralen Bohrkanals wichtiger zu sein als die des tibialen Kanals [12].

Bewegungseinschränkungen im postoperativen Verlauf können durch Arthrofibrose bedingt sein. Man unterscheidet eine primäre und sekundäre Form. Während die Ursache der primären Arthrofibrose unklar ist, ist die sekundäre Form meist Folge eines mechanischen Problems, z. B. eines falsch platzierten Transplantats. Weitere Komplikationen können eine Infektion, eine Tunnelerweiterung oder ein Transplantatversagen sein.

LITERATUR

[1] Teske W, Anastisiadis A, Lichtinger T et al. Ruptur des vorderen Kreuzbandes. Orthopäde 2010;39:883–900.
[2] Brophy RH, Zeltser D, Wright RW, Flanigan D. Anterior cruciate ligament reconstruction and concomitant articular cartilage injury: incidence and treatment. Arthroscopy 2010;26:112–20.
[3] Schulz MS, Russe K, Weiler A et al. Epidemiology of posterior cruciate ligament injuries. Arch Orthop Trauma Surg 2003;123(4):186–91.
[4] Arend E, Dick R. Knee injury patterns among men and women in collegiate basketball and soccer; NCAA data and review of the literature. Am J Sports Med 1995;23:694–701.
[5] Diemer F, Sutor V. Drei Wege nach dem Riss – Höchstleistung ohne Kreuzband. Physiopraxis 2012;10:40–3.
[6] Kostogiannis I, Ageberg E, Neumann P et al. Clinically assessed knee joint laxity as a predictor for reconstruction after an anterior cruciate ligament injury. Am J Sports Med 2008;36:1,528–33.
[7] Weiler A, Schmeling A, Jung TM. Management der akuten HKB-Verletzung. Arthroskopie 2006;19: 229–42
[8] Harner C, Höher J. Evaluation and treatment of posterior cruciate ligament injuries. Am J Sports Med 1998;26:471–82.
[9] Scheffler SU, Petersen W, Weiler A. Fixation von Kreuzbandtransplantaten. Arthroskopie 2007;20:105–14.
[10] Petersen W, Zantop T. Doppelbündel- vs. Einzelbündelrekonstruktion. Arthroskopie 2010;23: 30–9.
[11] Andersson D, Samuelsson K, Karlsson J. Treatment of anterior cruciate ligament injuries with special reference to surgical technique and rehabilitation: an assessment of randomized controlled trials. Arthroscopy 2009;25:653–85.
[12] Trojani C, Sbihi A, Djian P et al. Causes for failure of ACL reconstruction and influence of meniscectomies after revision. Knee Surg Sports Traumatol Arthrosc 2011;19:196–201.

KAPITEL

13 Knorpelläsionen und freie Gelenkkörper des oberen Sprunggelenks

Ulf G. Leichtle und Nikolaus Wülker

13.1 Anatomie

Arthroskopische Operationen am oberen Sprunggelenk sind zwischenzeitlich Routineeingriffe, sie erfordern jedoch eine genaue Kenntnis der anatomischen Strukturen, um die arthroskopischen Portale exakt platzieren zu können und somit eine optimale Manövrierfähigkeit in diesem relativ kleinen Gelenk zu erreichen (➤ Abb. 13.1).

Die Sprunggelenksgabel wird durch Tibia und Fibula gebildet und durch die Syndesmose stabilisiert.

Die Syndesmose besteht aus vier Anteilen: Lig. tibiofibulare interosseum, Lig. tibiofibulare anterius, Lig. tibiofibulare posterius und Lig. tibiofibulare transversum. Verletzungen der Syndesmose, wie sie z. B. bei der Weber-C-Fraktur auftreten, erfordern eine konsequente Therapie, da die Syndesmose für die Gelenkkongruenz und Biomechanik von entscheidender Bedeutung ist.

Neben der Gelenkkapsel und dem Innenbandapparat ist vor allem der verletzungsanfällige Außenbandapparat für eine stabile Artikulation im oberen Sprunggelenk wichtig. Das Außenband setzt sich aus drei Bandanteilen zusammen: Lig.

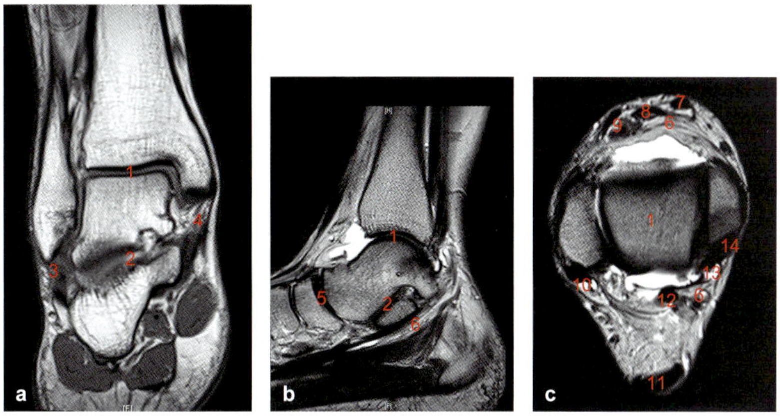

Abb. 13.1 Anatomie des oberen Sprunggelenks (im MRT): **1** oberes Sprunggelenk, **2** unteres Sprunggelenk, **3** Außenbandapparat, **4** Innenbandapparat, **5** Talonavikulargelenk, **6** Gefäß-Nerven-Bündel, **7** Tibialis-anterior-Sehne, **8** Extensor-hallucis-longus-Sehne, **9** Extensor-digitorum-longus-Sehne, **10** Peroneus-longus-Sehne, **11** Achillessehne, **12** Flexor-hallucis-longus-Sehne, **13** Flexor-digitorum-longus-Sehne, **14** Tibialis-posterior-Sehne. [M722]

fibulotalare anterius, Lig. fibulotalare posterius und Lig. fibulocalcaneare. Außenbandrupturen zählen zu den häufigsten Verletzungen des oberen Sprunggelenks und werden heutzutage in der Regel primär konservativ behandelt. Eine chronische relevante Außenbandinstabilität mit einer meist assoziierten Supinationsneigung wird u. a. für die Entstehung einer Osteochondrosis dissecans verantwortlich gemacht und sollte ggf. chirurgisch im Sinne einer Bandplastik adressiert werden.

Das dorsal und kaudal des Innenknöchels verlaufende Gefäß-Nerven-Bündel mit der A. und V. tibialis posterior sowie dem N. tibialis ist der Grund dafür, dass auf einen posteromedialen Zugang bei der Arthroskopie des Sprunggelenks in der Regel verzichtet wird. Der N. fibularis profundus sowie die A. und V. tibialis anterior verlaufen lateral der Tibialis-anterior-Sehne und liegen der ventralen Gelenkkapsel nahezu auf. Dies sollte insbesondere bei umfangreichen Synovektomien und Arthrolysen berücksichtigt werden.

Bei arthroskopischen Eingriffen am oberen Sprunggelenk ist insbesondere der ventrolateral verlaufende N. fibularis superficialis gefährdet. Generell sollte deshalb bei der Anlage der Portale lediglich die Haut inzidiert und stumpf ins Gelenk vorpräpariert werden.

Anatomische Variationen

Als anatomische Varianten finden sich im Bereich des oberen Sprunggelenks verschiedene meist klinisch asymptomatische akzessorische Knochen bzw. knöcherne Ausziehungen. Hierbei sind insbesondere das Os trigonum (➤ Abb. 13.2a), das Os tibiale externum (➤ Abb. 13.2b) sowie das Os naviculare cornutum (➤ Abb. 13.2c) zu nennen. Während das Os trigonum nur in Ausnahmefällen klinische Beschwerden bereitet, können insbesondere bei einer zusätzlichen Knick-Senkfuß-Deformität über einem Os tibiale externum oder einem Os naviculare cornutum lokale Druckbeschwerden durch die knöcherne Prominenz bestehen, was ggf. eine Resektion des akzessorischen Knochens bzw. des Überbeins notwendig machen kann.

13.2 Ätiologie und Pathophysiologie

Knorpelschäden am oberen Sprunggelenk können traumatischen, degenerativen oder rheumatologischen Ursprungs sein. Auch Infektionen sowie Erkrankungen wie Gicht können die Entstehung eines Knorpelschadens begünstigen. Darüber hinaus werden chronische Instabilitäten mit einer rezidivierenden Supinationsneigung für die Entstehung von Knorpel-Knochen-Defekten/einer Osteochondrosis dissecans verantwortlich gemacht. Die Ursachenforschung steht am Beginn der Behandlung, um ggf. auch eine notwendige Therapie der Grunderkrankung einleiten zu können.

Größere Knorpelschäden (chondrale Läsion) und Knorpel-Knochen-Schäden (osteochondrale Läsionen/Osteochondrosis dissecans) am oberen Sprunggelenk sind häufig medial, jedoch auch gelegentlich lateral, im Bereich der Talusschulter und nur sehr selten an der Tibia zu beobachten. Zunächst ist wichtig, zu evaluieren, ob es sich um eine reine Knorpelschädigung oder eine Knorpel-Knochen-Schädigung/Osteochondrosis dissecans handelt. Die Ausprägung der Knorpel- bzw. Knorpel-Knochen-Schädigung determiniert die weitere Behandlung und sollte exakt festgelegt und im OP-Bericht dokumentiert werden.

Hierzu sind in der Literatur verschiedene Einteilungen beschrieben [1–6]. Neben der allgemeinen Outerbridge-Klassifikation (➤ Tab. 13.1, [1]) finden u. a. die Klassifikationen von Cheng und Ferkel [2] sowie von Berndt und Harty [3] und vor allem die Stadieneinteilung der International Cartilage Repair Society (ICRS) klinisch Verwendung (➤ Tab. 13.2). Die Autoren bevorzugen zur Beschreibung von Knorpelschäden die Outerbridge-Klassifikation.

Neben der Evaluation der Knorpelschädigung als solche ist eine sorgfältige Begutachtung eventueller Begleitpathologien von entscheidender Bedeutung. Nicht selten ist eine weichteilig oder knöchern bedingte Impingementsymptomatik am oberen Sprunggelenk zu beobachten. Die Ursache hierfür können u. a. freie Gelenkkörper, Osteophyten, Meniskoide, Synoviazotten und Vernarbungen sein [6].

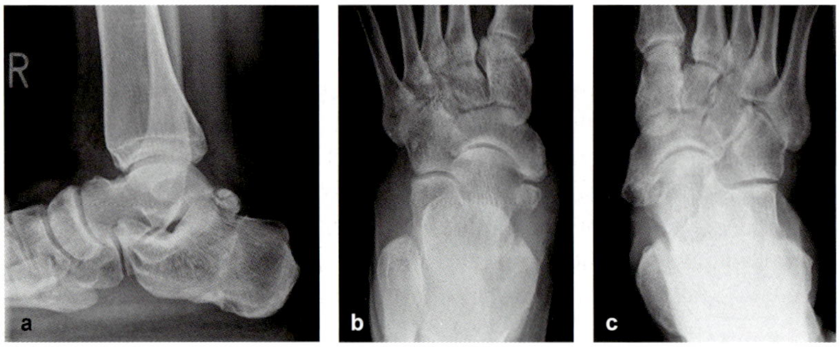

Abb. 13.2 Anatomische Varianten: **a** Os trigonum. **b** Os tibiale externum. **c** Os naviculare cornutum. [M722]

13.3 Klinisches Bild

Die klinische Beschwerdesymptomatik ist oft unspezifisch und schwer einzuordnen. Häufig werden belastungsabhängige und gelegentlich auch Ruhe- und Nachtschmerzen meist ventral über dem OSG angegeben. Manche Patienten beschreiben auch rezidivierende Schwellungen und Einklemmungserscheinungen.

13.4 Diagnostische Verfahren

Bei der **klinischen Untersuchung** finden sich häufig Druckschmerzen über dem Gelenkspalt und/oder im Bereich des Innen- und Außenknöchels sowie Bewegungseinschränkungen. Es sollten immer auch die Stabilität (Talusvorschub und Aufklappbarkeit) und der Bewegungsumfang zum Ausschluss einer klinisch relevanten Bandinstabilität überprüft werden.

Tab. 13.1 Outerbridge-Klassifikation zur Einteilung der Knorpelschäden

Grad 0	Intakter Knorpel
Grad 1	Knorpelerweichung
Grad 2	Oberflächliche Auffaserung und teilweise Risse
Grad 3	Risse reichen bis auf den Knochen
Grad 4	Tiefer Knorpelschaden mit partiell frei liegendem Knochen

Tab. 13.2 Stadieneinteilung der ICRS für osteochondrale Erkrankungen (Osteochondral Disease, OCD) zur Deskription von osteochondralen Defekten [4, 5]

ICRS OCD 1	Stabile Läsion mit durchgängigem, aber erweichtem Knorpel
ICRS OCD 2	Stabile Läsion mit partiell nicht mehr durchgängigem Knorpel
ICRS OCD 3	Vollständig herausgelöste, jedoch nicht disloziertes Dissekat
ICRS OCD 4a	Leerer Defekt sowie disloziertes oder im Bett völlig loses Fragment, Tiefe des Defekts < 10 mm
ICRS OCD 4b	Leerer Defekt sowie disloziertes oder im Bett völlig loses Fragment, Tiefe des Defekts > 10 mm

Da es sich bei Osteochondrosis-dissecans-Herden (➤ Abb. 13.3) häufig um klinisch asymptomatische Zufallsbefunde handelt, sollte sehr sorgfältig palpiert und die Beschwerdesymptomatik eingegrenzt werden. Häufig werden Tendovaginitiden und Reizzustände über den Peronealsehnen sowie über der Tibialis-posterior-Sehne fehlgedeutet und verkannt.

Deformitäten im Bereich des Fußlängsgewölbes wie z. B. Senk-, Knick-/Senk- und Plattfußdeformitäten können derartige Reizzustände begünstigen bzw. auslösen und sind ggf. zunächst mit adäquaten Einlagen zu versorgen.

Auch knöcherne Deformitäten/Normvarianten (Os trigonum, Os tibiale externum, Os naviculare cornutum) können Beschwerden im Bereich des oberen Sprunggelenks begünstigen bzw. verursachen und sollten ggf. spezifisch therapiert werden.

Die diagnostischen Verfahren richten sich nach den im Rahmen der Anamnese und klinischen Untersuchung erhobenen Befunden.

Bei rheumatischen Erkrankungen sowie Entzündungen kann eine Sonografie zum Nachweis eines Gelenkergusses bzw. einer Synovitis hilfreich sein. Eine zusätzliche Gelenkpunktion bietet die Möglichkeit der mikrobiologischen Untersuchung des Punktats sowie der Zellzahlanalyse und ggf. einer weiterführenden rheumatologischen Diagnostik.

Bei Verletzungen und chronischen Beschwerden im Bereich des oberen Sprunggelenks ist meist eine Röntgenuntersuchung des oberen Sprunggelenks in zwei Ebenen zur Diagnosesicherung bzw. Einleitung der weiteren Therapie ausreichend (➤ Abb. 13.4).

Bei Bandinstabilitäten wird heutzutage in der Regel auf gehaltene Aufnahmen verzichtet, da sich die weitere Therapie ohnehin nach der klinischen Untersuchung richtet.

Bei speziellen Fragestellungen, wie z. B. Diagnose von freien Gelenkkörpern, Beurteilung der Knorpelschicht, und bei Osteonekrosen ist eine zusätzliche MRT-Untersuchung hilfreich.

Insbesondere bei komplexen knöchernen Verletzungen, wie z. B. Talusfrakturen, sollte eine CT-Untersuchung zur genaueren Einschätzung des Frakturausmaßes erfolgen.

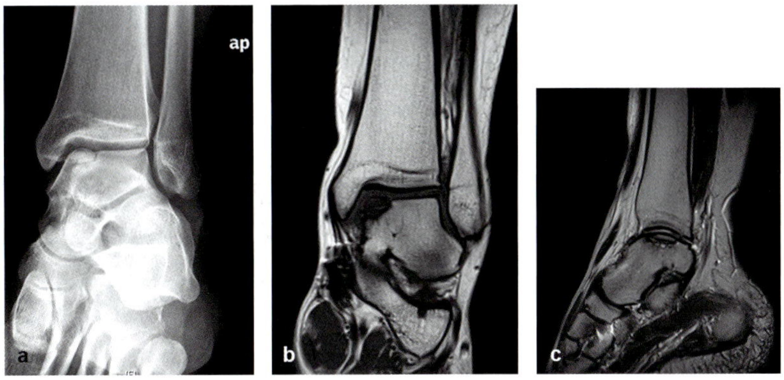

Abb. 13.3 Osteochondrosis dissecans an der medialen Talusschulter. [M722]

DIAGNOSTIK

Klinische Untersuchung: Prüfung der Bandstabilität und des Bewegungsumfangs, Druckschmerz, Palpation

13.5 Peri- und intraoperatives Vorgehen

13.5.1 Operationsprinzip

Bei der Sprunggelenksarthroskopie handelt es sich um ein minimalinvasives Verfahren, welches dem Operateur ermöglicht, über 2–4 Stichinzisionen das gesamte obere Sprunggelenk einzusehen und verschiedene Pathologien spezifisch zu behandeln. Das Sprunggelenk wird hierbei unter Druck mit Wasser aufgefüllt, und ein Trokar mit der Kameraoptik sowie einer Wasser- und Lichtquelle wird eingeführt. Zunächst werden der gesamte Gelenkinnenraum inspiziert und die relevanten Befunde anhand von Fotos oder Videos dokumentiert (➤ Abb. 13.5). Über ein oder mehrere Arbeitsportale (➤ Abb. 13.7) werden anschließend verschiedene Instrumente eingebracht und die entsprechenden Befunde angegangen.

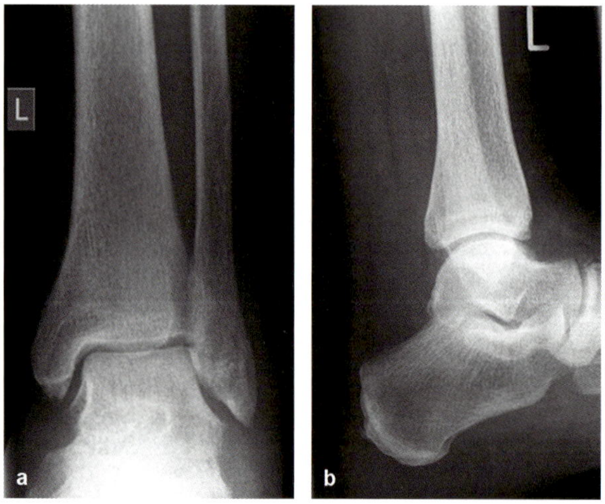

Abb. 13.4 Röntgenuntersuchung des OSG in 2 Ebenen. [M722]

13.5.2 Patientenaufklärung

Eine ausführliche und für den Patienten verständliche Aufklärung über die Art des geplanten Eingriffs sowie die möglichen Komplikationen ist zwingend notwendig. Sie muss auch die voraussichtliche Art und Dauer der Nachbehandlung beinhalten. Die Operationsdurchführung sollte präoperativ (insbesondere sofern offene Teileingriffe im Raum stehen) genau geplant und mit dem Patienten besprochen werden. Der Patient muss auch über eine mögliche „Erweiterung des Eingriffs" aufgeklärt werden, da in seltenen Fällen ein unerwarteter intraoperativer Befund den Operateur zwingen kann, vom geplanten Prozedere abzuweichen. In der Regel lässt sich jedoch die Vorgehensweise bereits präoperativ genau festlegen. Neben dem Hinweis auf persistierende Beschwerden und ein mögliches Rezidiv sollten Risiken wie Gefäß-/Nervenverletzungen, Infektionen, iatrogene Knorpelschäden, Weichteil- und Knochenverletzungen, Thrombose, Embolie, übermäßige Narbenbildung, Bewegungseinschränkungen und persistierende Gelenkergüsse angesprochen werden.

Generell empfiehlt es sich heutzutage, standardisierte und zertifizierte Aufklärungsbögen zu verwenden.

! AUFKLÄRUNGSPUNKTE

- Allgemeine chirurgische Komplikationen
- Mögliche Erweiterung des Eingriffs
- Mögliches Rezidiv
- Weichteil- und Knochenverletzungen
- Iatrogene Knorpelschäden
- Persistierende Gelenkergüsse
- Übermäßige Narbenbildung
- Bewegungseinschränkungen
- Art und Dauer der Nachbehandlung
- Wechsel von arthroskopischer zu offener Operation

13.5.3 Anästhesie und Lagerung des Patienten

Die Arthroskopie des oberen Sprunggelenks erfolgt üblicherweise in Vollnarkose (Larynxmaskennarkose, ggf. Intubationsnarkose) oder in Spinalanästhesie.

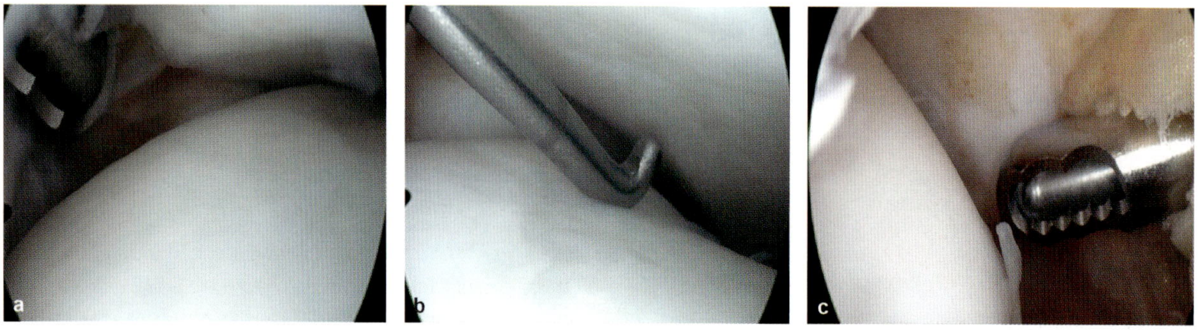

Abb. 13.5 Arthroskopischer Rundgang. **a** Laterale Talusschulter. **b** Zentrale Gelenkanteile. **c** Mediale Talusschulter. [M722]

Grundsätzlich ist auch die Durchführung in Regionalanästhesie möglich, wobei dann auf eine Oberschenkelblutleere verzichtet werden muss. Die Autoren führen den Eingriff standardmäßig in Oberschenkelblutleere durch, was insbesondere bei einem zusätzlich geplanten, offenen Eingriff deutliche Vorteile bietet.

Bei Blutleere ist in der Regel ein Wasserdruck von 40–60 mmHg ausreichend, wohingegen ohne Blutleere abhängig von der Blutungsneigung Drücke bis über 100 mmHg notwendig werden können. Diese hohen Wasserdrücke führen zu einer ausgeprägten Wassereinlagerung insbesondere in das Subkutangewebe und erschweren das Präparieren bei einem eventuell notwendigen offenen Eingriff deutlich.

Bezüglich der Lagerung existieren verschiedene Varianten. Sofern neben den anterioren Standardportalen zusätzlich die Anlage von dorsalen Portalen zur Rückfußarthroskopie geplant ist, empfiehlt es sich, bei leichter Flexion im Hüftgelenk den Unterschenkel in einer Beinschale frei hängend zu lagern. Das gegenseitige Bein wird hierbei etwas abgespreizt und abgesenkt (➤ Abb. 13.6a).

Sofern lediglich ein ventraler Eingriff geplant ist bzw. dorsal nur umschriebene Manipulationen notwendig sind, ist auch eine einfache Rückenlagerung möglich. Hierbei wird der Patient soweit nach distal gezogen, bis das Sprunggelenk ca. 15–20 cm über das Tischende hinausragt. Das gegenseitige Bein kann bei Bedarf abgespreizt werden. Diese Lagerung bietet aus Sicht der Autoren insbesondere bei einer geplanten bildverstärkergestützten Anbohrung oder bei einem zusätzlich geplanten offenen Eingriff deutliche Vorteile bezüglich der Durchleuchtung (➤ Abb. 13.6b).

Sofern die Hauptpathologie dorsal liegt und die Rückfußarthroskopie im Vordergrund steht, kann in seltenen Fällen auch eine Bauchlagerung vorteilhaft sein.

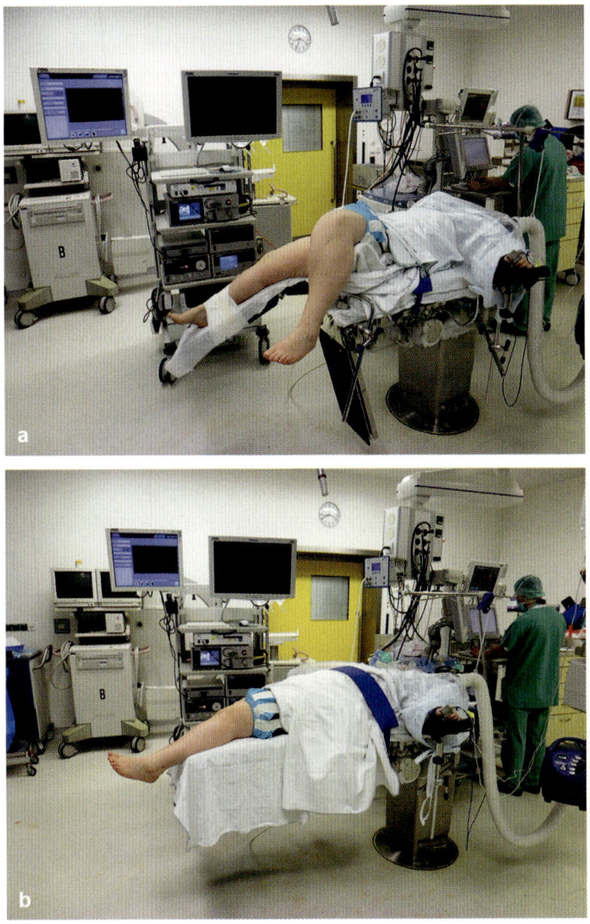

Abb. 13.6 Lagerung. **a** Frei hängendes Bein über Beinschale. **b** Rückenlagerung. [M722]

13.5.4 Instrumentarium und Operationsvorbereitung

Nach dem sterilen Abwaschen erfolgt das Abdecken des Operationsgebiets. Die Autoren bevorzugen die Verwendung von speziellen folienverstärkten Arthroskopieabdeckungen mit Wasserauffangreservoir (➤ Abb. 13.7a). Das Standardinstrumentarium beinhaltet in der Regel neben einem Shaver verschiedene Punchs und Fasszangen sowie einen Chondropick.

Zur Durchführung einer retrograden Anbohrung sind zusätzlich ein Bildverstärker sowie Kirschner-Drähte bzw. Bohrer in verschiedenen Stärken notwendig. Zur Arthroskopie des oberen Sprunggelenks werden meist Optiken mit 2,4 mm oder 2,7 mm Durchmesser verwendet. Abhängig von Körpergröße und Alter des Patienten kann jedoch ggf. auch eine 4-mm-Optik verwendet werden.

Es empfiehlt sich, vor Beginn der Operation mit einem sterilen Stift die relevanten anatomischen Strukturen wie den Innen- und Außenknöchel sowie die Gelenklinie und, sofern eine retrograde Anbohrung geplant ist, ggf. den Sinus tarsi zu markieren (➤ Abb. 13.7b). Insbesondere, wenn ein anterozentraler Zugang geplant ist, sollte zusätzlich vor dem Schließen der Blutsperre der Verlauf der A. dorsalis pedis angezeichnet werden.

i

Markierungen der Gelenklinie und des Außen- und Innenknöchels können bei der Orientierung helfen und reduzieren das Risiko einer Gefäß-/Nervenverletzung, insbesondere, wenn es zu einem Wasseraustritt in das Weichteilgewebe mit daraus resultierenden Schwellungen kommt.

In der Regel empfiehlt es sich, vor dem Anlegen der Portale das Sprunggelenk mit ca. 20 ml Kochsalzlösung aufzufüllen. Hierbei kommt es zu einer Dorsalextension des Fußes (positiver Lift-Off-Test).

Zur Arthroskopie des ventralen und dorsalen oberen Sprunggelenks sind drei ventrale (anterolateral, anterozentral, anteromedial) und drei dorsale Portale (posterolateral, transachillär und posterolateral) beschrieben [7]. In der Regel sind

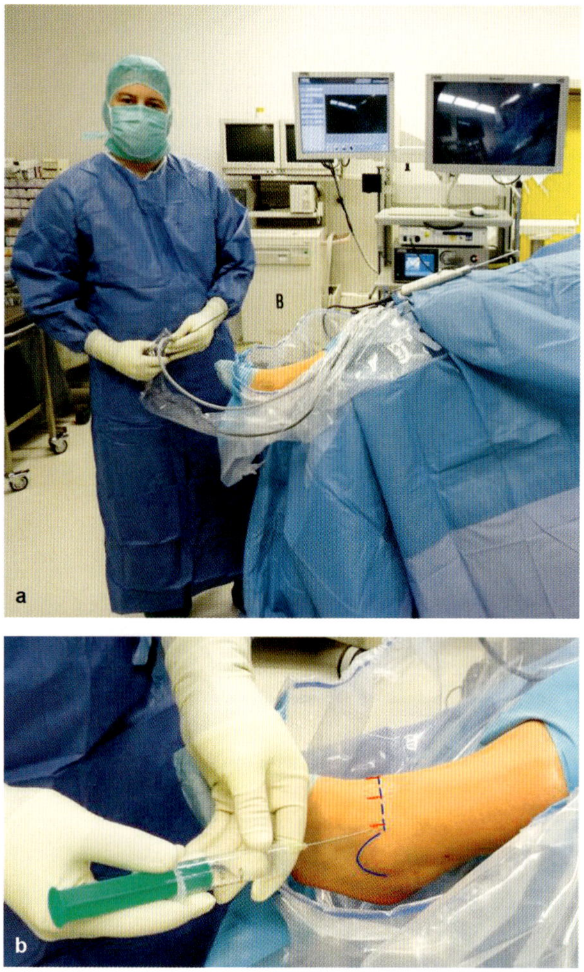

Abb. 13.7 Operationsvorbereitung. **a** Sterile Abdeckung mit speziellen folienverstärkten Arthroskopieabdeckungen. **b** Markierung der Portale, der Gelenklinie und Knöchel. [M722]

das anterolaterale und das anteromediale Portal zur Arthroskopie der ventralen Gelenkabschnitte ausreichend, ggf. kann ein zusätzliches posterolaterales Portal notwendig werden, um die dorsalen Gelenkanteile besser einsehen zu können.

- Das **anterozentrale** und das **posteromediale Portal** finden aufgrund der engen Lagebeziehung zu den jeweiligen Gefäß-Nerven-Bündeln nur selten Verwendung.
- Das **anterolaterale Portal** liegt auf Höhe von bzw. ggf. etwas distal der Gelenklinie lateral der Extensor-communis-Sehne (gefährdete Struktur: N. peroneus superficialis).
- Das **anterozentrale Portal** liegt zwischen den Sehnen des M. extensor hallucis longus und des M. extensor digitorum communis (gefährdete Strukturen: A. dorsalis pedis, N. peroneus profundus).
- Das **anteromediale Portal** befindet sich medial der Tibialis-anterior-Sehne (gefährdete Struktur: N. saphenus, V. saphena magna) (➤ Abb. 13.7b).
- Das **posterolaterale** Portal wird etwa 2 cm proximal der Fibulaspitze neben der Achillessehne (gefährdete Struktur: N. suralis) und das transachilläre Portal mittig in der Achillessehne angelegt (gefährdete Struktur: Achillessehne).
- Das **posteromediale Portal** befindet sich auf Höhe des posterolateralen Portals direkt medial der Achillessehne (gefährdete Strukturen: N. tibialis, A. tibialis posterior).

Sofern bei der Anlage der Portale lediglich die Haut inzidiert und stumpf in das Gelenk vorpräpariert wird, sind Gefäß-/Nervenverletzungen extrem selten.

13.5.5 Operationsschritte

Die Autoren beginnen grundsätzlich mit der Anlage des anterolateralen Portals. Die Position des anteromedialen Portals wird anschließend unter Sicht mit einer Kanüle markiert. Hierbei wird bereits darauf geachtet, dass der Hauptbefund gut mit der Kanüle erreichbar ist, was den weiteren Operationsablauf deutlich erleichtert. Gegebenenfalls wird im weiteren Verlauf ein zusätzliches posterolaterales Portal angelegt.

Der standardisierte diagnostische Rundgang (Sechs-Punkte-Rundgang [7]) beginnt an der Innenknöchelspitze und erstreckt sich über die anteromediale Talusschulter, die zentralen Anteile des Talus, die anterolaterale Talusschulter bis zur Außenknöchelspitze und schließlich dem Übergang zum Talushals und der ventralen Kapsel. Beim arthroskopischen Rundgang durch den posterioren Gelenkanteil (Drei-Punkte-Rundgang [7]) wird zunächst der posterolaterale Rezessus, dann die posteriore Kapsel inspiziert gefolgt vom posteromedialen Rezessus.

Ein sorgfältiger und umfassender diagnostischer Rundgang ist zwingend notwendig und offenbart oftmals, neben den im Rahmen von Röntgen oder MRT-Untersuchungen bereits vermuteten Befunden, unerwartete relevante Pathologien, welche einer spezifischen Therapie bedürfen.

Pitfalls bei der Operation

- Eingeschränkte Übersicht der mittleren und dorsalen Gelenkanteile durch eine zu kraniale Anlage des anterolateralen Portals
- Gefäß-/Nervenschäden durch Fehlpositionierung der Portale
- Iatrogene Knorpelschäden durch unzureichende Extension oder zu großes Instrumentarium
- Massive Schwellung durch zu hohen Wasserdruck

Arthroskopische Synovektomie

Insbesondere im Rahmen von rheumatischen Erkrankungen treten ausgeprägte Synoviahypertrophien mit multiplen Zotten und teilweise Verwachsungen auf (➤ Abb. 13.8a). Eine umfangreiche Synovektomie ist hierbei von therapeutischem

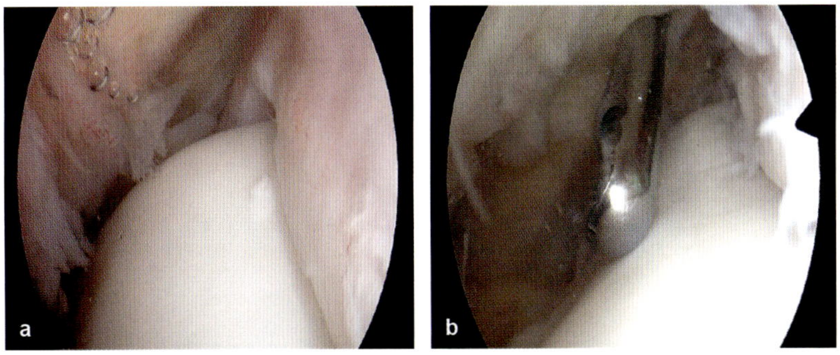

Abb. 13.8 Arthroskopische Synovektomie. **a** Ausgeprägte Synoviahypertrophie. **b** Synovektomie mittels Shaver. [M722]

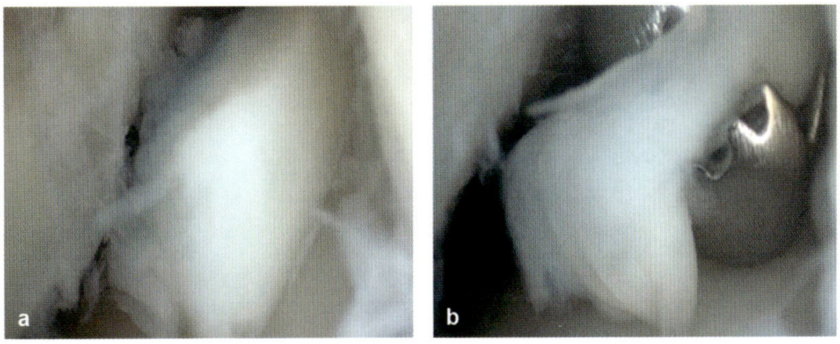

Abb. 13.9 **a** Freier Gelenkkörper. **b** Bergung des freien Gelenkkörpers mithilfe einer Fasszange. [M722]

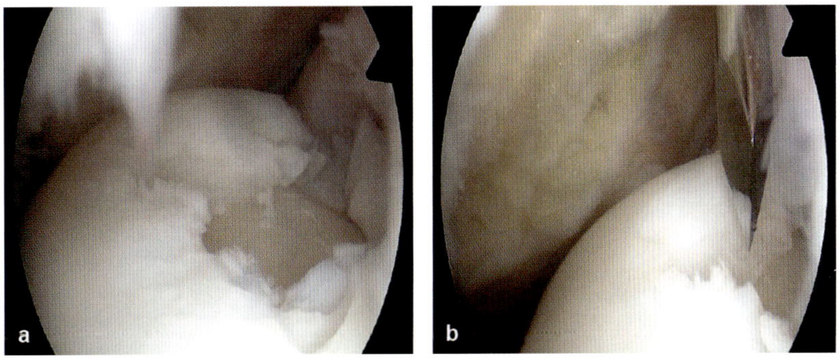

Abb. 13.10 **a** Knorpelglättung mittels Shaver. **b** Anterograde Anbohrung mithilfe eines Kirschner-Drahts. [M722]

Nutzen. Auch bei chronischen Reizzuständen aufgrund von Knorpelschäden oder einer symtomatischen Osteochondrosis dissecans entwickelt sich nicht selten eine Synovitis mit teils ausgeprägten Zotten, welche zu Einklemmungserscheinungen führen können. Die arthroskopische Synovektomie erfolgt in der Regel unter Verwendung eines Shavers und/oder eines Saugpunchs (➤ Abb. 13.8b).

Insbesondere, wenn die Arthroskopie ohne Blutsperre durchgeführt wird, empfiehlt es sich, die Synovektomie möglichst am Ende des arthroskopischen Eingriffs durchzuführen, da ansonsten Blutungen die Übersicht stark behindern können. Ein Vapor sollte, wenn möglich, ein Bestandteil des arthroskopischen Equipments sein, da er ggf. zur Blutstillung eingesetzt werden und störende Blutungen koagulieren kann.

Entfernung von freien Gelenkkörpern

Freie Gelenkkörper werden, wenn möglich, als Ganzes mithilfe von arthroskopischen Fasszängchen geborgen oder mit dem Shaver oder Punch zerkleinert (➤ Abb. 13.9). Es empfiehlt sich, freie Gelenkkörper unmittelbar nach der Sichtung zu sichern oder zu bergen, da jede weitere Manipulation ein Verrutschen in möglicherweise ungünstiger zu erreichende Gelenkanteile auslösen kann.

Knorpelglättung und Chondropick/Anbohrung

Bei Knorpelschäden mit scharfkantigem Übergang zum gesunden Knorpel sollte eine sorgfältige Knorpelglättung mit dem Shaver durchgeführt werden (➤ Abb. 13.10a). Lose Knorpelanteile werden entfernt.

Sofern ein umschriebener höhergradiger Defekt vorliegt, erfolgt ein Chondropick bzw. eine anterograde Anbohrung. Hierfür kann neben dem üblichen Chondropick-Instrument auch ein Kirschner-Draht (z. B. 1,6 mm) verwendet werden (➤ Abb. 13.10b).

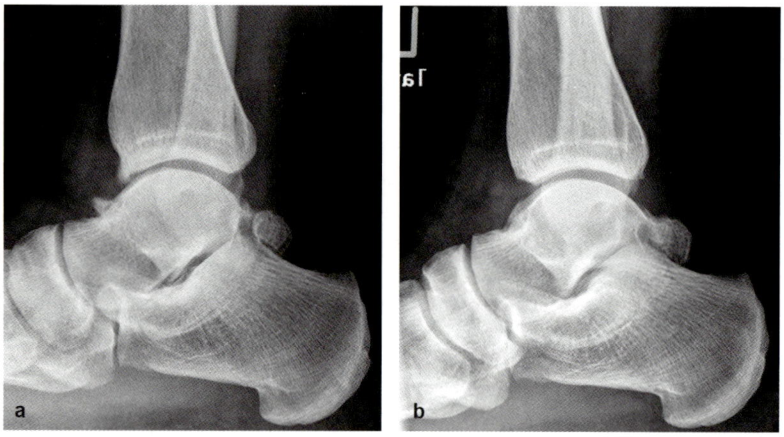

Abb. 13.11 Knorpelige und knöcherne Ausziehungen der Tibiavorderkante und am Talushals. [M722]

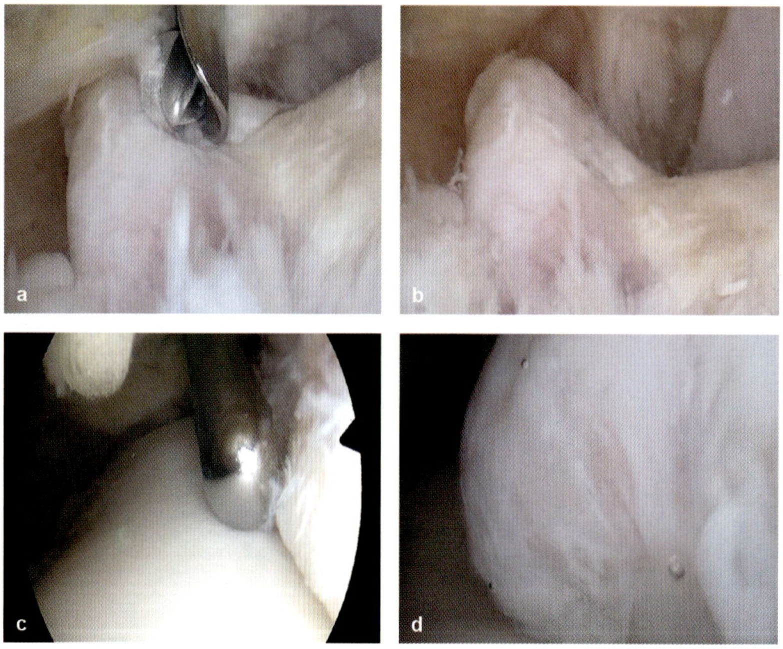

Abb. 13.12 Arthroskopische Osteophytenresektion mit milder Cheilektomie. [M722]

Bei Osteochondrosis-dissecans-Herden mit intakter Knorpelschicht erfolgt eine bildverstärkergestützte retrograde Anbohrung. Hierbei wird z. B. zur Anbohrung von Defekten im Bereich der medialen Talusschulter eine Stichinzision über dem Sinus tarsi angelegt und mit einem dicken Kirschner-Draht (2 mm) oder einem dünnen Bohrer der Defekt bildverstärkergestützt fächerförmig angebohrt. Die Anbohrung/der Chondropick stellt ein minimalinvasives Verfahren mit guten bis sehr guten klinischen Ergebnissen dar und ist bei Knorpel- und Knorpel-Knochen-Defekten mit einer Fläche bis ca. 1,5–2 cm^2 bei Erstoperationen meist das Verfahren der Wahl.

Arthroskopische Resektion von Osteophyten und Cheilektomie

Knorpelige und knöcherne Ausziehungen der Tibiavorderkante und am Talushals können zu einer Impingementsymptomatik führen und ausgeprägte Beschwerden verursachen (➤ Abb. 13.11). Eine arthroskopische Osteophytenresektion, ggf. mit Cheilektomie, kann zur Schmerzreduktion und Verbesserung der Beweglichkeit beitragen. Zur Durchführung der Resektion ist in der Regel neben einem Standard-Shaver eine zusätzliche Knochenfräse erforderlich (➤ Abb. 13.12).

Es ist auf eine ausreichende Resektion der knöchernen Ausziehungen mit, abhängig vom Befund, Muldung am Talushals und Cheilektomie im Bereich der Tibiavorderkante zu achten. Neben den knöchernen Ursachen finden sich auch häufig Meniskoide, Schleimhautplicae und Narbenstränge als Ursache für ein Impingement, welche mit dem Shaver meist problemlos entfernt werden können.

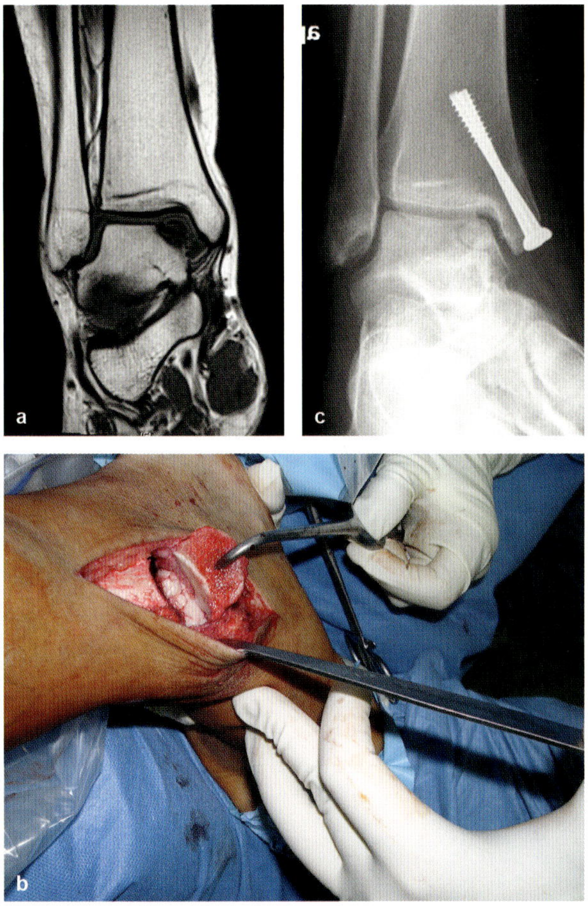

Abb. 13.13 Mosaikplastik. **a** Im MRT ausgeprägte Osteochondrosis dissecans der medialen Talusschulter. **b** Intraoperativer Situs nach Innenknöchelosteotomie und Auffüllen des Defekts mit zwei Knorpel-Knochen-Zylindern. **c** Postoperative Röntgenaufnahme nach Refixation des Innenknöchels mit zwei kanülierten Schrauben. [M722]

Mosaikplastik und Knorpelzelltransplantation

Der arthroskopische Chirurg sollte immer auch mit den offenen Zugängen zum Sprunggelenk vertraut sein, da verschiedene Krankheitsbilder und Komplikationen eine zusätzliche offene Operation notwendig machen können. Insbesondere bei größeren Knorpel-Knochen-Defekten im Rahmen von Osteochondrosis-dissecans-Herden (➤ Abb. 13.13a) mit herausgelöstem oder stark destruiertem Dissekat sowie bei persistierenden Beschwerden nach Anbohrung kann eine offene Operation, wie z. B. eine Mosaikplastik oder eine Knorpelzelltransplantation, notwendig werden. Da sich die Defekte meist im Bereich der medialen Talusschulter befinden, ist hierzu häufig eine Innenknöchelosteotomie notwendig. Hierzu wird ein Hautschnitt über dem Innenknöchel angelegt und dieser osteotomiert.

Bei der Mosaikplastik werden mit den entsprechenden Stanzen Knorpel-Knochen-Zylinder an weniger beanspruchten Gelenkbereichen des Talus oder des Kniegelenks entnommen und in die entsprechenden Aussparungen im Bereich des Defekts am Talus gesetzt (➤ Abb. 13.13b). Die Zylinder werden Press-Fit bis auf das Knorpelniveau eingestößelt und der Defekt mit einem oder mehreren Knorpel-Knochen-Zylindern unterschiedlicher Größe aufgefüllt. Der Innenknöchel wird anschließend anatomisch mit 1–2 kanülierten Schrauben refixiert (➤ Abb. 13.13c).

Bei der Knorpelzelltransplantation werden zunächst im Rahmen einer arthroskopischen Operation 2–3 kleine Knorpel-Knochen-Zylinder zur Anzüchtung der Knorpelzellen entnommen. Ca. 3 Wochen später wird im Rahmen einer zweiten Operation das Flies, bei größeren Knochendefekten ggf. mit einer zusätzlichen Spongiosaplastik, passgerecht in den entsprechenden Defekt eingebracht und an der Kontaktstelle zum gesunden Knorpel mit dünnen Fäden vernäht.

13.6 Nachbehandlung und Komplikationen

Nachbehandlung (➤ Tab. 13.3)

Arthroskopische Eingriffe am oberen Sprunggelenk werden meist ambulant oder bei speziellen Indikationen und/oder zusätzlichem offenem Eingriff, wie z. B. einer Mosaikplastik, im Rahmen eines kurzen stationären Aufenthalts durchgeführt. Nach kleineren arthroskopischen Eingriffen wie z. B. Synovektomien, Knorpelglättungen und/oder Osteophytenabtragungen/Cheilektomien ist die beschwerdeabhängige Vollbelastung erlaubt. Nach Chondropick/Anbohrung sowie Mosaikplastik/Knorpelzelltransplantation ist in der Regel eine Teilbelastung von 10–20 kg für 4–6 Wochen mit anschließendem Belastungsaufbau erforderlich.

Die Autoren empfehlen zudem eine konsequente physiotherapeutische Nachbehandlung mit zwei Behandlungen pro Woche für 3–6 Wochen (2-mal sechs Behandlungseinheiten)

Tab. 13.3 Nachbehandlung schematisch

Maßnahme	Empfehlung
1. Verbandswechsel	2. postoperativer Tag
Entfernung des Nahtmaterials	12.–14. postoperativer Tag
Physiotherapie	Für 3–6 Wochen, 2-mal/ Woche (1- bis 2-mal sechs Einheiten)
Lymphdrainage	Bei Bedarf
Arthroskopische Synovektomie u./o.Knorpelglättung u./o.Osteophytenabtragung/Cheilektomie	Beschwerdeabhängige Vollbelastung erlaubt
Chondropick/Anbohrung u./o. Mosaikplastik/Knorpelzelltransplantationmit/ohne Innenknöchelosteotomie	Teilbelastung mit 10 kg für (4–)6 Wochen

und ggf. die zusätzliche Verordnung einer Lymphdrainage, um Bewegungseinschränkungen, persistierende Beschwerden und Schwellungen zu vermeiden. Das Nahtmaterial kann nach 12–14 Tagen entfernt werden. Eine klinische und ggf. radiologische Verlaufskontrolle, insbesondere nach komplexen arthroskopischen Eingriffen, vornehmlich durch den Operateur, nach 6 Wochen ist empfehlenswert und hilft, Komplikationen vorzubeugen bzw. rechtzeitig zu erkennen und zu behandeln.

Komplikationen

Komplikationen wie Gefäß-/Nervenverletzungen sowie Infektionen sind, sofern die empfohlenen Vorgehensweisen beachtet werden, extrem selten zu beobachten. Neben persistierenden Beschwerden und Schwellungen sind allerdings insbesondere Bewegungseinschränkungen vor allem bei inkonsequenter Nachbehandlung zu beobachten.

LITERATUR

[1] Outerbridge RE. The etiology of chondromalacia patellae. J Bone Joint Surg BR 1961;43:752–757.

[2] Ferkel RD, Cheng JC. Ankle and subtalar arthroscopy. In: Kelikian A (ed.) Operative Treatment of the Foot and Ankle. New York: Appleton-Croft, 1999. p. 321.

[3] Berndt AL, Harty M. Transchondral fractures (osteochondritis dissecans) of the talus. J Bone Joint Surg AM 1959;41-A:988–1,020.

[4] Brittberg M, Peterson L. Introduction of an articular cartilage classification. ICRS Newsletter 1998;1:5–8.

[5] Brittberg M, Winalski CS. Evaluation of Cartilage Injuries and Repair. J Bone Joint Surg AM 2003;85:58–69.

[6] Buchhorn T; Ziai P. Ventrales Impingementsyndrom am oberen Sprunggelenk. Arthroskopie 2009;22:109–115.

[7] Buchhorn T, Ziai P. Die Arthroskopie des Sprunggelenks. Anatomie, Indikationen und Operationsverfahren. Stiftung zur Förderung der Arthroskopie. ArthroSkopie Aktuell 2011;24:1–52.

KAPITEL

14

Stefan Rammelt und Hans Zwipp

Arthrodese des oberen Sprunggelenks

14.1 Anatomie

Das obere Sprunggelenk (Articulatio talocruralis) ist eine anatomische Einheit bestehend aus den gelenktragenden Anteilen der distalen Tibia und Fibula, dem Taluskörper mit der Gelenkkapsel sowie den verbindenden ligamentären Strukturen (➤ Abb. 14.1). Die distale Tibiametaphyse verbreitert sich zum oberen Sprunggelenk hin zu einem kräftigen, lasttragenden Pfeiler, der von dem französischen Radiologen Destot als Pilon (frz. Stößel) bezeichnet wurde [1]. Ein weiteres Synonym für Pilon im Französischen ist das Holzbein [2]. Die horizontale Gelenkfläche (Tibiaplafond) hat die Form eines unregelmäßigen Vierecks und ist um 15°–20° gegenüber der Horizontalen nach dorsal geneigt.

Die Trochlea tali kann geometrisch am ehesten als Ausschnitt eines Zylindermantels (ein Sektor von 80°–90°) mit einem Radius von etwa 20 mm charakterisiert werden [3].

Der Innenknöchel (Malleolus medialis) begrenzt das mediale Gelenkkompartiment und läuft nach distal in leichter Varusposition aus. Er besteht aus den Colliculi anterior und posterior, an denen verschiedene Portionen des Lig. deltoideum ansetzen und welche durch den Sulcus intercollicularis getrennt sind. Hinter dem Colliculus posterior verläuft eine Grube für die Sehnen des M. tibialis posterior und M. flexor digitorum longus.

Die distale Fibula steht auf Höhe des Sprunggelenks in einer leichten physiologischen Valgusposition. Sie verbreitert sich auf Höhe des Tibiaplafonds zum Außenknöchel, welcher einen ovalen Querschnitt besitzt und das laterale Gelenkkompartiment begrenzt. Die Spitze des Außenknöchels reicht etwa 1 cm weiter nach distal und liegt weiter dorsal als der Innenknöchel. Die breite Rückfläche weist eine Rinne als Gleitlager für die Peronealsehnen auf.

Am Tuberculum anterius (Le-Fort-/Wagstaffe-Fragment) der distalen Fibula setzt das vordere Syndesmosenband an. Am Hinterrand der Fibula findet sich gelegentlich ein schwächer ausgebildetes Tuberculum posterius, an welchem das hintere Syndesmosenband ansetzt. An den Tubercula anterius et posterius setzen vorderes und hinteres Syndesmosenband an, korrespondierende Tubercula finden sich an der lateralen Tibiametaphyse. Zwischen Letzteren befindet sich die muldenförmige, unterschiedlich tief ausgeprägte Incisura fibularis, in welche sich die mediale Fibulafläche exakt einpasst.

Die Steifigkeit des Knorpels am oberen Sprunggelenk liegt deutlich über derjenigen an Hüft- und Kniegelenk und nimmt im Alter im Vergleich zu diesen sogar noch zu. Die mittlere Dicke des Knorpelüberzugs ist mit 1–1,6 mm hingegen geringer als an Knie- und Hüftgelenk [4]. Auf dem Tibiaplafond ist die Knorpeldicke im zentralen Anteil mit etwa

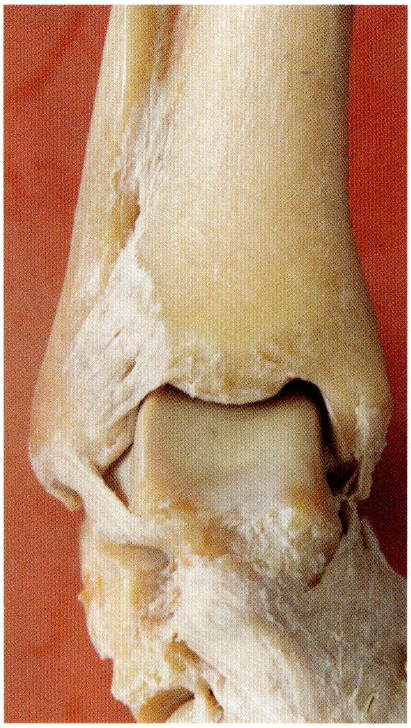

Abb. 14.1 Anatomisches Präparat des oberen Sprunggelenks von vorn mit belassenen Kollateral- und Syndesmosenbändern (aus: Bartoniček J, Mittlmeier T, Rammelt S. Anatomie, Biomechanik und Pathomechanik des Pilon tibiale. Fuß Sprungg 2012;10:3–11). [M723]

2 mm am größten und nimmt zu den Rändern hin ab [3]. Der Knorpelüberzug der Trochlea tali nimmt bei vergleichbarer Schichtdicke ebenfalls vom zentralen Anteil zum vorderen und hinteren Rand hin ab. Die größte Knorpeldicke findet sich in den zentralen Bezirken der medialen und lateralen Taluskante, also im Bereich der höchsten Belastung [5].

14.2 Ätiologie und Pathophysiologie

Am oberen Sprunggelenk findet sich im Vergleich zu Knie- und Hüftgelenk eine geringere Inzidenz idiopathischer Arthrosen [6]. Die Mehrzahl der Arthrosen am oberen Sprunggelenk ist posttraumatischer Natur. Etwa ¾ der Patienten mit fortgeschrittener Sprunggelenkarthrose, die sich an größeren Zentren zur weiteren Therapie vorstellen, weisen eine posttraumatische Genese auf.

Ein ungünstiger Prognosefaktor ist in jedem Falle die unvollständige Reposition oder ungenügende Stabilisierung dislozierter instabiler Sprunggelenkfrakturen [7]. Zahlreiche klinische und experimentelle Studien legen nahe, dass bereits geringe Gelenkstufen (ab 2 mm), Achsabweichungen oder verbleibende Instabilitäten mit erheblichen Fehlbelastungen und somit mit dem Risiko einer posttraumatischen Arthroseentwicklung einhergehen [8]. Allerdings finden sich auch in einem gewissen Prozentsatz anatomisch reponierter Frakturen weniger gute Langzeitergebnisse und posttraumatische Arthrosen. Dies liegt vermutlich an einem primären Knorpelschaden zum Verletzungszeitpunkt, der sich in arthroskopischen Studien bei frischen Malleolarfrakturen in immerhin etwa 70 % der Fälle findet.

14.3 Klinisches Bild

Die betroffenen Patienten klagen über belastungsabhängige **Schmerzen** im oberen Sprunggelenk sowie eine **Bewegungseinschränkung,** wobei typischerweise die Dorsalextension stärker betroffen ist. Eine Morgensteife und Anlaufschmerzen nach Ruhephasen werden regelmäßig beschrieben, ebenso eine abendliche Schwellneigung. Im Langzeitverlauf tritt ein weitgehender Funktionsverlust des Sprunggelenks mit Kontrakturen und Einschränkung sämtlicher Aktivitäten im Alltag ein.

14.4 Diagnostische Verfahren

Inspektorisch findet sich häufig eine diffuse Schwellneigung oder Vergröberung der Kontur in der Knöchelregion (➤ Abb. 14.2). Auf Achsabweichungen ist zu achten und die Qualität der Weichteilbedeckung ist zu dokumentieren. Palpatorisch lässt sich ein Druckschmerz über den betroffenen Gelenkkompartimenten auslösen. Eine Krepitation ist bei passiver Bewegung gelegentlich hör- und spürbar. Das typische Schonhinken bei Schmerzen und Bewegungseinschränkung im oberen Sprunggelenk besteht in einem verschlechterten Abrollverhalten, welches sich in einem flächigen, außenrotierten Aufsetzen des betroffenen Fußes äußert.

Die klinische Diagnose wird durch Röntgenaufnahmen der oberen Sprunggelenke im Seitenvergleich und unter Belastung bestätigt. Die a. p.-Aufnahme erfolgt in 20° Innenrotation beider Füße (Mortise View). Typische Arthrosezeichen sind die subchondrale Sklerosierung und Zystenbildung, die Verschmälerung des radiologischen Gelenkspalts sowie die Osteophytenbildung und periartikuläre Verkalkung (➤ Abb. 14.3). Achsabweichungen lassen sich in den Belastungsaufnahmen sowie zusätzlichen Achsenaufnahmen („hindfoot alignment view") oder bei zusätzlichen Fehlstellungen der Knie- und/oder Hüftgelenke mit Ganzbeinaufnahmen quantifizieren.

Die Computertomografie (➤ Abb. 14.4) gibt zusätzliche Aufschlüsse über die Ausdehnung der Arthrose, insbesonde-

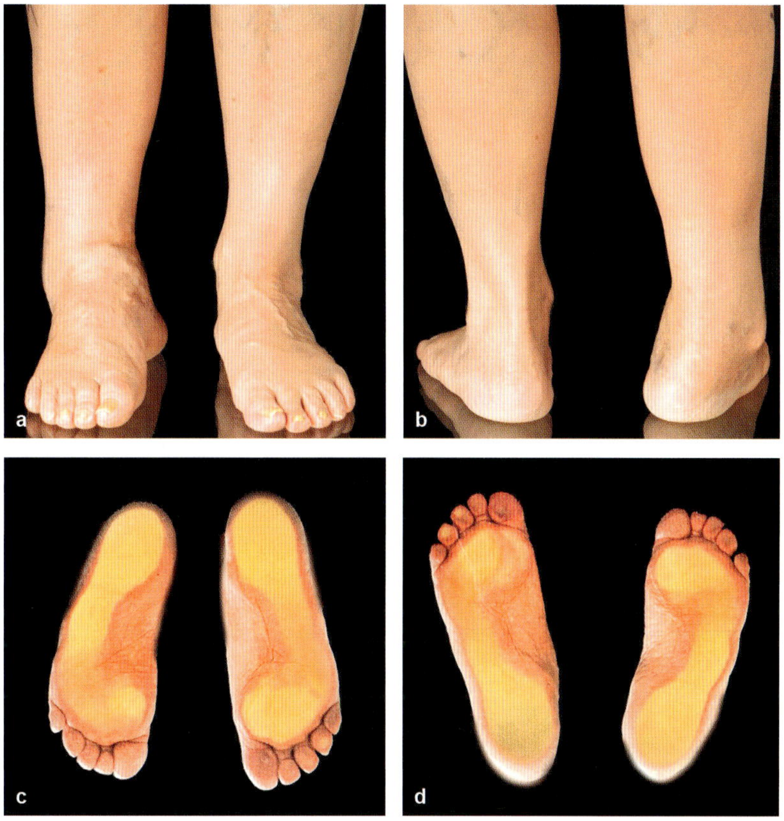

Abb. 14.2 Klinisches Bild einer Varusarthrose im oberen Sprunggelenk. Typisch sind neben der Fehlstellung und der daraus folgenden Überlastung der Fußaußenkante das chronische perimalleolare Weichteilödem und die Vergröberung der Knöchelkontur bei ausgeprägter Osteophytenbildung. [M373/M725]

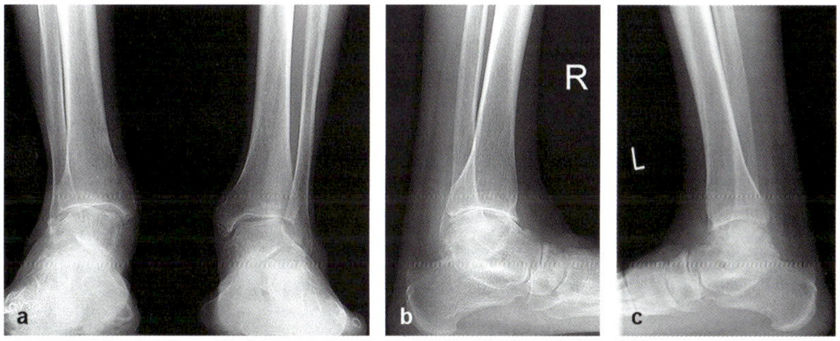

Abb. 14.3 Röntgen-Belastungsaufnahmen in zwei Ebenen bei einem 50-jährigen Patienten mit idiopathischer Valgusarthrose beider oberer Sprunggelenke (a), wobei die Arthrose auf der rechten Seite (b) weiter fortgeschritten und deutlich schmerzhafter ist als auf der linken Seite (c). [M373/M725]

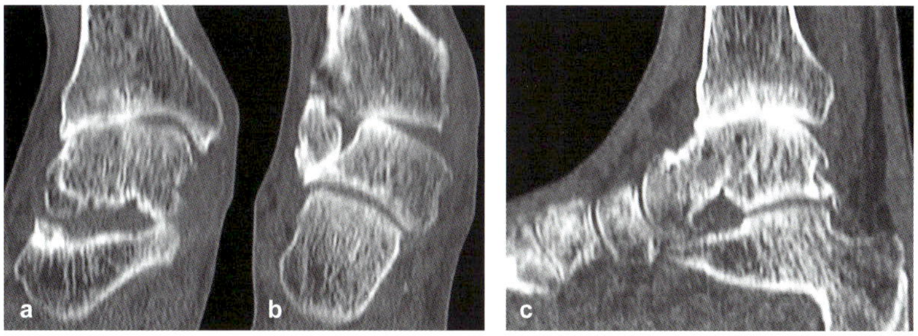

Abb. 14.4 CT des rechten oberen Sprunggelenks mit schwerer Valgusarthrose und Instabilität (derselbe Patient wie in ➢ Abb. 14.3). [M373/M725]

re, wenn alternativ auch gelenkerhaltende Verfahren infrage kommen, sowie über die Lage und Ausdehnung von Zysten oder Sequestern und den Befall von benachbarten Gelenken.

Bei Verdacht auf eine Knochennekrose ist die Magnetresonanztomografie indiziert. Bei Verdacht auf Vorliegen eines chronischen Infekts kann eine Leukozyten-Szintigrafie oder eine SPECT-CT die Diagnose erhärten.

DIAGNOSTIK

- Anamnese
- Klinische Untersuchung: Inspektion, Palpation (Druckschmerz), Funktion
- Röntgenaufnahmen beider oberer Sprunggelenke in zwei Ebenen im Stehen
- Achsenaufnahmen, ggf. CT

14

14.5 Peri- und intraoperatives Vorgehen

14.5.1 Operationsprinzip

Wichtigstes Behandlungsziel ist die Schmerzreduktion durch Ausräumung und Fusion des arthrotisch veränderten oberen Sprunggelenks. Obligat ist die Korrektur aller vorliegenden Achsabweichungen zum Erreichen einer adäquaten Restfunktion und zur Protektion der benachbarten Gelenke. Durch eine adäquate Osteosynthese wird eine stabile Fusion angestrebt.

14.5.2 Patientenaufklärung

Allgemeine Operationsrisiken sind Wundheilungsstörungen, revisionspflichtige Hämatome, Weichteil- und Knocheninfekte, Gefäß-, Nerven- und Sehnenverletzungen, Lagerungsschäden, Thrombose, Embolie, sowie ein komplexes regionales Schmerzsyndrom (CRPS). Die Patienten sind auf die Möglichkeit persistierender Schmerzen und obligater Funktionseinschränkungen durch die Fusion eines essenziellen Gelenks hinzuweisen.

Spezifische Risiken einer Arthrodese sind die verzögerte bzw. ausbleibende knöcherne Konsolidierung, Knochennekrosen, Implantatlockerung und -versagen. Auf die Möglichkeit der Entstehung oder der Progredienz von Anschlussarthrosen insbesondere der unteren Sprunggelenke ist explizit hinzuweisen. Auch sollten Vor- und Nachteile alternativer Verfahren wie Korrekturosteotomie und Sprunggelenkendoprothese diskutiert werden. Die Patienten werden auf eventuell notwendige Erweiterungen der Operation (z. B. Knochentransfer, Infektsanierung mit ggf. zweizeitigem Vorgehen) hingewiesen.

! AUFKLÄRUNGSPUNKTE

- Allgemeine chirurgische Komplikationen
- Verzögerte bzw. ausbleibende knöcherne Konsolidierung
- Knochennekrosen
- Implantatlockerung und Implantatversagen
- Entstehung oder Progredienz von Anschlussarthrosen der unteren Sprunggelenke
- Vor- und Nachteile alternativer Verfahren (Korrekturosteotomie, Spunkggelenkendoprothese)
- Notwendige Erweiterungen der Operation (Knochentransfer, Infektsanierung mit ggf. zweizeitigem Vorgehen)

14.5.3 Anästhesie und Lagerung des Patienten

Die Operation erfolgt in Allgemein- oder Spinalanästhesie. Die Lagerung richtet sich nach der Wahl des Zugangs. Beim vorderen Zugang oder bei einer arthroskopisch gestützten Arthrodese erfolgt der Eingriff in Rückenlage, wobei das zu operierende Bein mit einem Keil bzw. Kissen angehoben wird. Bei einem seitlichen (transfibularen) Zugang befindet sich der Patient in Rücken- oder Seitenlage, bei einem posterioren Zugang in Bauchlage. Der gleichseitige vordere oder hintere Beckenkamm wird mit abgedeckt, wenn die präoperative Planung die Notwendigkeit einer Knochentransplantation vermuten lässt.

14.5.4 Instrumentarium und Operationsvorbereitung

Es kommt ein allgemeines Knochen- und Weichteilinstrumentarium zur Anwendung. Zur Ausräumung des arthrotischen Gelenks sind verschiedene Meißel (gerade und gekrümmt), Küretten, Rangeure sowie ein Arthrodesenspreizer erforderlich. Für die Stabilisierung der Arthrodese kommen Großfragmentschrauben, winkelstabile Platten, eine Klingenplatte oder bei Infekt auch ein Fixateur externe infrage.

Die Zugangswahl richtet sich nach der Qualität der Weichteilbedeckung, vorhandenen Narben und Art sowie Ausmaß der Fehlstellung. Auch eine arthroskopisch gestützte Arthrodese ist möglich, insbesondere bei geringer Fehlstellung. In diesen Fällen erfolgt die Gelenkausräumung mit dem arthroskopischen Instrumentarium (Shaver, Fräsen etc.).

14.5.5 Operationsschritte

Pitfalls bei der Operation

- Verletzung des tiefen Gefäß-Nerven-Bündels (A./V. tibialis anterior, N. peroneus profundus)
- Ungenügende Resektion von sklerotischem bzw. nekrotischem Knochen mit Gefahr der Pseudarthrosenentwicklung
- Einstellung der Arthrodese in Spitzfußstellung
- Residuelle Varus- oder Valgusfehlstellung bzw. anteriore Translation des Talus
- Schraubenpenetration in das Subtalar- oder Talonavikulargelenk

Für die Arthrodese des oberen Sprunggelenks stehen prinzipiell interne und externe Verfahren zur Verfügung.

Externe Verfahren kommen bei vermutetem oder manifestem Infekt, bei extrem kritischen Weichteilverhältnissen oder erheblicher Fehlstellung, welche schrittweise korrigiert werden soll, zur Anwendung. In letzteren Fällen wird bevorzugt ein Ringfixateur (Ilizarov-Fixateur oder Hexapod-Taylor-Spatial-Frame) zum Einsatz kommen [9, 10]. Eine gute Kompression wird mit dem Charnley- oder Calandruccio-Fixateur erreicht; bei diesen Verfahren werden jedoch nicht unerhebliche Pseudarthrosen- und Infektraten beschrieben [11].

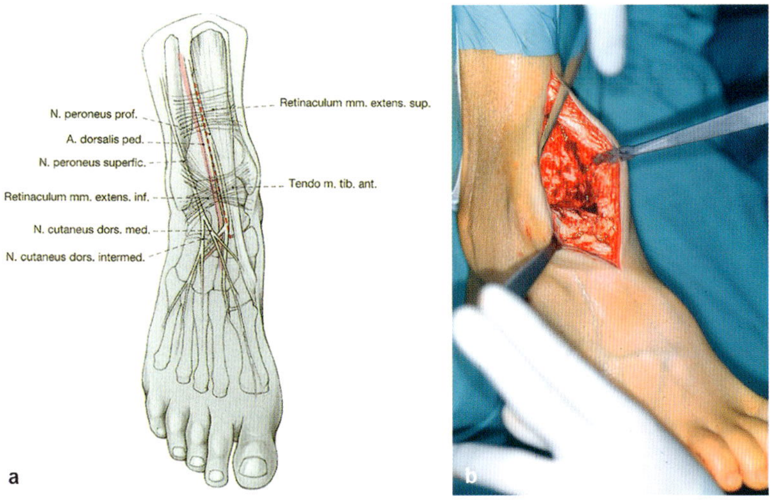

Abb. 14.5 Anteromedianer Zugang zum oberen Sprunggelenk (a modifiziert nach [13]). [a: F559; b: M373/M725]

Bei den **internen Verfahren** haben sich Schraubenarthrodesen in offener oder (bei geringer Fehlstellung) arthroskopischer Technik bewährt. Platten kommen insbesondere nach fehlgeschlagenen Arthrodesen oder bei größeren Knochendefekten zur Anwendung. Die folgende Darstellung soll sich auf die interne Fixierung mit Schrauben als Basisverfahren konzentrieren.

Im eigenen Vorgehen hat sich als Standardverfahren die Arthrodese des oberen Sprunggelenks in der Vierschraubentechnik über einen anteromedianen Zugang (➤ Abb. 14.5) bewährt [12–14].

Die senkrechte Inzision, Länge 6–8 cm, liegt exakt auf halber Strecke zwischen Außen- und Innenknöchel. Bei der Präparation des Subkutangewebes sind die Äste des N. peroneus zu schonen, deren Verlauf von lateral nach medial leicht variieren kann. Das obere Extensorenretinakulum (Lig. cruciatum) wird Z-förmig eröffnet, um eine spätere Readaptierung zu erleichtern. Die weitere Präparation in die Tiefe erfolgt nun zwischen den Sehnen des M. tibialis anterior und des M. extensor hallucis longus unter Durchtrennung der tiefen Anteile des oberen Strecksehnenretinakulums. Das tiefe Gefäß-Nerven-Bündel wird schonend mit der Extensor-hallucis-longus-Sehne mobilisiert und nach lateral weggehalten. Auf Gelenkebene wird nun die meist fibrosierte und chronisch-entzündlich veränderte vordere Gelenkkapsel reseziert, die vorderen Gelenkkompartimente werden vollständig dargestellt (➤ Abb. 14.6).

Osteophyten an Tibiavorderkante und Talus werden reseziert. Mediales, zentrales und laterales Gelenkkompartiment werden nun schrittweise und vollständig von Knorpelresten und sklerotischem Knochen befreit. Unter Zuhilfenahme des Arthrodesenspreizers müssen auch die posterior gelegenen Anteile von Tibiaplafond und Talusrolle vollständig ausgeräumt werden, um eine sichere knöcherne Heilung zu garantieren. Die Syndesmosenregion wird bei chronischer Instabilität mit manifest erweitertem tibiofibularem Spalt („ligne claire") ebenfalls ausgeräumt. Ausgedehnte Zysten und Nekrosezonen werden bis in die gut durchblutete Spongiosa hinein kürettiert. Dies wird nach Öffnen der Blutsperre klinisch überprüft. Fehlstellungen werden durch eine asymmetrische Resektion der Gelenkflächen oder den Einsatz kortikospongiöser Beckenkammspäne ausgeglichen (➤ Abb. 14.7).

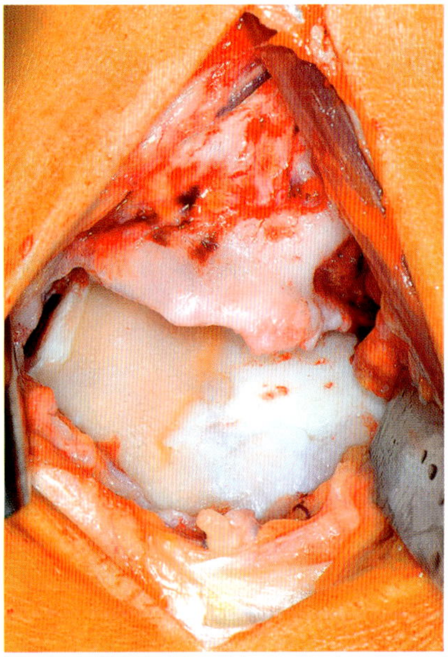

Abb. 14.6 Asymmetrische Knorpelabnutzung und ventrale Osteophytenbildung an der Tibiavorderkante bei schwerer Valgusarthrose (derselbe Patient wie in ➤ Abb. 14.3). [M373/M725]

Verbleibende Defekte nach Resektion von Nekrosen oder Zysten werden ebenfalls mit Spongiosa vom gleichseitigen Beckenkamm aufgefüllt. Ist eine geringere Knochenmenge erforderlich, steht die Tibiametaphyse zur Verfügung, sodass keine zusätzliche Entnahmemorbidität resultiert.

Das obere Sprunggelenk wird in Neutralstellung gebracht, wobei besonders die häufig vorliegende vordere Subluxation des Talus ausgeglichen werden muss. Die Neutralstellung des Fußes in der Sagittalebene wird klinisch kontrolliert. Wird diese aufgrund einer kontrakten Spitzfußstellung trotz adäquaten Débridements des oberen Sprunggelenks inkl. der hinteren

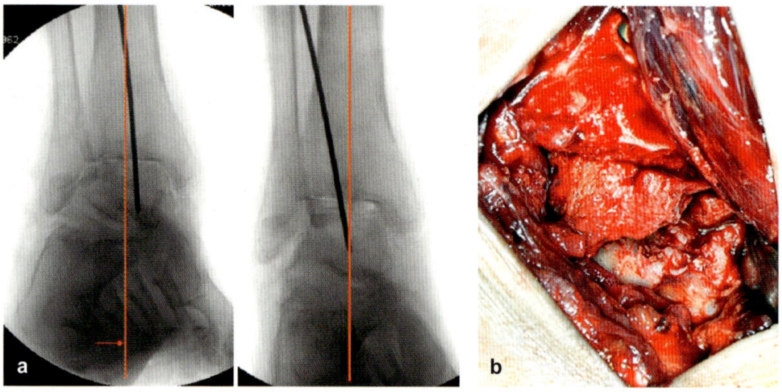

Abb. 14.7 Ausgleich der Valgusfehlstellung durch Interposition eines entsprechend geformten trikortikalen Beckenkammspans in den lateralen Gelenkspalt nach Präparation der Gelenkflächen (derselbe Patient wie in ➤ Abb. 14.3). **a** Die Bildverstärkerkontrolle nach Interposition des Spans zeigt die anatomische Ausrichtung des Talus zur Tibia. Die korrekte Rückfußachse ist dadurch erkennbar, dass die mediale Kontur des Tuber calcanei auf einer Linie mit der Tibiaachse (senkrechte Linie) liegt [15]. **b** Intraoperativer Situs mit lateral eingebrachtem, keilförmigem Knochenspan. Im Fall einer Varusfehlstellung müsste der Beckenkammspan medial platziert werden. [M373/M725]

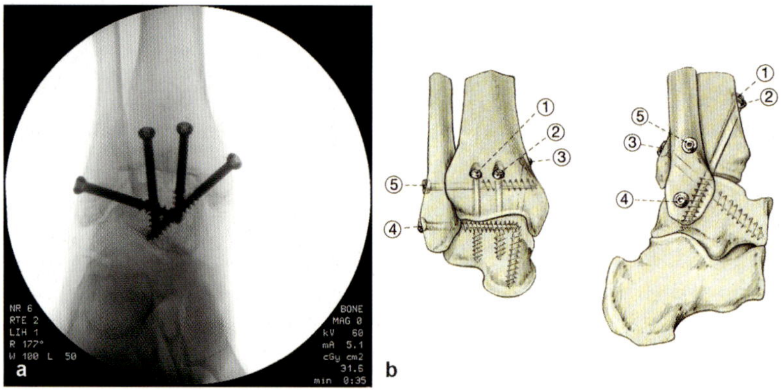

Abb. 14.8 Prinzip der Vierschraubenarthrodese des oberen Sprunggelenks. Eine fünfte Schraube ist zur Erhöhung der Stabilität der Arthrodese bei manifester Syndesmoseninstabilität oder nach Fibulaosteotomie erforderlich (vgl. ➤ Abb. 14.9). (b modifiziert nach [13]). [a: M373/M725; b: F559]

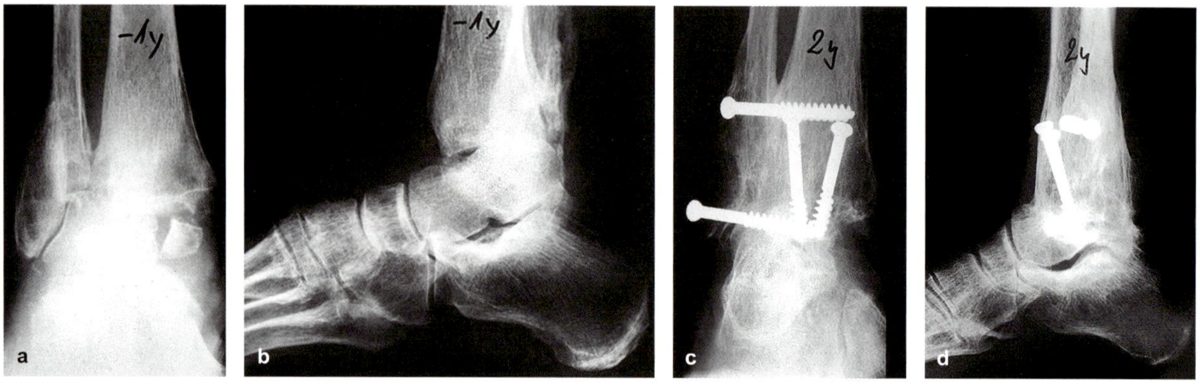

Abb. 14.9 Bei Sprunggelenkarthrose mit manifester Syndesmoseninstabilität (a und b) wird gelegentlich eine weitere Schraube oberhalb der ehemaligen Sprunggelenkebene erforderlich. Im vorliegenden Fall wurde zudem der pseudarthrotische Innenknöchel reseziert und auf eine von posteromedial eingebrachte Schraube verzichtet. Nach 2 Jahren ist die Arthrodese fest durchbaut (c und d). [M373/M725]

Gelenkkapsel nicht erreicht, so ist eine perkutane Achillotenotomie erforderlich, welche als nahtlose Z-Plastik ausgeführt wird. Das Sprunggelenk wird mit einem tibiotalaren Kirschner-Draht temporär fixiert und die korrekte Zentrierung des Talus unter der Tibia mittels Bildverstärker kontrolliert. Weist die Fibula nach erfolgter Gelenkflächenresektion der Tibia eine relative Überlänge auf, wird vor der Schraubenfixation eine Verkürzungsosteotomie durchgeführt, um ein fibulokalkaneares Impingement zu vermeiden [12].

Die Sicherung der Arthrodese erfolgt mit vier 6,5-mm-Spongiosaschrauben mit kurzem Gewinde, alternativ werden kanülierte 7,3-mm-Schrauben eingesetzt. Zwei Schrauben werden parallel zueinander oder leicht V-förmig von der Tibiavorderkante in den hinteren Anteil des Taluskorpus eingebracht. Über eine Stichinzision hinter dem Innenknöchel wird eine weitere Schraube vom Malleolus medialis nach anterolateral in den Taluskopf sowie eine vierte Schraube ebenfalls über Stichinzision vom Malleolus lateralis nach medial in den Talusdom eingebracht (➤ Abb. 14.8).

Bei manifester Syndesmoseninstabilität erfolgt die Fixierung der Fibula gegen die Tibiainzisur oberhalb des ehemaligen Sprunggelenkspalts durch eine zusätzliche fünfte Schraube (➤ Abb. 14.9). Unter Einlage einer Redon-Drainage werden Retinakulum, Subkutis und Kutis separat adaptiert.

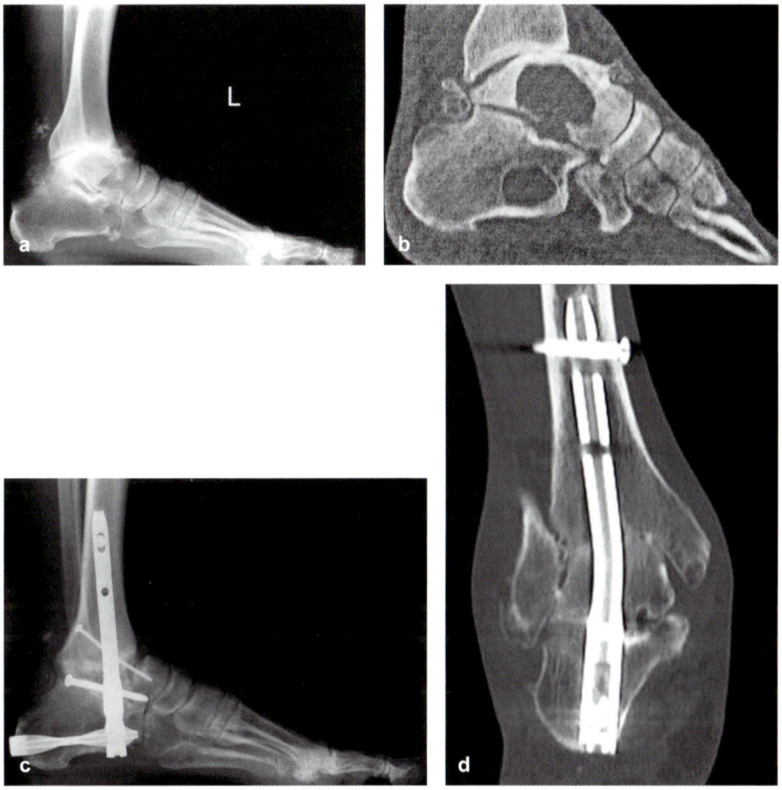

Abb. 14.10 Tibiotalokalkaneare Arthrodese mit retrogradem Nagel [18]. **a** Hochgradige Arthrose im oberen und unteren Sprunggelenk. Hier ist die tibiotalokalkaneare Arthrodese mit retrogradem Nagel eine Behandlungsoption. **b** Im vorliegenden Fallbeispiel lag eine Arthrose mit ausgeprägter Geröllzystenbildung vor. **c** Der Nagel kann in Tibia, Talus und Kalkaneus verriegelt werden, im Kalkaneus wahlweise mit Verriegelungsbolzen und/oder Spiralklinge. **d** In der Frontalebene weist der Nagel eine physiologische Krümmung von 12° im Bereich des Kalkaneus auf, wie im koronaren CT-Schnitt nach Ausheilung gut zu erkennen ist. [M373/M725]

Bei Vorliegen größerer Defekte bzw. Nekrosezonen oder der Revision von Pseudarthrosen nach vorangegangener Arthrodese kommt alternativ eine **Plattenosteosynthese** zur Fixierung der Arthrodese infrage [16]. Diese kann sowohl mit einer von vorn aufgelegten und entsprechend gebogenen winkelstabilen Platte als auch über speziell angepasste Platten bzw. Klingenplatten von dorsal erfolgen. Arthroskopisch gestützte Arthrodesen sind bei Arthrosen ohne relevante Fehlstellung möglich und führen bei korrektem Débridement zu ähnlichen Ergebnissen und Fusionsraten wie die offenen Arthrodesen [17]. Zur Fixierung werden in diesen Fällen meist 2–3 Schrauben verwendet.

Ein alternatives Verfahren ist die Sprunggelenkarthrodese über den **lateralen transfibularen Zugang.** Dieser hat den Vorteil, dass der gesamte Talusdom inkl. der Hinterkante mit Osteophyten, die gelegentlich auch das Subtalargelenk irritieren, eingesehen und präpariert werden kann. Auch kann bei ausgedehnten Defekten die distale Fibula als Knochentransplantat dienen, sodass keine zusätzliche Entnahmemorbidität am vorderen Beckenkamm resultiert. Die Präparation des medialen Kompartiments ist bei Verwendung dieses Zugangs allerdings etwas umständlicher.

In komplizierten Fällen, wie bei gleichzeitig vorliegender Arthrose im Subtalargelenk, vollständiger Nekrose oder komplettem Aufbrauch des Talus nach fehlgeschlagener Endoprothese sowie bei schlechter Knochenqualität aufgrund einer vorliegenden neurogenen Osteoarthropathie ist die **tibiotalokalkaneare Arthrodese,** ggf. mit Defektauffüllung, erforderlich [18] . Die Stabilisierung erfolgt aus Gründen der Stabilität mit Platten oder einem retrograd über den Kalkaneus eingebrachten Marknagel, welcher die physiologische Valgusstellung des Kalkaneus berücksichtigt (➤ Abb. 14.10), bei Infektverlauf alternativ mit Ilizarov- oder Charnley-Fixateur.

14.6 Nachbehandlung und Komplikationen

Nachbehandlung (➤ Tab. 14.1)

Unmittelbar postoperativ wird eine Cast-Schiene in Neutralstellung oder ein Unterschenkel-Spaltgips zur Weichteilprotektion angelegt. Die Drainage verbleibt für 2 Tage. Die Nachbehandlung erfolgt unter beschwerdeadaptierter Vollbelastung im flexiblen Arthrodesenstiefel (z. B. Variostabil, ➤ Abb. 14.11), welche meist nach 2–3 Wochen erreicht wird.

Bei erfolgter Korrektur oder Defektauffüllung mit Knochenplastik, Revision einer Pseudarthrose nach vorangegangener Arthrodese oder schlechter Knochenqualität wird die Teilbelastung mit 20 kg für 6–8 Wochen empfohlen. Anschließend erfolgt bei nachgewiesener knöcherner Konsolidierung (➤ Abb. 14.12) ein schrittweiser Belastungsaufbau.

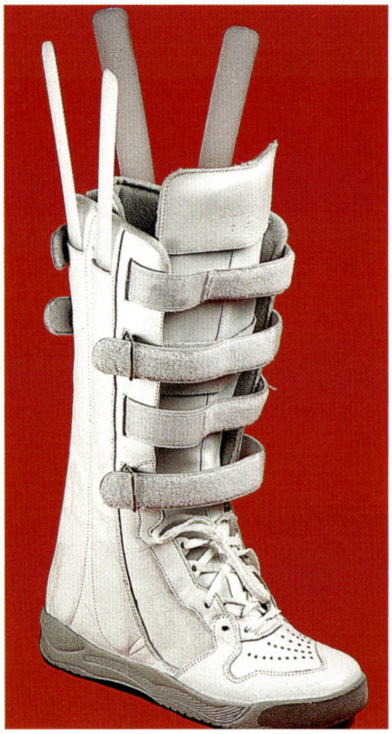

Abb. 14.11 Flexibler Arthrodesenstiefel für die funktionelle Nachbehandlung nach Sprunggelenksarthrodese. [M726/M725]

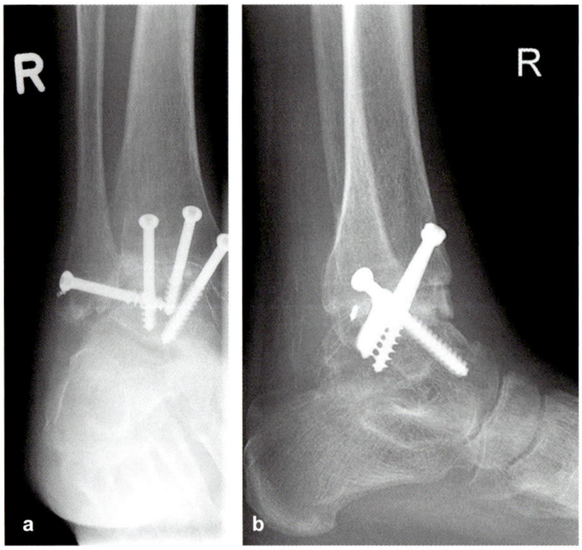

Abb. 14.12 Kontrolle der knöchernen Durchbauung 10 Wochen nach Vierschraubenarthrodese mit Interposition eines lateralen Beckenkammspans vor dem schrittweisen Übergang zur Vollbelastung (derselbe Patient wie in ➤ Abb. 14.3). [M373/M725]

Nach den aktuellen Leitlinien wird eine medikamentöse Thromboseprophylaxe mit niedrig molekularem Heparin für die Dauer der Immobilisierung des oberen Sprunggelenks und der Teilbelastung von 20 kg empfohlen. Die Physiotherapie umfasst Gangschulung, Koordination, Muskelaufbau und Mobilisation der Nachbargelenke, insbesondere des unteren Sprunggelenks.

Tab. 14.1 Nachbehandlung schematisch

Maßnahme	Empfehlung
Ruhigstellung	Bis Wundheilung (Schiene, Spaltgips)
Cast	Bei schlechter Knochenqualität, mangelnder Compliance, Revision von Pseudarthrosen für 6–8 Wochen
Dynamische Nachbehandlung	Flexibler Arthrodesenstiefel für 6 Wochen
Teilbelastung	20 kg für 6 Wochen, bis zu 10 Wochen bei erfolgter Spongiosaplastik, schlechter Knochenqualität
Physio-/Ergotherapie	Gangschulung, Koordination, Muskelaufbau und Fußwurzel-Mobilisation
Implantatentfernung	Nur bei Prominenz oder notwendiger Revision

Komplikationen

Nach der Literatur ist die interne Schrauben- oder Plattenkorrekturarthrodese bezüglich der Komplikationsrate bei vergleichbaren funktionellen Ergebnissen den externen Verfahren deutlich überlegen [19]. Dies liegt jedoch auch daran, dass externe Verfahren häufig bei kritischen Weichteilen bzw. floriden oder abgelaufenen Infekten zum Einsatz kommen [20]. Wundrandnekrosen werden bei einem vorderen Zugang zwischen 0–5 %, bei einem lateralen Zugang zwischen 0–15 % gesehen [21]. Tiefe Infekte treten bei innerer Fixierung in nur 0–2,4 % auf [14].

Die Rate der **Pseudarthrosen** liegt bei interner Fixierung mit Schrauben in allen größeren Studien der letzten 20 Jahre zwischen 0–12 % [14]. Risikofaktoren für die Entwicklung einer Pseudarthrose sind das Rauchen und das Vorliegen einer Neuropathie.

Anschlussarthrosen lassen sich bei einem gewissen Nachbeobachtungszeitraum in nahezu 100 % der Fälle beobachten, diese sind jedoch bei einem nicht unerheblichen Teil der Patienten vorbestehend [22]. Eine Progredienz oder ein Neuauftreten von Anschlussarthrosen findet sich in 15–35 % der Fälle, diese werden jedoch nur selten klinisch relevant [14, 23]. Über die Notwendigkeit sekundärer Arthrodesen im unteren Sprunggelenkkomplex finden sich jedenfalls nur spärliche Berichte. Die Rate von Anschlussarthrosen ist bei residueller Fehlstellung nach Arthrodese deutlich erhöht [14, 22].

LITERATUR

[1] Destot E. Traumatismes du Pied et Rayons X. Malleoles, Astragale, Calcaneum, Avant-pied. Paris: Masson; 1911.
[2] Cronier P, Steiger V, Rammelt S. Early open reduction and internal fixation of Pilon fractures. Fuß Sprungg 2012;10:12–26.
[3] Lanz Tv, Wachsmuth W. Praktische Anatomie. Bein und Statik. VI: Pes, der Fuß. Heidelberg: Springer; 1972.
[4] Shepherd DE, Seedhom BB. Thickness of human articular cartilage in joints of the lower limb. Ann Rheum Dis 1999;58:27–34.

[5] Waitz M, Bade H, Koebke J. Articular cartilage of the trochlea tali and the femoral condyles – properties for mosaic-plastic. Fuß Sprungg 2004;2:96–100.
[6] Thomas RH, Daniels TR. Ankle arthritis. J Bone Joint Surg Am 2003;85-A:923–36.
[7] Stufkens SA, van den Bekerom MP, Kerkhoffs GM, Hintermann B, van Dijk CN. Long-term outcome after 1822 operatively treated ankle fractures: a systematic review of the literature. Injury 2011;42:119–27.
[8] Rammelt S, Heim D, Hofbauer LC, Grass R, Zwipp H. Probleme und Kontroversen in der Behandlung von Sprunggelenkfrakturen. Unfallchirurg 2011;114:847–60.
[9] Fragomen AT, Borst E, Schachter L, Lyman S, Rozbruch SR. Complex ankle arthrodesis using the Ilizarov method yields high rate of fusion. Clin Orthop Relat Res 2012;470:2,864–73.
[10] Onodera T, Majima T, Kasahara Y et al. Outcome of transfibular ankle arthrodesis with Ilizarov apparatus. Foot Ankle Int 2012;33:964–8.
[11] Hagen RJ. Ankle arthrodesis. Problems and pitfalls. Clin Orthop Relat Res 1986;202:152–62.
[12] Zwipp H. Chirurgie des Fußes. Wien, New York: Springer Verlag; 1994.
[13] Endres T, Grass R, Rammelt S, Zwipp H. Ankle arthrodesis with four cancellous lag screws. Oper Orthop Traumatol 2005;17:345–60.
[14] Zwipp H, Rammelt S, Endres T, Heineck J. High union rates and function scores at midterm followup with ankle arthrodesis using a four screw technique. Clin Orthop Relat Res 2010;468:958–68.
[15] Min W, Sanders R. The use of the mortise view of the ankle to determine hindfoot alignment: technique tip. Foot Ankle Int 2010;31:823–7.
[16] Rowan R, Davey KJ. Ankle arthrodesis using an anterior AO T plate. J Bone Joint Surg Br 1999;81:113–6.
[17] Townshend D, Di Silvestro M, Krause F et al. Arthroscopic versus open ankle arthrodesis: a multicenter comparative case series. J Bone Joint Surg Am 2013;95:98–102.
[18] Rammelt S, Pyrc J, Ågren PH et al. Clinical experience with tibiotalocalcaneal fusion using the Hindfoot Arthrodesis Nail. A multicenter study. Foot Ankle Int 2013;34:1,245–55.
[19] Moeckel BH, Patterson BM, Inglis AE, Sculco TP. Ankle arthrodesis. A comparison of internal and external fixation. Clin Orthop Relat Res 1991;268:78–83.
[20] Zwipp H, Grass R, Rammelt S, Dahlen C. Arthrodese – Pseudarthrosen am Sprunggelenk. Die fehlgeschlagene Arthrodese. Chirurg 1999;70:1,216–24
[21] Gordon D, Zicker R, Cullen N, Singh D. Open ankle arthrodeses via an anterior approach. Foot Ankle Int 2013;34:386–91.
[22] Fuchs S, Sandmann C, Skwara A, Chylarecki C. Quality of life 20 years after arthrodesis of the ankle. A study of adjacent joints. J Bone Joint Surg Br 2003;85:994–8.
[23] Sheridan BD, Robinson DE, Hubble MJ, Winson IG. Ankle arthrodesis and its relationship to ipsilateral arthritis of the hind- and mid-foot. J Bone Joint Surg Br 2006;88:206–7.

KAPITEL

15 Arthrodese des unteren Sprunggelenks (subtalare Arthrodese)

Christoph G. Wölfl und Paul A. Grützner

15.1 Anatomie

Das untere Sprunggelenk (➤ Abb. 15.1) setzt sich aus einer vorderen (= Articulatio talocalcaneonavicularis) und einer hinteren Kammer (= Articulatio subtalaris) zusammen, die eine gemeinsame Kapsel besitzen, jedoch durch das Lig. talocalcaneum interosseum vollständig voneinander getrennt werden. Die Fasern des Ligamentum überkreuzen sich teilweise und füllen den Sinus tarsi weitgehend aus.

Die Articulatio subtalaris wird duch die leicht ausgehöhlte Facies articularis calcanea posterior gebildet, die hier mit der konvexen hinteren Gelenkfläche des Kalkaneus korrespondiert.

Das untere Sprunggelenk unterstützt beim Einbeinstand die Ausbalancierung des Fußes gegen den Körper, indem die vordere und die hintere Kammer funktionell ein einheitliches, einachsiges Gelenk bilden: Die subtalare Fußplatte bewegt sich gegen den Talus oder umgekehrt bei fest aufgesetztem Fuß.

Die Achse des unteren Sprunggelenks führt vom dorsomedialen Teil des Talus zur lateralen, unteren Seitenfläche des Tuber calcanei, somit schräg zur Orientierungsebene des Fußes und kreuzt das Lig. talocalcaneum interosseum im annähernd rechten Winkel. Somit ermöglicht es die

- **Pronation des Fußes:** Der mediale Fußrand wird gesenkt, zusammen mit einer Abduktion und einer Dorsalflexion der subtalaren Fußplatte.
- **Supination des Fußes:** Der mediale Fußrand wird angehoben, zusammen mit einer Abduktion und Plantarflexion der subtalaren Fußplatte.

15.2 Ätiologie und Pathophysiologie

Eine subtalare Arthrose, die eine nachfolgende Arthrodese bedingt, entsteht zumeist als Folge einer Fersenbeinfraktur mit Gelenkbeteiligung (Typ Sanders 3–4). Hierbei kann es neben der Arthrose zu Veränderungen in der Statik des Rückfußes kommen. Daher muss in die operative Planung einer subtalaren Arthrodese die anatomische Wiederherstellung des Rückfußes durch die Wiederherstellung der Fußgeometrie mit einbezogen werden.

Abhängig von Traumafolgen, wie einer Valgus- oder Varusrückfußstellung, einer Verkürzung des Rückfußes und Impingementsymptomatiken durch posttraumatische Osteophyten, führt dies bei den Patienten meist zu Schmerzen, Fehlbelastung und Funktionsstörungen. Einschrän-

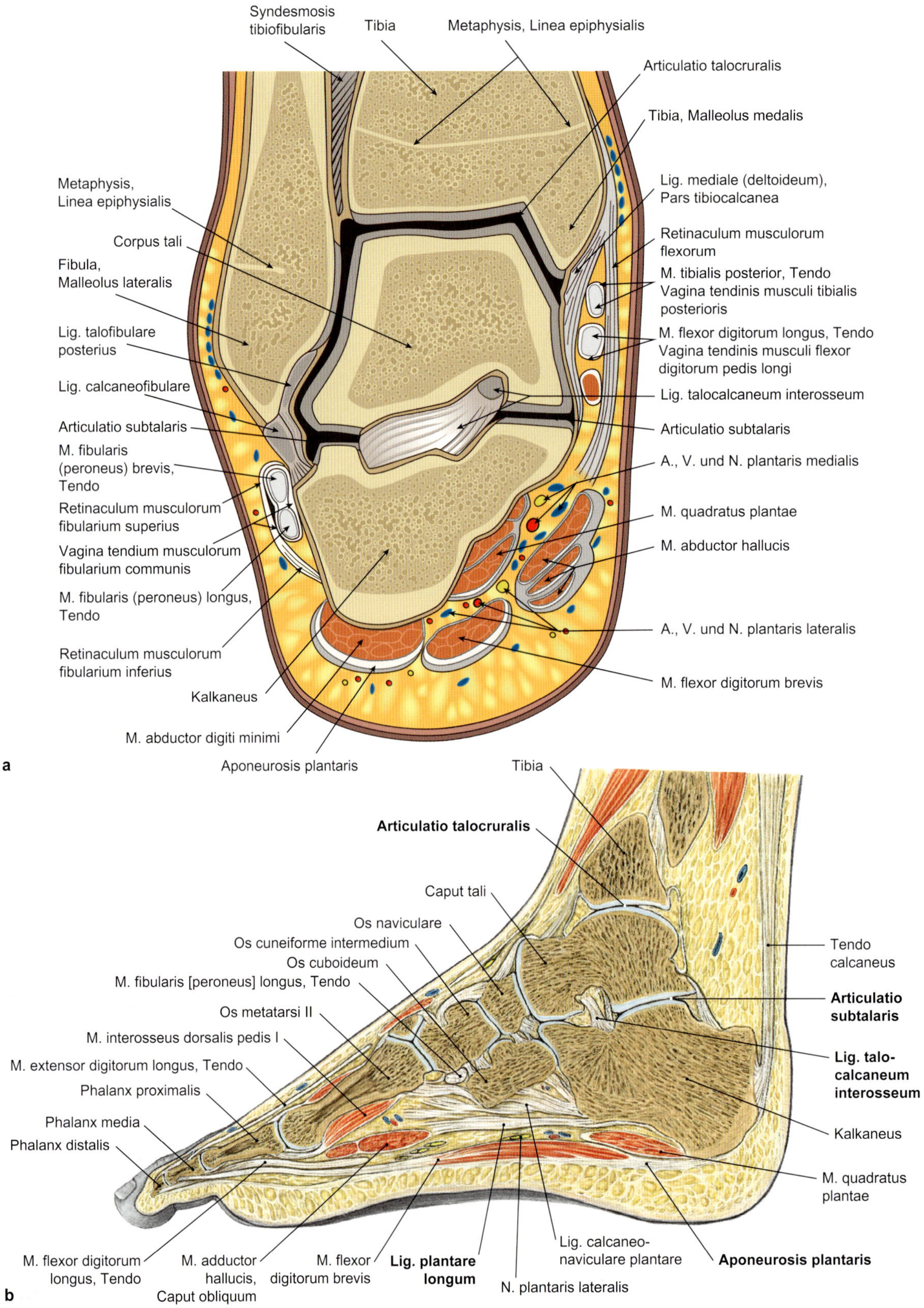

Abb. 15.1 Anatomie des unteren Sprunggelenks. **a** Frontalschnitt in Höhe der Knöchelgabel. **b** Sagittalschnitt durch die Mitte der Trochlea. [a: L255, b: S007-1-23]

15

kungen im täglichen Leben und Arbeitsunfähigkeit sind die Folgen. Daher ist die Entscheidung zur Durchführung einer Versteifungsoperation maßgeblich eine Entscheidung des Patienten. Zusammen mit einer ausführlichen Beratung durch den Operateur bestimmt er den Zeitpunkt der Operation.

15.3 Klinisches Bild

Es empfiehlt sich im Rahmen der präoperativen Evaluation der zu operierenden Patienten, eine Photodokumentation der klinischen Befunde (➤ Abb. 15.2) durchzuführen. So können dem Patienten vor und nach dem operativen Eingriff Ausgangsbefunde, operative Strategien und postoperative Befunde erklärt werden. Dies dient weiterhin der Qualitätssicherung im Rahmen der Dokumentation.

15.4 Diagnostische Verfahren

Für eine sichere präoperative Planung werden folgende Röntgenaufnahmen benötigt (➤ Abb. 15.3):

1. Röntgen des Fußes in a. p.-Aufnahme (Trough-a. p.-Aufnahme) sowie streng seitlich im Stehen (unter Belastung).
2. Ggf. axiale Aufnahme des Unterschenkels nach Salzmann im Stehen (unter Belastung).
3. Seitenvergleichende Aufnahmen empfehlen sich bei größerem Korrekturbedarf. Zur Sicherung einer möglichen Beschwerdelinderung durch die Versteifung kann eine bildverstärkergestützte Lokalanästhesie des arthrotisch veränderten Gelenks erfolgen. Sollte dies nicht zu einer Linderung führen, müssen weitere Ursachen in Erwägung gezogen werden.
4. Bei größeren Defekten empfehlen wir eine Computertomografie.

Neuromuskulär bedingte Fußfehlstellungen müssen vorher diagnostiziert werden. Bei Verdacht auf eine periphere arterielle Verschlusskrankheit muss der Gefäßstatus abgeklärt werden.

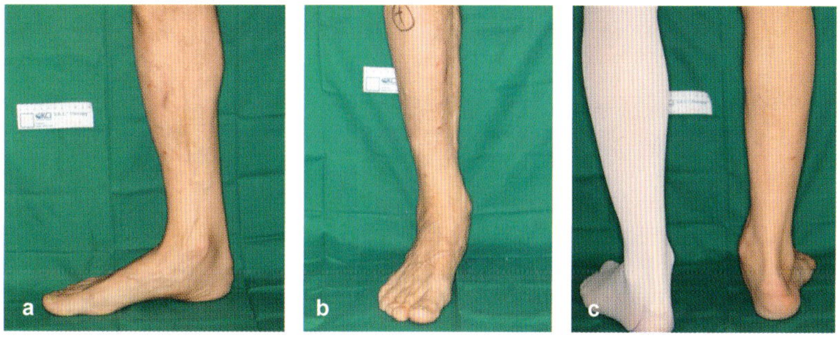

Abb. 15.2 In den Aufnahmen zeigt sich die posttraumatische Fehlstellung im Rückfuß nach Fersenbeinfraktur und konsekutiver Abflachung sowie Achsabweichung mit subtalarer Arthrose. Die Weichteile sind reizlos nach bereits durchgeführter Metallentfernung der lateralen Fersenbeinplatte. [M356/M727]

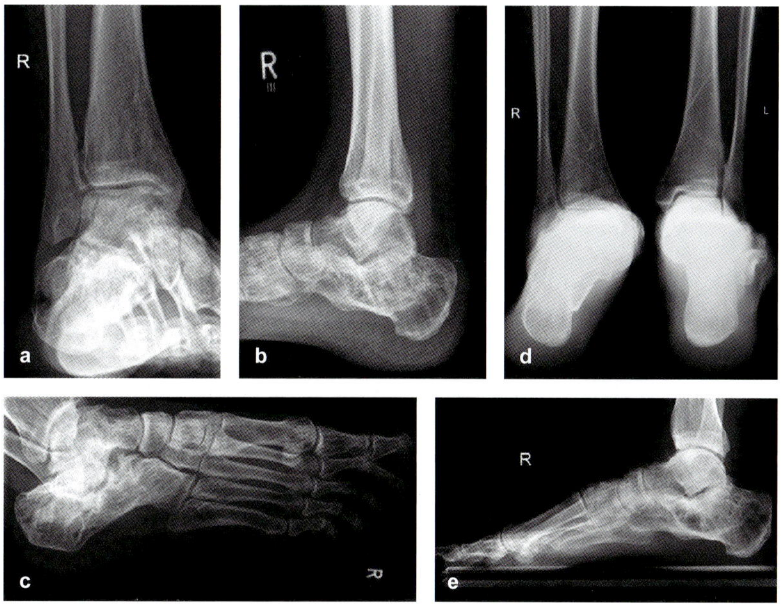

Abb. 15.3 Präoperative Röntgendiagnostik nach Standard „Fuß-Rückfuß-Eingriff" mit Darstellung der oben klinisch dokumentierten Arthrose und Fehlstellung. [M356/M727]

Bei einer Infektion in der Historie und ggf. noch einliegendem Metall sollte zunächst eine Metallentfernung und Abstrichentnahme erfolgen und danach eine zweizeitige Arthrodese durchgeführt werden.

DIAGNOSTIK

- Röntgen des Fußes in a. p.-Aufnahme (Trough-a. p.-Aufnahme) sowie streng seitlich im Stehen (unter Belastung)
- Ggf. axiale Aufnahme des Unterschenkels nach Salzmann im Stehen (unter Belastung)
- Röntgen des OSG in a. p.-Aufnahme im Stehen (unter Belastung)

15.5 Peri- und intraoperatives Vorgehen

15.5.1 Operationsprinzip

Die Resektion der knorpeligen Gelenkflächen des Talus und der hinteren Gelenkfacette des Kalkaneus sowie die Entfernung von posttraumatischen Sklerosezonen ist Voraussetzung für eine gute knöcherne Fusion der Arthrodese. Sollte eine Subluxationsstellung des Talus durch eine posteriore Verkippung bei abgeflachter hinterer Gelenkfacette vorliegen, so muss diese durch Distraktion des subtalaren Gelenkspalts unter anatomischer Korrektur von Höhe und Achse des Rückfußes aufgehoben werden.

Hierzu verwendet man bei Bedarf entsprechend zugerichtete trikortikale Beckenkammblöcke. Die Arthrodese erfolgt mittels kanülierter 7,0-mm-Spongiosaschrauben mit kurzem Gewinde. Hierbei werden zwei Schrauben parallel zum plantaren Tuber calcanei außerhalb der Auftrittsbelastungszone möglichst senkrecht zur hinteren Gelenkfacette des Kalkaneus in die Mitte des Talus eingebracht. Zur Sicherung der Rotation wird eine dritte Schraube vom Processus anterior calcanei in den Talus eingebracht. Alle Schrauben werden perkutan eingebracht.

15.5.2 Patientenaufklärung

Neben allgemeinen Komplikationen einer Operation wie Wundheilungsstörung, Infektion, überschießende Narbenbildung und Versagen des operativen Verfahrens mit Notwendigkeit einer Revisionsoperation muss auf die funktionellen Änderungen nach einer Versteifungsoperation im Fuß sowie die damit verbundenen Folgen eingegangen werden. Die Nachbehandlung zieht sich über 12 Wochen hin, das Behandlungsschema muss dem Patienten ausgehändigt werden. Weiterhin muss auf Komplikationen bei Entnahme eines Beckenkammblocks hingewiesen werden, insbesondere

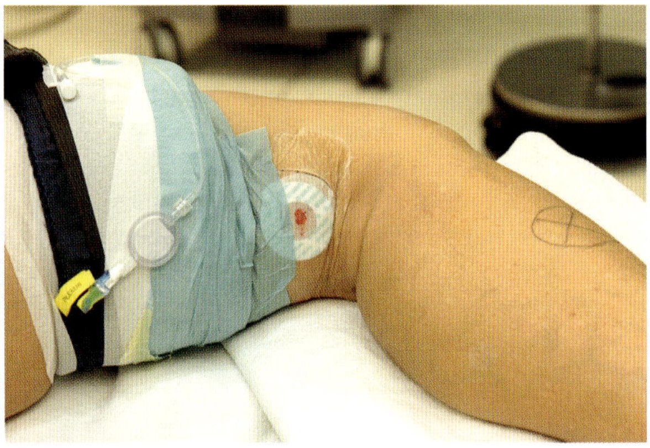

Abb. 15.4 Lokales Anästhesieverfahren zusätzlich zur ITN. [M356/M727]

Hämatombildung und Irritation des N. cutaneus femoris lateralis. Weitere gefährdete Nerven sind der N. cutaneus dorsalis lateralis als Endast des N. suralis und der N. tibialis (Dehnungsschaden).

Eine präoperative Planungsskizze kann der Visualisierung des geplanten Eingriffs im Rahmen der Aufklärung dienen.

! AUFKLÄRUNGSPUNKTE

- Allgemeine chirurgische Komplikationen
- Revisionsoperation aufgrund Versagen des operativen Verfahrens
- Funktionelle Änderungen im Fuß nach einer Arthrodese
- Lange Nachbehandlungszeit (über 12 Wochen)
- Komplikationen bei Entnahme des Beckenkammblocks (Hämatombildung, Irritation des N. cutaneus femoris lateralis)
- Verletzungen des N. cutaneus dorsalis lateralis als Endast des N. suralis und des N. tibialis (Dehnungsschaden)

15.5.3 Anästhesie und Lagerung des Patienten

Es empfiehlt sich eine Intubationsnarkose. Ergänzend erfolgt die Anlage eines Unterschenkelblocks (➤ Abb. 15.4). Der Patient wird in Seitenlage operiert (➤ Abb. 15.5), wenn ein seitlicher Standardzugang gewählt wird. Vorderer und hinterer Beckenkamm werden mit abgedeckt. Wählt man einen dorsolateralen Zugang paraachillär, wird der Patient in Bauchlage gelagert und der hintere Beckenkamm abgedeckt. Eine pneumatische Oberschenkelblutsperre wird angelegt.

15.5.4 Instrumentarium und Operationsvorbereitung

Es empfiehlt sich, eine präoperative Planungsskizze anzufertigen, um das Ausmaß der geplanten Korrektur mit Lage,

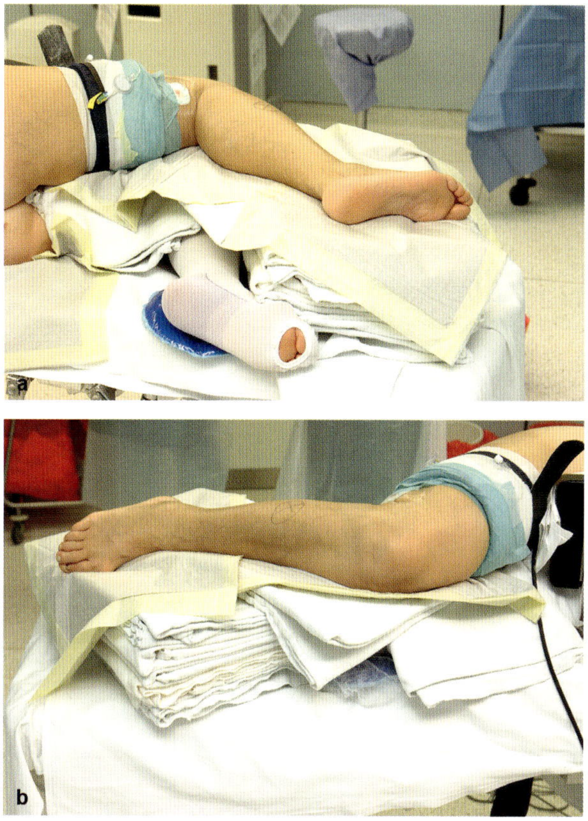

Abb. 15.5 Seitenlagerung mit entsprechender Polsterung bei lateralem Zugang nach vorausgegangener Fersenbeinosteosynthese. [M356/M727]

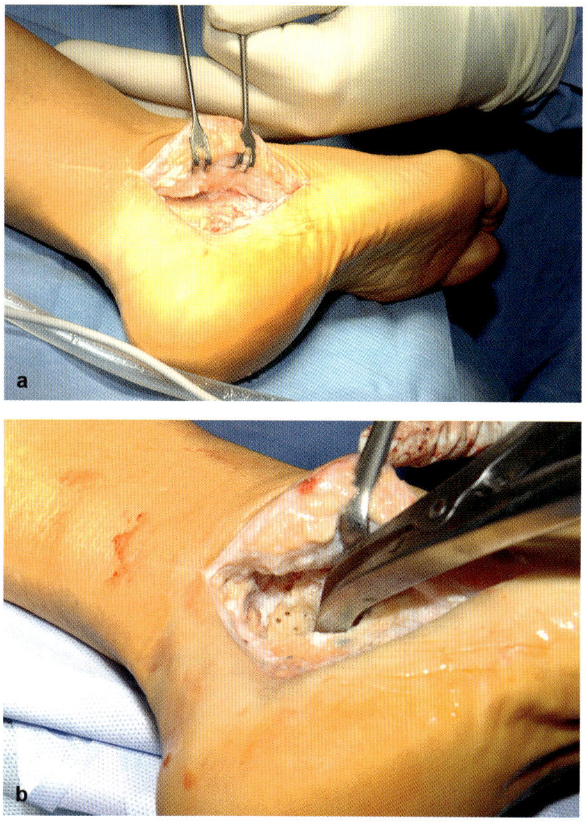

Abb. 15.6 **a** Zugang in Seitenlage bei Z. n. plattenosteosynthetisch versorgter Fersenbeinfraktur. **b** Vorbereitetes Subtalargelenk mit entknorpelten und angebohrten Gelenkflächen. [M356/M727]

Form und Größe des Beckenkammblocks abzuschätzen. Diese Skizze kann auch gut zur Aufklärung des Patienten herangezogen werden.

Eine Single Shot Antibiose sollte mindestens 30 Minuten vor dem Schließen der Blutsperre gegeben werden.

Es wird ein Arthrodesensieb verwendet. Benötigt werden insbesondere:

- Lambott-Meißel
- Gekröpfte Meißel
- Zwei Arthrodesenspreizer
- Ggf. Pinarthrodesenspreizer
- Spongiosaentnahmesieb
- Kanülierte Großfragmentspongiosaschrauben
- Bildverstärker

15.5.5 Operationsschritte

i

- Die genaue präoperative Planung bezüglich des Korrekturbedarfs ist wichtig für den zu verwendenden Zugang.
- Entsprechend des gewählten Zugangs erfolgt eine Seitlagerung (lateraler Zugang) oder eine Bauchlagerung (dorsolateraler Zugang).

Die hier beschriebene Operationstechnik gilt für den **lateralen Zugang** (➤ Abb. 15.6a). Nach Auswickeln und Schließen der Blutsperre erfolgt ein leicht bogenförmiger Schnitt, der hinter dem Außenknöchel beginnt und nach unterhalb zehenwärts des Außenknöchels gezogen wird. Oft ist der laterale Zugang vorgegeben, da zuvor eine Fersenbeinfraktur versorgt wurde. Hier muss präoperativ geplant werden, ob dieser Zugang eine Option ist oder ob ggf. auf einen posterolateralen Zugang gewechselt werden muss.

i

- Es muss hinter dem Knöchel auf den N. suralis und im Verlauf auf seine Endäste geachtet werden.
- Weiterhin müssen die Peronealsehnen geschont werden.

Das Subtalargelenk wird aufgesucht und mittels eines 2,0-Kirschner-Drahts markiert. Bei postraumatischen Veränderungen kann bei der Durchleuchtung das Gelenk mit dieser Markierung sicher dargestellt werden. Unter Umständen ist es nötig, zur Darstellung des Gelenks überwachsende Osteophyten tangential mit einem Lambott-Meißel abzuschlagen.

Im Weiteren wird dann ein Arthodesespreizer zunächst in den ventralen Gelenkanteil eingebracht und das Gelenk aufgespannt. Mit einem gekröpften Meißel werden die restli-

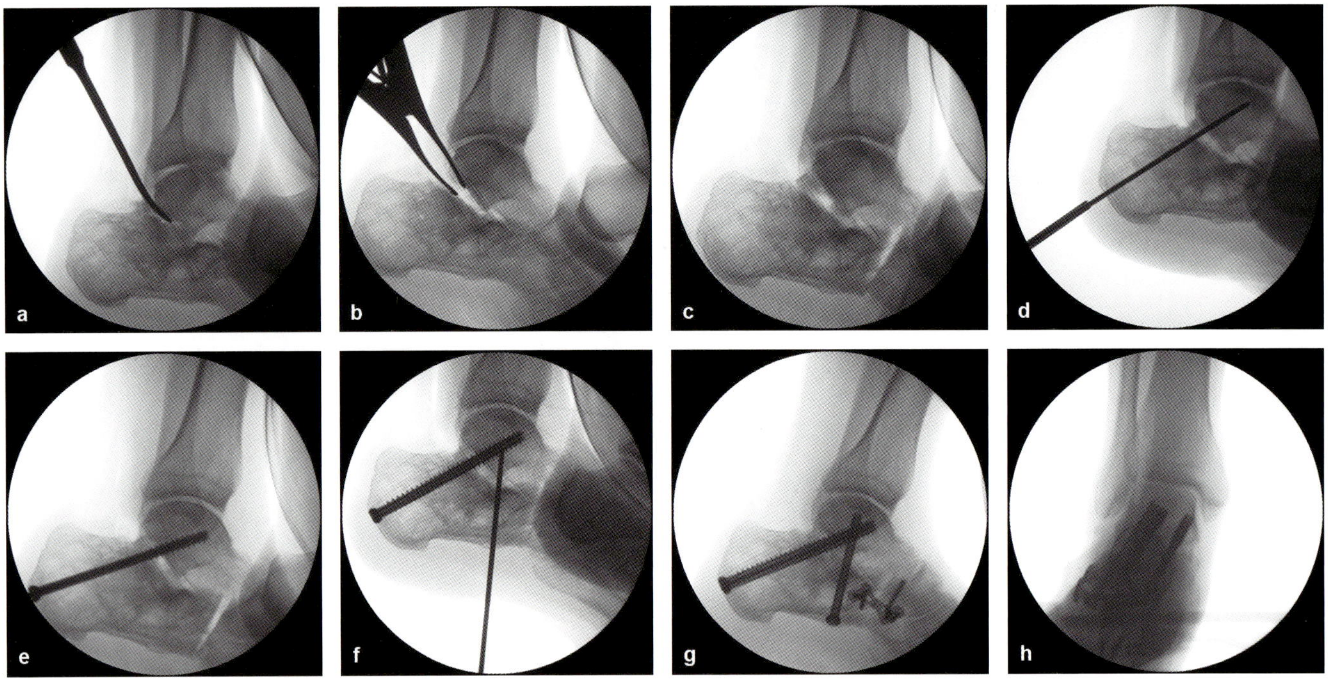

Abb. 15.7 Intraoperative Dokumentation der Operationsschritte einer aufrichtenden, reorientierenden subtalaren Arthrodese. [M356/M727]

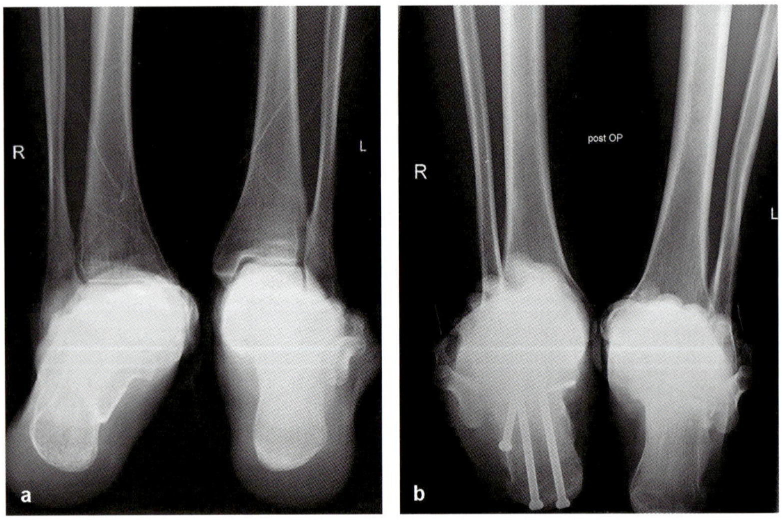

Abb. 15.8 Röntgen nach Salzmann vor und nach Korrektur der Rückfußachse mittels Arthrodese. [M356/M727]

chen Knorpelbeläge entfernt. Die gründliche Entknorpelung der Gelenkflächen ist die wichtigste Voraussetzung für eine gute knöcherne Fusion (➤ Abb. 15.6b). Besteht eine Sklerosefläche, so wird diese unter Kühlung mit den Gewindedrähten der kanülierten Großfragmentspongiosaschrauben durchbrochen. Mehrere Löcher zur Blutungsinduktion werden so gesetzt. Das empfiehlt sich als Standardvorgehen.

Nach Umsetzen des Spreizers erfolgt die Vorbereitung des ventralen Gelenkanteils. Ist das Gelenk für die Arthrodese vorbereitet, erfolgt mittels des Arthrodesespreizers bei Verkürzung und Achsabweichung der Ausgleich und die Wiederherstellung des metatarsotarsalen Alignments sowie der Rückfußachse. Unter Bildverstärkerkontrolle wird dann die Größe eines oder zweier benötigter trikortikaler Beckenkammblöcke ausgemessen. Diese werden dann entsprechend entnommen und zugerichtet. Besteht keine Achsabweichung, so empfiehlt es sich, den Gelenkspalt zur osteoinduktiven Stimulation mit roter Spongiosa aufzufüllen.

Nach Einbringen der Blöcke und korrekter Einstellung des Alignments unter dem Bildverstärker werden vom Tuber calcanei von plantar zwei Gewinde-Kirschner-Drähte parallel in die Trochlea tali vorgetrieben. Nach Bildverstärkerkontrolle werden darüber die kanülierten Großfragmentspongiosaschrauben mit kurzem Gewinde eingebracht. Zur Rotationssicherung wird vom Processus anterior calcanei eine dritte Großfragmentschraube als Antirotationsschraube in den Talus eingebracht. Noch vorhandene kortikospongiöse Späne bzw. rote Spongiosa können abschließend in den ehemaligen Gelenkspalt einmodelliert werden. Das Operationsergebnis wird radiologisch in zwei Ebenen dokumentiert (➤ Abb. 15.8). Wichtig ist, dass die Gewindegänge den ehemaligen Gelenkspalt komplett überragen und die Schrauben kein weiteres Gelenk perforieren (➤ Abb. 15.7 g). Es erfolgen die Einlage einer Redon-Drainage und der Wundverschluss. Postoperativ wird bis zur Wundheilung eine Vacosplint®-Orthese angelegt.

15.6 Nachbehandlung und Komplikationen

Nachbehandlung (➤ Tab. 15.1)

Ab der Wundheilung erhält der Patient einen Unterschenkel-Bycast, der bis zur 12. postoperativen Woche belassen wird. Ab der 1. postoperativen Woche erfolgt die Nachbehandlung bis zur 6. postoperativen Woche unter Entlastung durch Unterarmgehstützen (UAG), danach unter wöchentlicher Steigerung an UAG bis zur Vollbelastung. Es sollten drei Röntgenkontrollen erfolgen: vor der Entlassung sowie in der 6. und in der 12. postoperativen Woche.

Komplikationen

Nervenläsionen (siehe Aufklärung), Hämatombildung, Infektion, Pseudarthrose.

Bei lateralem Zugang und hohem Korrekturbedarf durch einen großen Block besteht die Gefahr, zu viel Spannung auf die Wunde zu bekommen, was zu Wundheilungsstörungen führt oder einen lokalen Lappen (Suralislappenplastik) nötig macht. Hier empfiehlt sich der dorsolaterale Zugang.

Tab. 15.1 Nachbehandlung schematisch

Maßnahme	Empfehlung
Gips	Ab Wundheilung bis zur 12 Woche postop. Unterschenkel-Bycast
Dynamische Nachbehandlung	• 1.–6. Woche postop.: Entlastung an UAG • 6. Woche postop.: 20 kg Teilbelastung an UAG • 7.–12. Woche postop.: Aufbelastung bis zur Vollbelastung mit wöchentlicher Steigerung • Ab 12. Woche postop.: Vollbelastung und freie Funktion in Konfektionsschuhen
Physio-/Ergotherapie	• Gehschule bis sicherer Gang und Umsetzung der Teilbelastung an UAG • Ab 12. Woche freie Beübung
Röntgenkontrollen	• Postoperativ vor Entlassung • 6. und 12. Woche postop.

LITERATUR

Frick H, Leonhardt H, Starck D. Allgemeine Anatomie. Band I Spezielle Anatomie. Stuttgart: Thieme Verlag; 1992, 409–12.

Bürgi ML, Hintermann B. Belastungsstabile Subtalararthrodese mit I.CO.SAUD_unicodechar_sup®/AUD_unicodechar_sup-Schrauben. Orthop Traumatol 2003;15:402–14.

Beck M, Mittlmeier T. Subtalare Korrekturarthrodese bei posttraumatischer Arthrose des unteren Sprunggelenks. Unfallchirurg 2006;109:149–52.

15

KAPITEL

16

Bernhard Fuß

Flexibler Plattfuß bei Tibialis-posterior-Sehneninsuffizienz

16.1 Anatomie

Der M. tibialis posterior ist der wesentliche Stabilisator des medialen Längsgewölbes des Fußes [1, 2]. Seine Sehne verläuft von proximal hinter dem Innenköchel entlang zur medialen Fußwurzel, setzt hauptsächlich am Os naviculare aber auch an den Ossa cuneiforme an und richtet maßgeblich den Fuß auf.

16.2 Ätiologie und Pathophysiologie

Eine Insuffizienz der Tibialis-posterior-Sehne (TP-Sehne) beruht oft auf einer Schädigung der Sehne im Sinne multipler Mikrotraumatisierungen durch Überbeanspruchung (jüngere Sportler) oder in der 4.–6. Lebensdekade infolge eines länger bestehenden Knicksenkfußes.

Einer chronischen Peritendinitis folgt eine Degeneration der Sehne mit Elongation und Rissbildung. Ein progredienter Funktionsverlust begünstigt die Ausbildung einer zunehmenden Fehlstatik. Rupturen können bereits in der Pubertät vorliegen, meistens liegt das Alter der Patienten aber zwischen 43 und 68 Jahren [3].

Die Sehne reißt in der Regel unterhalb des Innenknöchels, in der Zone der größten Belastung und der schlechtesten Durchblutung [4]. Die Degenerationszone der TP-Sehne ist operativ nicht rekonstruierbar [5]. Es resultiert eine Instabilität im Talonavikulargelenk (TN-Gelenk). Das Os naviculare disloziert im Verhältnis zum Talus nach dorsal und lateral und der Taluskopf gleitet nach planar medial in das überdehnte Pfannenband.

Die Folge ist eine Fehlrotation des Vorfußes zum Rückfuß im Chopart-Gelenk nach lateral mit einem Verlust der Stabilisierung der medialen Säule und dem fortschreitenden Einbruch des Längsgewölbes.

Die fortschreitende Plattfußentwicklung führt längerfristig schließlich zu kontrakten arthrotischen Veränderungen im unteren und oberen Sprunggelenk.

16.3 Klinisches Bild

Anfangs bestehen Schmerzen und Schwellung hinter dem Innenknöchel im Sinne einer Sehnenreizung, insbesondere nach vermehrter Belastung. Die Beschwerden und die folgende zunehmende Knicksenkfußentwicklung werden öfter

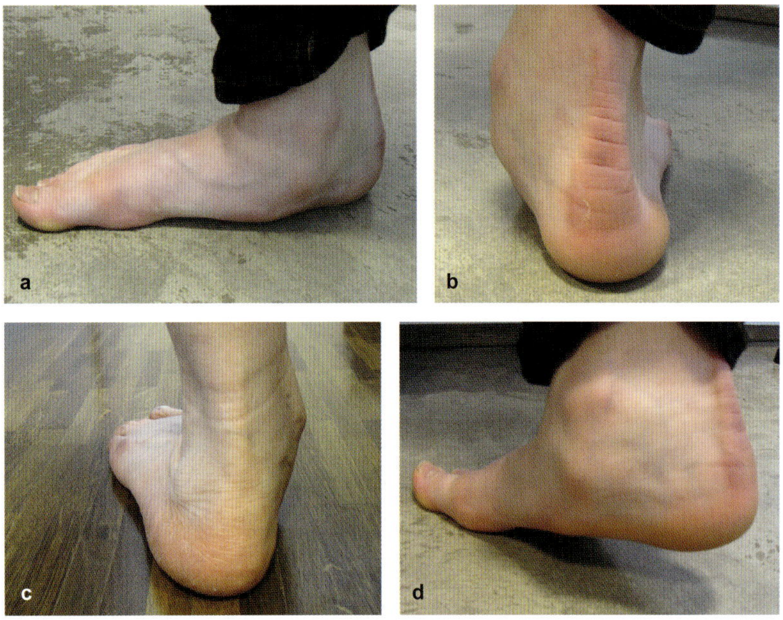

Abb. 16.1 Klinisches Bild bei Tibialis-posterior-Sehneninsuffizienz. **a** Längsgewölbeverlust. **b** Fersenvalgus. **c** Too-Many-Toes-Sign. **d** Erschwerter Zehenspitzenstand. [M728]

vom Patienten mit einem Trauma in Verbindung gebracht. Im weiteren Verlauf werden auch Schmerzen lateral im Sprunggelenk als Impingementfolge angegeben. Es folgt ein zunehmender Funktionsverlust mit gestörter Abstoßphase des Fußes bis zur Unfähigkeit, den Zehenspitzenstand einzunehmen. Im weiteren Verlauf folgen Beschwerden bei Arthrose im unteren und sogar im oberen Sprunggelenk.

16.4 Diagnostische Verfahren

Im Vordergrund steht die **klinische Untersuchung.** Die Inspektion zeigt oft eine Schwellung im Verlauf der TP-Sehne hinter und unterhalb des Innenknöchels, Einbruch des medialen Längsgewölbes (➤ Abb. 16.1a) mit Abduktion des Vorfußes. Von dorsal betrachtet zeigt sich das Abweichen des Vorfußes nach lateral mit vermehrter Zehenansicht, man spricht vom Too-Many-Toes-Sign (➤ Abb. 16.1c, [6]). Dies ist Folge eines Übergewichts der Peroneus-brevis-Sehne. Die Palpation zeigt eine deutliche Druckschmerzhaftigkeit mit Schwellung entlang des Sehnenverlaufs. Im fortgeschrittenen Stadium stellt sich eine Rückfußvalgusstellung (➤ Abb. 16.1b) ein. Der Zehenspitzenstand ist zunehmend erschwert oder wird unmöglich (➤ Abb. 16.1d). Es folgt eine Verkürzung der Wadenmuskulatur.

Die Stadieneinteilung der Tibialis-posterior-Insuffizienz erfolgt nach Johnson und Strom (➤ Tab. 16.1, [6]).

Nächster diagnostischer Schritt nach der klinischen Untersuchung am stehenden und liegenden Patienten ist die **konventionelle Röntgendiagnostik.** Geröngt wird der ganze Fuß im a. p.-Strahlengang und streng seitlich unter Belastung.

Tab. 16.1 Stadieneinteilung der Tibialis-posterior-Insuffizienz nach Johnson und Strom [6]

Stadium 1	Peritendinitis/Tenosynovitis mit Schmerzen und Schwellung am medialen Fußrand ohne Deformität bei orthograder Fersenbeinstellung
Stadium 2	Partielle Rissbildung der Sehne mit Elongation und flexibler, passiv korrigierbarer Deformität im Sinne einer Abflachung des Längsgewölbes (Pes planus) und einer Vorfußabduktion
Stadium 3	Rigide, nicht passiv reponierbare Rückfußeversion/Fersenvalgus, fehlende Ferseninversion im Zehenspitzenstand, Zehenspitzenstand einseitig nicht mehr durchführbar
Stadium 4	Stark ausgeprägte, kontrakte Valgusfehlstellung des Rückfußes mit deutlichen degenerativen Veränderungen im oberen Sprunggelenk

Die Seitenaufnahme zeigt, wo sich der Scheitelpunkt des einknickenden Fußes befindet (➤ Abb. 16.2). Die a. p.-Ansicht zeigt das Abweichen des Vorfußes mit Rotation im Chopart-Gelenk nach lateral (➤ Abb. 16.2, ➤ Abb. 16.3). Zum Nachweis einer Fersenvalgusfehlstellung ist eine Salzmann-Aufnahme erforderlich.

Zusatzdiagnostik Ergänzend kann zur Darstellung und Dokumentation der Schädigung der TP-Sehne eine Sonografie oder eine Kernspintomografie angefertigt werden. Durch beide Untersuchungen können eine Verdickung der Sehne, eine Tendosynovialitis mit Sehnenscheidenerguss und Längsrisse bis hin zur Komplettruptur diagnostiziert werden. Die Kernspintomografie zeigt Veränderungen eindrucksvoll bereits in einem recht frühen Stadium. Die hier erkennbaren Veränderungen stehen jedoch nicht immer in Korrelation mit der klinischen Symptomatik oder der Funktionalität der Sehne.

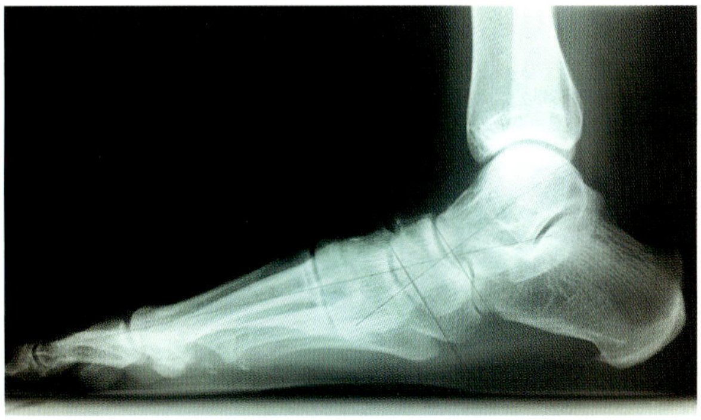

Abb. 16.2 Seitenaufnahme unter Belastung: Der Achsenknick in der Fußwurzel ist deutlich sichtbar. [M728]

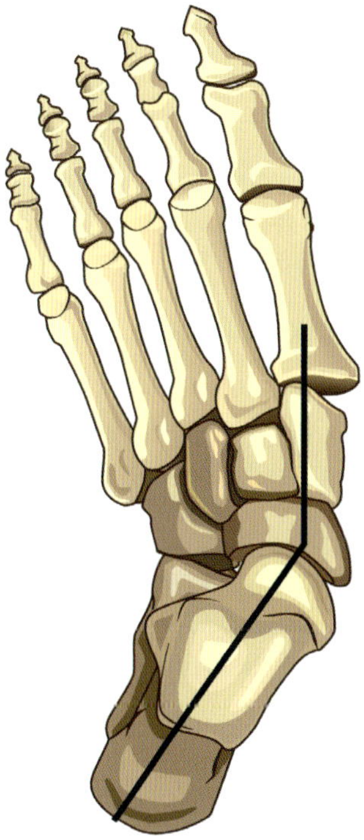

Abb. 16.3 Rotation im Chopart-Gelenk. [L255]

Zur Diagnosesicherung steht damit die klinische Symptomatik mit Funktionsverlustnachweis immer im Vordergrund. Die Kernspintomografie hat eher eine differenzialdiagnostische Bedeutung [7].

Differenzialdiagnostisch hat der Knickplattfuß auch noch andere Ursachen:

- Instabilität des Tarsometatarsal-I-Gelenks (TMT-I-Gelenk) oder des NC-Gelenks
- Fußwurzelarthrose (Talonavikulargelenk)
- Charcot-Fuß
- Diabetischer Fuß
- Erkrankungen des rheumatischen Formenkreises
- Koalition im Rückfuß

DIAGNOSTIK

- Klinische Untersuchung am liegenden und am stehenden Patienten
- Röntgen im a. p.-Strahlengang und streng seitlich unter Belastung

16.5 Peri- und intraoperatives Vorgehen

16.5.1 Operationsprinzip

Die operative Planung erfolgt in Abhängigkeit vom Schweregrad, gemessen an der Stadieneinteilung von Johnson und Strom (➤ Tab. 16.1, [6]).

Stadium 1 Im Stadium der Sehnenreizung reichen oft noch konservative Maßnahmen wie Einlagen- oder Orthesenversorgung, physikalische Maßnahmen (Ultraschall, Iontophorese, Röntgentiefenbestrahlung etc.) und die Einnahme von nichtsteroidalen Antiphlogistika aus. Bei persistierenden Beschwerden über einen längeren Zeitraum kann an eine Tenosynovektomie und ein Sehnendébridement gedacht werden.

Stadium 2 Die elongierte Sehne ist funktionslos und kann nicht repariert werden. Eine alleinige Sehnenersatzplastik mittels der benachbarten, jedoch deutlich schwächeren Flexor-digitorum-longus-Sehne (FDL-Sehne) reicht funktionell nicht aus, um die Funktion der erkrankten Tibialis-posterior-Sehne zu übernehmen. Um einen dauerhaften Erfolg zu gewährleisten, sind zum FDL-Sehnentransfer ergänzende knöcherne Eingriffe erforderlich. Die Wahl der Ergänzungseingriffe richtet sich an der jeweiligen anatomischen Veränderung des Knicksenkfußes aus. Bei flexibler Vorfußabduktion erfolgt ergänzend zum FDL-Transfer eine Kalkaneusverlängerungsosteotomie nach Evans [8].

Bei Vorfußabduktion mit bereits radiologisch nachweisbaren Arthrosezeichen im Kalkaneokuboidalgelenk (CC-Gelenk) ist eher eine kalkaneokuboidale Interpositionsarthrodese mit Knochenspan indiziert [9].

In beiden Fällen erfolgt eine Verlängerung der lateralen Säule durch Implantation eines trikortikospongiösen Knochenspans (autolog aus dem Beckenkamm oder Fremdknochen).

Die Verlängerung der lateralen Fußsäule hat eine Reposition des Talus im Chopart-Gelenk zur Folge. Bei flexibler, reponierbarer Fersenvalgusfehlstellung ist eine medialisierende und damit die Ferse rezentrierende Kalkaneusverschiebeosteotomie indiziert [10].

Stadium 3 Bei kontraktem, nicht reponierbarem Knickplattfuß ohne maßgebliche Beteiligung des oberen Sprunggelenks bleibt nur noch die Korrekturarthrodese des unteren Sprunggelenks und des reponierten TN-Gelenks (Doublearthrodese) oder seltener die Triplearthrodese unter Einschluss des bereits degenerativ veränderten CC-Gelenks.

Stadium 4 Bei kontraktem Knickplattfuß mit Valgusfehlstellung und Degeneration im oberen Sprunggelenk ist die pantalare Arthrodese indiziert.

16.5.2 Patientenaufklärung

Neben den üblichen Risiken wie Thrombose, Lungenembolie, Infektion bis hin zur Osteitis/Osteomyelitis, einer erforderlichen Hauttransplantation sowie Nerven- und Gefäßverletzungen, sollte auf das Risiko der Pseudarthrosenbildung und auf ein mögliches Materialversagen (Schrauben- oder Plattenbruch, frühzeitige Lockerung) mit nachfolgenden Eingriffen hingewiesen werden. Weiterhin sollte die Möglichkeit einer Unter- oder Überkorrektur angesprochen werden.

Es ist auch wichtig, mögliche Alternativen zur Operation, wie z. B. die Versorgung mit orthopädischen Maßschuhen, aufzuführen. Man sollte auch darauf hinweisen, dass der Patient nach der Operation keine komplette Beschwerdefreiheit erwarten kann, obgleich die meisten Patienten von den Eingriffen deutlich profitieren.

! AUFKLÄRUNGSPUNKTE

- Allgemeine chirurgische Komplikationen
- Osteitis/Osteomyelitis
- Mögliche erforderliche Hauttransplantation
- Pseudarthrosenbildung
- Mögliches Materialversagen (Schrauben- oder Plattenbruch, frühzeitige Lockerung)
- Unter- oder Überkorrektur
- Alternative Optionen zur Operation (z. B. Versorgung mit orthopädischen Maßschuhen)
- Komplette Beschwerdefreiheit eventuell nicht möglich

16.5.3 Anästhesie und Lagerung des Patienten

Aufgrund der Größe der Eingriffe sollte, wenn möglich, **keine Lokalanästhesie** vorgesehen werden. Ein präoperativer Schmerzkatheter ist sinnvoll. Bei Entnahme eines Beckenkammspans ist eine Vollnarkose sinnvoll.

Der Patient wird in **Rückenlagerung** gelagert. Sinnvoll ist es, seitliche Stützen in Höhe der Beckenknochen anzubringen, um den Tisch, je nach medialem oder lateralem Zugang, zur entsprechenden Gegenseite kippen zu können.

16.5.4 Instrumentarium und Operationsvorbereitung

Folgendes Instrumentarium sollte zur Operation vorgehalten werden: oszillierende Säge und verschiedene Bohrer, Meißel, Knochenspreizer (z. B. Hintermann-Spreizer), Kirschner-Drähte zur temporären Fixation, kanülierte Schrauben oder eine Stufenplatte, ggf. eine Spacerplatte oder Fremdknochenblock, Sehnenahle, ggf. Fadenanker zur Fixation des Sehnentransplantats, Gips zur postoperativen Stellungssicherung.

16.5.5 Operationsschritte

Pitfalls bei der Operation

- Verletzung der Rückfußhaut (sehr vulnerabel) → hier auf den Einsatz von scharfen Haken verzichten
- Subluxation des CC-Gelenks bei der Kalkaneusverlängerungsosteotomie nach Evans → distale Transfixation des Gelenks mit einem Kirschner-Draht vor Durchführung der Osteotomie

Korrektur der Vorfußabduktion durch Verlängerung der lateralen Säule

Lateraler Zugang durch Längsschnitt über dem CC-Gelenk und dem Kalkaneushals. Die Kalkaneusosteotomie erfolgt nach dem Einsetzen zweier Hohmann-Hebel ca. 1–1,5 cm proximal des CC-Gelenks am Übergang zum Sinus tarsi. Nach perkutaner Transfixation des CC-Gelenks folgt das Aufspreizen der Osteotomie mit dem Hintermann-Spreizer (➤ Abb. 16.4), Anbohren des Knochens zur Auflockerung

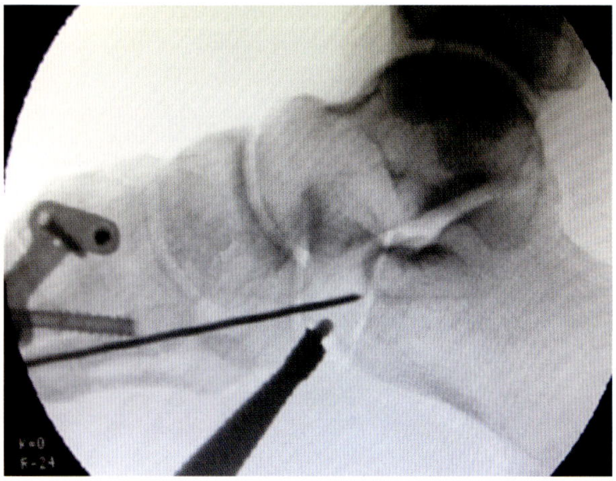

Abb. 16.4 Osteotomie nach Transfixation des CC-Gelenks mittels Kirschner-Draht. [M728]

der Spongiosa, dann Einsetzen des ca. 0,6–1,0 cm breiten Knochenblocks und Kompression mittels Hintermann-Spreizer.

i

Wenn möglich, autologen Beckenkammspan statt Fremd- oder Kunstknochen verwenden.

Im Anschluss erfolgt die Fixation mit einer überbrückenden winkelstabilen Platte (➤ Abb. 16.5). Es können auch Spacerplatten verwendet werden, wie man sie üblicherweise von Opening-Wedge-Osteotomien kennt.

Bei Vorliegen einer Arthrose des CC-Gelenks wird das Gelenk selbst aufgespreizt, entknorpelt und ebenfalls nach Implantation des Knochenblocks mittels Platte fixiert.

Aufrichten des Rückfußvalgus durch Kalkaneusverschiebeosteotomie

Die medialisierende Kalkaneusverschiebeosteotomie erfolgt zur Korrektur des Rückfußvalgus. Hierbei wird der dorsale Anteil des Fersenbeins nach medial verschoben, wodurch der Tuber calcanei wieder zentralisiert und dabei der Knickplattfuß aufgerichtet wird.

Darstellung des Corpus calcanei über einen lateralen, schrägen Hautschnitt ventral des Achillessehnenansatzes beginnend und nach plantar zum Ansatz der Plantarfaszie verlaufend. Der N. suralis ist hierbei unbedingt zu schonen. Die Osteotomie erfolgt distal der Peroneussehnen nach Einsatz zweier Hohmann-Hebel kranial und kaudal des Kalkaneuskorpus, die sich anatomisch bedingt an der schmalsten Stelle

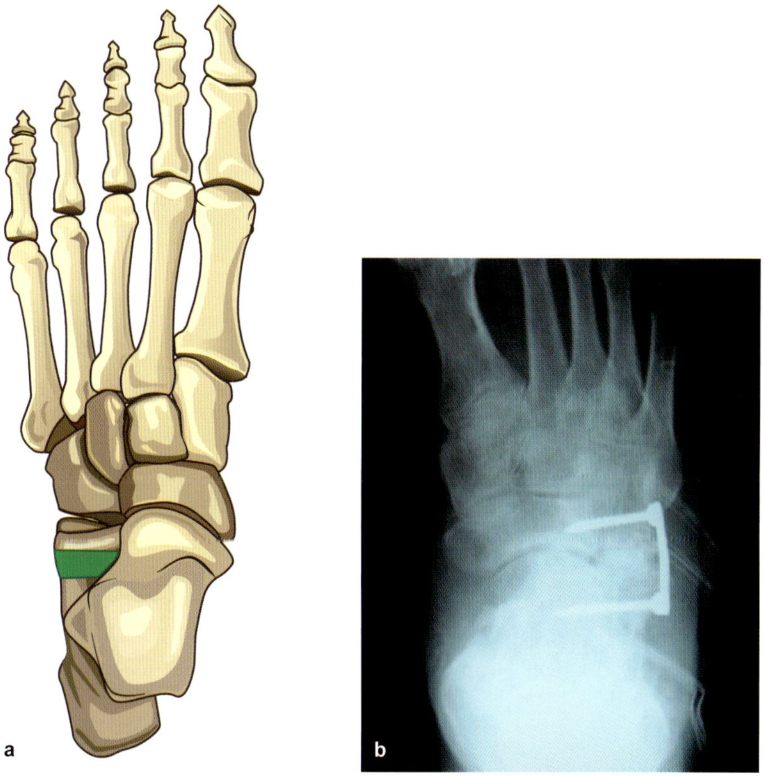

Abb. 16.5 Korrektur des Talus zum Os naviculare durch laterale Verlängerung mittels Knochenspanimplantation und Plattenosteosynthese. [a: L255; b: M728]

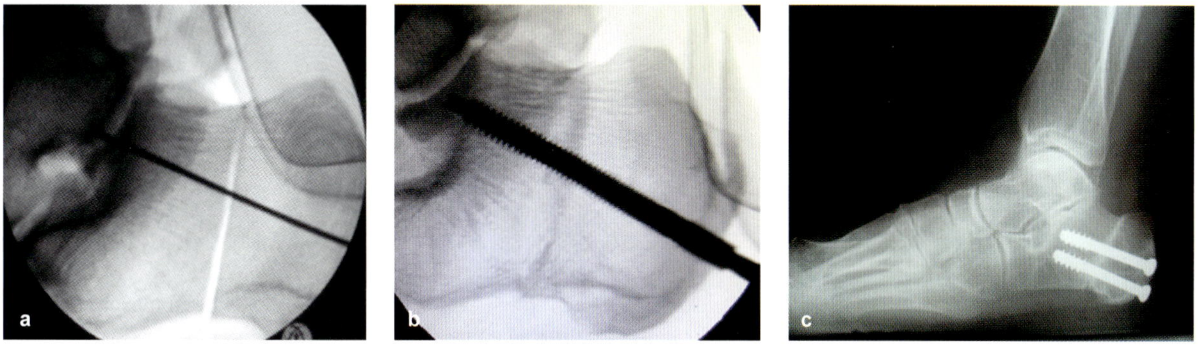

Abb. 16.6 Einbringen einer Kompressionsschraube über einen Kirschner-Draht. [M728]

des proximalen Fersenbeinanteils einstellen. Die Osteotomielinie verläuft nahezu senkrecht zur Kalkaneusachse mit einer Sägeblatteinstellung von ca. 40°. Die Osteotomie erfolgt mit der oszillierenden Säge, die letzten Millimeter sollten jedoch mit einem breiten Meißel durchtrennt werden, um die medialen Gefäß-, Nerven- und Sehnenstrukturen (A. und V. tibialis posterior, FDL) zu schonen.

Um ein Verschieben des Fersenbeins zu ermöglichen, müssen das Periost der Gegenkortikalis und die medial gelegenen Weichteile mit dem Meißel mobilisiert werden.

Der dorsale Anteil des Fersenbeins wird nun ca. 1 cm nach medial verschoben. Dies kann mithilfe einer von der Industrie angebotenen Stufenplatte erleichtert werden.

i

Die Knochenkante sollte mit der Lühr-Knochenzange etwas geglättet werden.

Entscheidet man sich für die Zugschraubenosteosynthese, wird die veränderte Fersenstellung zunächst mittels eines von dorsoplantar eingebrachten Kirschner-Drahts transfixiert. Hierbei ist darauf zu achten, dass der Draht unter Berücksichtigung der Medialisierung des Fersenbeins von dorsozentral nach ventrolateral eingebracht wird. Über den Draht kann dann eine Großfragmentschraube zwischen 6,0–7,5 mm Durchmesser und je nach vorangegangener Längenmessung zwischen 50–70 mm Länge eingebracht werden (➤ Abb. 16.6). Es kann auch eine kombinierte Verwendung von Zugschrauben und Stufenplatte erfolgen (➤ Abb. 16.7). Zur Rotationssicherung wird nun parallel hierzu eine weitere Schraube etwas weiter proximal eingebracht.

Über den großen lateralseitigen, L-förmigen Zugang zum Fersenbein, den man von der Versorgung von Fersenbeinfrakturen kennt, kann die Kalkaneusverlängerung auch kombiniert mit einer Medialisierung des Fersenbeins durchgeführt werden (➤ Abb. 16.8).

Ist der Knickplattfuß zusätzlich in einer Instabilität des NC- oder TMT-I-Gelenks begründet, kann ergänzend eine Arthrodese in dem entsprechenden Gelenksegment erfolgen (➤ Abb. 16.9).

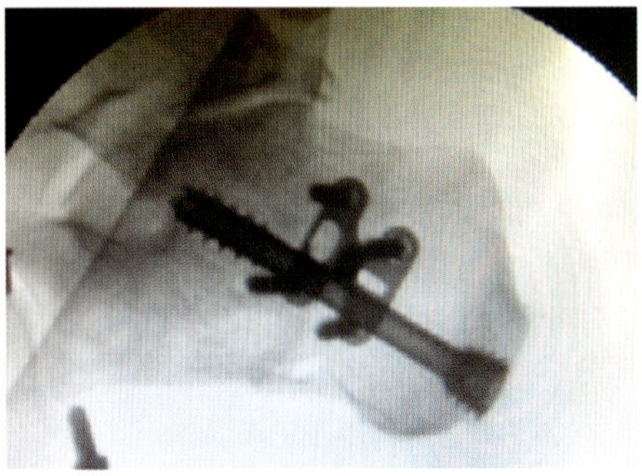

Abb. 16.7 Kalkaneusmedialisierung durch Kombination aus Zugschraube und Stufenplatte. [M728]

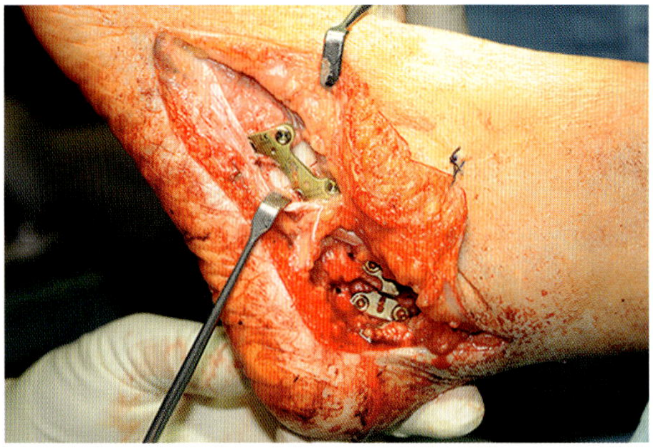

Abb. 16.8 Kombination aus CC-Interpositiosarthrodese und Varisierungsosteotomie des Fersenbeins mit Stufenplatte. [M728]

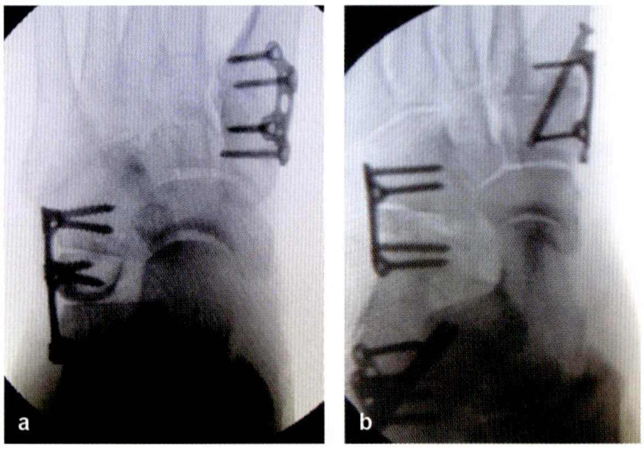

Abb. 16.9 Ergänzende plantarisierende TMT-I-Fusion bei Elevation des Metatarsale I. [M728]

i

Nach Verschiebeosteotomie ist die Einlage einer Redon-Drainage zur Vermeidung von Hämatomen empfehlenswert!

FDL-Transfer

Der FDL-Transfer ist nur beim **flexiblen Knicksenkfuß** indiziert. Er erfolgt erst nach vorangegangener knöcherner Umstellung.

Hautschnitt hinter dem Innenknöchel beginnend, entsprechend dem anatomischen Verlauf der Sehne unterhalb des Innenknöchels nach distal in Richtung des Os naviculare reichend. Dann Eröffnen des Sehnenfachs der TP-Sehne direkt am Innenknöchel liegend (➤ Abb. 16.10a) und Débridement des Sehnenlagers und der Sehne. Der meist noch intakte distale Sehnenansatzbereich wird belassen, da in diesen ggf. die FDL-Sehne eingeflochten werden kann. Es erfolgt das Eröffnen des benachbarten, etwas dorsaler gelegenen Sehnenfachs des M. flexor hallucis longus zur Darstellung der Sehne (➤ Abb. 16.10b). Die Sehne wird von proximal nach distal bis zum Henry-Knoten präpariert; hier wird die FDL-Sehne mit dem Skalpell abgesetzt und mit Haltefäden armiert. Nun kann die Sehne in den verbliebenen Sehnenstumpf der TP-Sehne eingeflochten und genäht werden (➤ Abb. 16.10c).

Bei fehlendem Sehnenansatz kann die Sehne alternativ direkt über einen Bohrkanal mithilfe einer Biotenodeseschraube oder eines Fadenankers am Os naviculare fixiert werden.

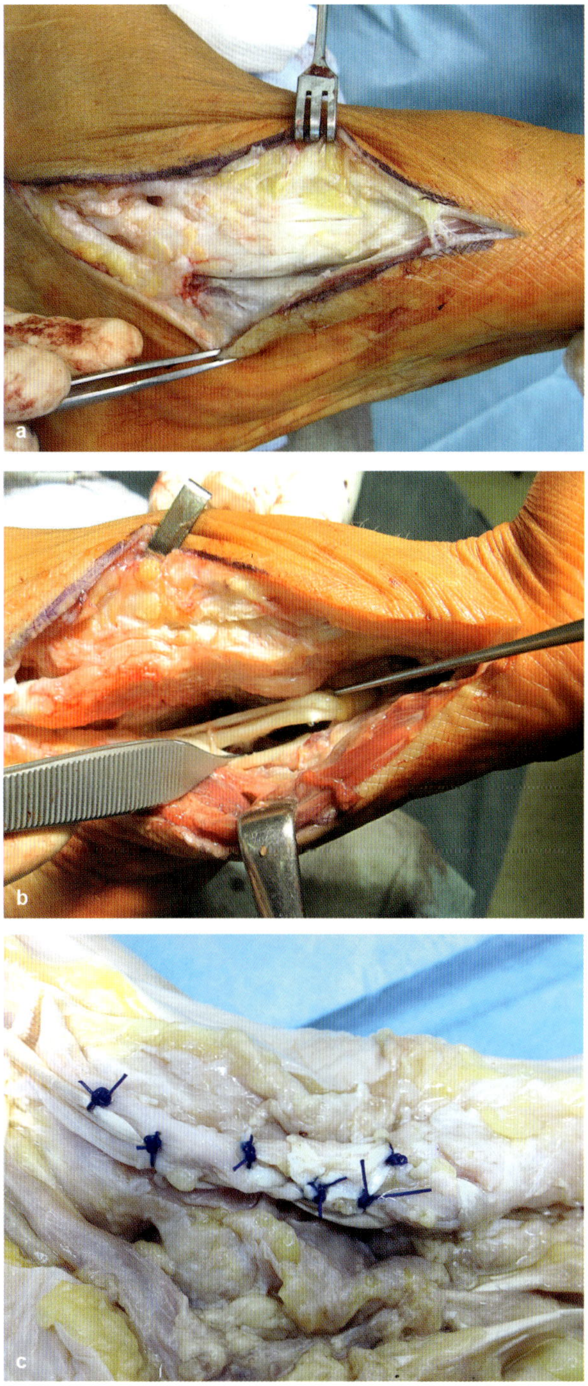

Abb. 16.10 FDL-Transfer. **a** Eröffnetes Sehnenfach der degenerative TP-Sehne. **b** Darstellung der schwächeren Flexor-hallucis-longus-Sehne. **c** Sehnentransfer der FDL-Sehne auf den Stumpf der TP-Sehne mit Durchflechtungsnaht. [M728]

Das regelmäßig gerissene Pfannenband oder „spring ligament" (Lig. calcaneonaviculare) sollte durch eine raffende Dopplungsnaht nach Möglichkeit rekonstruiert werden.

Bei Vorliegen einer Verkürzung der Wadenmuskulatur kann diese als Zusatzeingriff in der Technik nach Strayer verlängert werden [11, 12].

16.6 Nachbehandlung und Komplikationen

Nachbehandlung (➤ Tab. 16.2)

Der Fuß wird aufgrund des Sehnentransfers postoperativ für 6 Wochen in einer Gipsschale in leichter Inversion, Supination und Spitzfußstellung ruhiggestellt. In dieser Zeit ist keine Belastung möglich. Dies erfordert eine durchgehende Thromboseprophylaxe. Lymphdrainagen wirken der Schwellung entgegen. Nach 6 Wochen Gipsabnahme und Remobilisation im Vacuped-Schuh oder Walker für weitere 4–6 Wochen. Aufgrund der Knochenheilung ist in dieser Phase eine Teilbelastung unter 20–30 kg an Unterarmgehstützen erforderlich. Begleitende Krankengymnastik mit Beübung der Dorsalflexion. Vollbelastung je nach Röntgenbefund nach 10–12 Wochen.

Komplikationen

Als mögliche Komplikationen sind zu nennen:

- Wundrandnekrosen bei vulnerablen Hautverhältnissen am Rückfuß oder scharfkantiger Stufe
- Nervenverletzung (N. suralis beim lateralen Zugang)
- Postoperative Hämatome bei diffuser Blutung aus dem Knochen

Tab. 16.2 Nachbehandlung schematisch

Maßnahme	Empfehlung
Ruhigstellung	Postoperativ für 6 Wochen in Gipsschale in leichter Inversion, Supination und Spitzfußstellung
Thromboseprophylaxe	Durchgehend für die Zeit der Ruhigstellung
Lymphdrainage	Unmittelbar postoperativ
Gipsabnahme	Nach 6 Wochen
Remobilisation nach Gipsabnahme	• Im Vacuped-Schuh unter Teilbelastung (20–30 kg) für weitere 4–6 Wochen • Vollbelastung nach Röntgenbefund nach 10–12 Wochen
Krankengymnastik	Nach Gipsabnahme, dabei Beübung der Dorsalflexion

16

- Lang anhaltende postoperative Schwellungzustände bei Lymphabflussstörungen
- Überkorrekturen (Fersenbeinvarus, Vorfußadduktion)
- Pseudarthrosen [13]

LITERATUR

[1] Thordarson D, Schmotzer H, Chon J, Peters J. Dynamic support of the human longitudional arch. Clin Orthop 1995;316:162–72.
[2] Kitaoka HB, Luo ZP, An KN. Effekt of the posterior tibial tendon on the arch of foot during simulated weightbearing: biomechanical analysis. Foot Ankle Int 1997;18:43–6.
[3] Trnka HJ. Dysfunction of the tendon of tibialis posterior. J Bone Joint Surg Br 2004;86:939–46.
[4] Frey C, Shereff M, Greenidge N. Vascularity of the posterior tibial tendon. J Bone Joint Surg 1990;72:884–8.
[5] Meyerson M, Corrigan J. Treatment of posterior tibial tendon-dysfunction with flexor digitorum longus tendon transfer and calcaneal osteotomiy. Orthopedics 1996;19:383.
[6] Johnson KA, Strom DE. Tibialis posterior tendon. Clin Orthop 1989;239:196.
[7] Wirt CJ. Orthopädie und orthopädische Chirurgie. Stuttgart: Thieme Verlag; 2002. p. 511–2.
[8] Evans D, Calcaneo-valgus deformity. J Bone Joint Surg Br 1975;57:270–8.
[9] Pomeroy GC, Pike RH, Beals TC, Manoli A. Acquired flatfoot in adult due to dysfunction of posterior tibial tendon. J Bone Joint Surg Am 1999;81:1,173–82.
[10] Chang TJ. Master Techniques in Podiatrics Surgery. In: The Foot and Ankle. Philadelphia: Lippincott Williams & Wilkins; 2005. p. 311–21.
[11] Strayer LM. Gastrocnemius recession, five-year report of cases. J Bone Joint Surg Am 1958;40;1,019–30.
[12] Baumann JU, Koch G. Ventrale aponeurotische Verlängerung des M. gastrocnemius. Oper Orthop Traumantol 1989;1:254–8.
[13] Volkering C, Altenberger S, Röser A, Walter M. Komplikationen bei der Korrktur des flexiblen Pes planovalgus. Fuß & Sprunggelenk 2011;9:192–201.

KAPITEL

17

Ralph Gaulke

Fibulare Bandplastik

17.1 Anatomie

Der fibulare Kapselbandapparat des oberen Sprunggelenks und des Subtalargelenks sichert den Rückfuß statisch gegen die Supination und den Talus gegen die Rotation und Translation in der Sprunggelenkgabel.

Das **Lig. fibulotalare anterius** (FTA) entspringt an der Vorderkante der distalen Fibula am distalen Rand der vorderen Syndesmose und zieht intrakapsulär zum fibularen Talushals. Das FTA limitiert die ventrale Translation sowie die Innenrotation des Talus in der Sprunggelenkgabel.

Von der Außenknöchelspitze entspringt das **Lig. fibulocalcaneare** (FCL). Das FCL liegt extrakapsulär und verläuft tibial der Peronealsehnen in dorsodistaler Richtung zum Kalkaneus [1, 2]. Das FCL limitiert die Supination und – geringer – die Außenrotation im OSG und Subtalargelenk. Die Limitation der subtalaren Supination erfolgt zusätzlich durch die talokalkanearen Bänder. Die Stärke beider Bänder ist sehr variabel. Aufgrund seiner extrakapsulären Lage ist das FCL aber – im Gegensatz zum FTA – auch bei zarter Ausprägung leicht zu identifizieren.

Das **Lig. fibulotalare posterius** (FTP) entspringt am tibialen Rand des Sulcus peronealis am dorsalen Außenknöchel. Das FTP verläuft in Neutralstellung des OSG horizontal zur dorsalen Taluskante. Das FTP limitiert die dorsale tibiotalare Translation und die Außenrotation des Talus im OSG.

Die dynamische Stabilisierung des Rückfußes erfolgt durch die **Mm. peronei.** Der M. peroneus longus entspringt im proximalen Drittel der dorsolateralen Fibula. Er geht oberhalb des Retinaculum peroneale superius (SPR) in seine Sehne über. Diese zieht zusammen mit der Sehne des M. peroneus brevis (PB) unter dem SPR durch den dorsalen Sulkus der distalen Fibula distal um die Außenknöchelspitze. Nach dem Austritt unter dem Retinaculum peroneale inferius (RPI) zieht die Peroneus-longus-Sehne um den lateralen Kalkaneus nach plantar, unterkreuzt die langen und kurzen Zehenstrecker und setzt an der fibularen Basis des Metatarsale I an. Der Zug des M. peroneus longus bewirkt eine Pronation, eine Plantarflexion und eine schwache Abduktion des Fußes. Bezüglich der Pronation ist der M. peroneus longus der Antagonist des M. tibialis posterior, bei der Plantarflexion wirken beide synergistisch. Der PB entspringt distal des M. peroneus longus vom mittleren Drittel der dorsolateralen Fibula. Sein Muskel-Sehnen-Übergang ist sehr variabel und befindet sich in den meisten Fällen proximal des SPR.

Die PB-Sehne setzt breitbasig an der Basis des Metatarsale V an. Der PB bewirkt eine Pronation und Abduktion des Fußes sowie eine schwache Plantarflexion im OSG. Durch eine Kontraktion beider Mm. peronei kann der Supination und Innenrotation im oberen Sprunggelenk wirksam entgegengewirkt werden. Eine Lähmung dieser Muskeln führt zu einer fibularen Instabilität des Rückfußes.

17.2 Ätiologie der fibularen Bandinstabilität

Die Ursachen der chronischen fibularen Kapselbandinstabilität des OSG sind vielfältig:

1. Die häufigste Ursache ist die habituelle Instabilität beim Hypermobilitätssyndrom auf dem Boden einer Bindegewebeschwäche. Diese findet sich vor allem bei jungen Frauen.
2. Die zweithäufigste Ursache ist die posttraumatische Nichtvereinigung oder narbige Elongation eines oder mehrerer fibularer Bänder. Bei der Verletzung wird der plantarflektierte Fuß durch laterale Krafteinwirkung adduziert und supiniert. Durch eine sofortige Anspannung der Mm. peronei kann dieser Kraft in den meisten Fällen wirkungsvoll entgegengewirkt werden. Geschieht dies nicht, so reißt zuerst das FTA und dann das FCL, das FTP reißt bei diesem Unfallmechanismus zuletzt und nur sehr selten.
3. Selten kann es zu einer subtalaren Instabilität bei Stabilität des OSG kommen. In diesen Fällen zerreißen die talokalkanearen Bänder, das FCL kann zerreißen oder elongieren.
4. Rheumatische Erkrankungen führen häufiger zu einer subtalaren als zu einer OSG-Instabilität.

17

17.3 Klinisches Bild

Die Patienten mit einer akuten Kapselbandruptur berichten in der Regel über ein Umknicken im OSG mit innerhalb weniger Stunden eintretender Schwellung und Schmerzzunahme. Kurz nach dem Trauma sind einige Patienten noch in der Lage, unter Schmerzen zu gehen.

Patienten mit einer chronischen Instabilität des OSG hingegen beklagen eine durch die fibulare Instabilität des Rückfußes hervorgerufene Gang- und Standunsicherheit. Schmerzen werden nach dem Umknicken nicht oder nur für wenige Minuten bis Stunden beklagt. Einige Patienten stellen sich auch wegen chronischer Schwellungen der Peronealsehnenscheiden und/oder des OSG vor. Diese Beschwerden resultieren aus Reizzuständen der überlasteten Muskeln und Sehnen sowie des Gelenks und dürfen nicht als eigenständige Pathologien fehlgedeutet werden.

> **i** Bei chronischer Bandruptur steht die Instabilität und nicht der Schmerz im Vordergrund.

Die Lokalisation der Schwellung gibt bei der frischen Verletzung wichtige Hinweise auf die verletzten Strukturen: Eine Schwellung vor dem Außenknöchel weist auf eine FTA-Ruptur hin. Eine zehenwärtig davon gelegene Schwellung der kurzen Zehenstrecker hingegen auf eine Fraktur des Processus anterior calcanei. Eine Peronealsehnenscheidenschwellung tritt bei einer Ruptur des FCL häufiger auf, da dieses ein Teil der Peronealsehnenscheide ist.

Die **körperliche Untersuchung** beginnt mit der aktiven und passiven Dorsalextension und Plantarflexion im OSG sowie der Pro- und Supination im Subtalargelenk. Vorsichtige Untersuchung aller Fußwurzelgelenke auf Druck- und Translationsschmerzen. Prüfung des Druckschmerzes an der Metatarsale-V-Basis, über dem Processus anterior calcanei, dem Fibulaköpfchen sowie über dem Außenknöchel, FTA, FCL und FTP zum Ausschluss einer kombinierten Verletzung der „Supinationskette". Bei einer Schwellung lässt sich das FTA meistens nicht tasten. Die Supination und die Translation im OSG nach ventral (sog. „vordere Schublade") sollte nach frischem Trauma nicht getestet werden, da dies sehr schmerzhaft und nur wenig aussagekräftig ist, wenn der Patient gegenspannt.

Bei der chronischen OSG-Instabilität liegt in der Regel keine Schwellung vor. In diesem Fall kann das FTA getastet werden. Bei einem ligamentären Defekt fällt der tastende Finger auf den Knochen. Wird der Fuß passiv in Plantarflexion und Adduktion geführt, so klafft das Gelenk auf und die Haut wird durch das entstehende Vakuum nach innen gezogen; dieses Phänomen kann auch beim Talusvorschub auftreten [3].

> **i** Wichtig ist die klinische Differenzierung zwischen OSG- und subtalarer Instabilität sowie der Kombination beider durch die manuelle Untersuchung. Beide Gelenke sollten immer im **Seitenvergleich** untersucht werden, da deren Beweglichkeit und Stabilität einer hohen interindividuellen Variabilität unterliegt.

Bei sensiblen oder motorischen Lähmungen ist eine neurologische Untersuchung erforderlich.

17.4 Diagnostische Verfahren

Röntgenaufnahmen des OSG in den Standardprojektionen in zwei Ebenen (seitlich und in 30° Innenrotation des Fußes) dienen der Diagnose von Begleiterkrankungen und Folgeschäden wie der Arthrose, fehlverheilter Frakturen und Pseudarthrosen, der Osteochondrosis dissecans tali, freier Gelenkkörper (osteochondrale Abscherfraktur, Chondromatose), Kristallarthropathien, Usuren und Osteolysen durch rheumatische Erkrankungen und Tumoren. Bei schmerzfreien Gelenken kann mittels gehaltener Aufnahmen der Grad der

Instabilität in OSG und Subtalargelenk, je nach Strahlengang, bestimmt werden. Diese Aufnahmen sind nur dann aussagekräftig, wenn der Patient nicht gegenspannt.

Die **Sonografie** erfolgt mit einem 7,5-MHz-Linearschallkopf mit Vorlaufstrecke. Bei der Verwendung von Schallköpfen mit höherer Frequenz, z. B. 13 MHz, kann auf die Vorlaufstrecke verzichtet werden. Rupturen des FTA sind in der Regel gut darstellbar. In der dynamischen Sonografie können das Ausmaß des Talusvorschubs sowie der Grad der lateralen Aufklappbarkeit im OSG und subtalar bestimmt werden.

Bei diagnostischer Unsicherheit kann eine **MRT** durchgeführt werden. In Abhängigkeit von der Lage der Ebene, in der das Band verläuft, zur Schnittebene der MRT schwankt die Darstellung der Bänder stark. In der Regel sind Rupturen des FTA und FTP in den axialen Ebenen am besten zu erkennen. Die Beurteilung des FCL ist deutlich schwieriger und erfolgt über mehrere axiale und koronare Schnittebenen. Darüber hinaus zeigen sich in der MRT wesentliche Begleiterkrankungen, welche sich in der initialen Röntgendiagnostik häufig nicht darstellen, wie Knochenkontusionen („bone bruise"), frische Ermüdungsfrakturen, Osteonekrosen (z. B. Osteochondrosis dissecans tali), chondrale Läsionen, Arthro- und Tendosynovialitiden und Sehnenpathologien (z. B. Teilrupturen, ➤ Abb. 17.1).

Eine CT ist nur erforderlich, wenn die Frage nach der knöchernen Durchbauung begleitender Frakturen besteht.

DIAGNOSTIK

- Klinische Untersuchung: aktive und passiven Dorsalextension und Plantarflexion im OSG sowie Pro- und Supination im Subtalargelenk, Druck- und Translationsschmerzen
- Röntgenaufnahme des OSG in den Standardprojektionen in zwei Ebenen
- Gehaltene Röntgenaufnahmen bei schmerzfreien Gelenken
- Sonografie
- MRT bei diagnostischer Unsicherheit

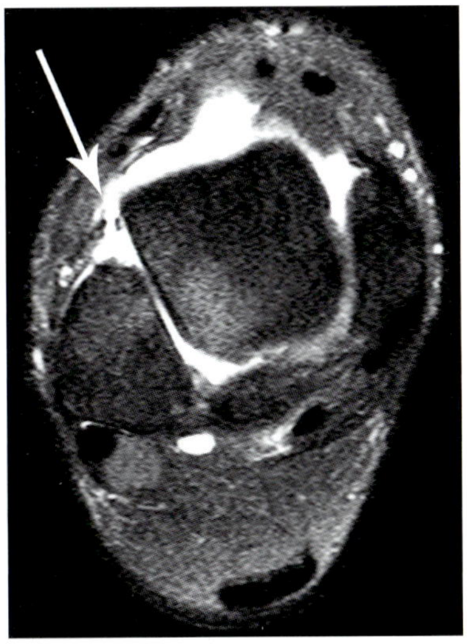

Abb. 17.1 Ansatznahe Ruptur des FTA (→) in der MRT. [M729]

17.5 Peri- und intraoperatives Vorgehen

Bei geschlossenen frischen Verletzungen des fibularen Kapselbandapparats ohne operationswürdige Begleitverletzungen besteht die Indikation zur **konservativen Therapie** mittels Ruhigstellung in einer Sprunggelenkorthese für 5 Wochen, welche die Supination und die Innenrotation des Fußes verhindert. In den ersten Tagen soll der Fuß zur Schwellungsreduktion über Herzhöhe gelagert werden. Durch regelmäßiges aktives Bewegen der Zehen und des OSG wird das Hämatom schneller resorbiert und die Gefahr einer Thrombose verringert. Unterstützend wird mit Eis gekühlt, wobei die Haut vor Erfrierungen zu schützen ist.

Nach der Abschwellung kann die Belastung in der Orthese beschwerdeadaptiert zur Vollbelastung gesteigert werden. Die Thrombembolieprophylaxe erfolgt bis zur Vollbelastung des Fußes für mehrere Stunden täglich. Analgetika sind bei konsequenter Hochlagerung ebenso wenig erforderlich wie Antiphlogistika. Nach dem Ende der Ruhigstellung ist dauerhaft ein propriozeptives Training erforderlich, um die rückfußstabilisierende Muskulatur zu kräftigen und die Reflexe zu bahnen. Der Patient sollte nach 6–12 physiotherapeutischen Einheiten in der Lage sein, die Übungen selbstständig durchzuführen. Schwellungen nach Belastung sind bis zu 12 Monate nach dem Trauma möglich. Bei Blockierungen sollte die Diagnostik intensiviert werden (MRT), um freie Gelenkkörper oder eingeschlagene Bandstümpfe zu detektieren. Bei fortbestehenden Beschwerden ist die OSG-Arthroskopie indiziert, da Begleitverletzungen häufig sind [3–5].

Bei der chronischen fibularen Bandinstabilität sollte durch intensives propriozeptives Training über 3 Monate versucht werden, die muskuläre Führung des Rückfußes zu verbessern. Orthesen verschlechtern die muskuläre Stabilisierung des Gelenks und stellen im Regelfall keine suffiziente Therapieform für die chronische Bandinstabilität dar. Als Ausnahme darf hier der Patient in schlechtem Allgemeinzustand gelten, der weder operabel ist noch ein propriozeptives Training durchführen kann.

17.5.1 Operationsprinzip

i

Keine Operation ohne vorheriges propriozeptives Training.

Die Wiederherstellung eines stabilen fibularen Kapselbandapparats mit anatomischem Verlauf der genähten Bänder bzw. des Bandersatzes gilt als „state of the art". Am verbreitetsten ist die Sekundärnaht, ggf. mit Periostlappenaugmentation. Histologische Untersuchungen zeigten, dass Periostlappen innerhalb von 8–12 Wochen eine bandartige Struktur entwickeln [6].

Daneben wurden zahlreiche extraanatomische Tenodesetechniken beschrieben. Diese sind deutlich fester als die Periostlappenplastik und die Bandnaht [7]. Diese Rigidität wird als Ursache für die deutlich erhöhte Arthroserate nach Tenodesen angesehen. Daher sollten diese Verfahren nicht mehr angewendet werden [3, 8–11].

17.5.2 Patientenaufklärung

Die Erfolgswahrscheinlichkeit wird mit 80–95 % angegeben [3, 5, 9–12]. Die Risiken der Operation sind die Wundinfektion unter Beteiligung der Peronealsehnenscheiden sowie des OSG und Subtalargelenks mit mehreren Folgeoperationen mit Bewegungsverlust bis hin zur Versteifung oder gar Amputation. Nervenverletzungen können zur Taubheit des Fußrückens (Ramus superficialis n. peronei) und lateralen Fußrandes (N. suralis) sowie zu Neurombeschwerden führen. Nachblutungen mit der Notwendigkeit einer Hämatomausräumung sind möglich. Ein Rezidiv kann nach einer Nahtinsuffizienz oder einem erneuten Trauma auftreten. Hypertrophe Narben, Keloid, Thrombosen und Embolien sowie ein CRPS (chronisches regionales Schmerzsyndrom, früher Morbus Sudeck) wurden beschrieben. Eine Arthrose im OSG und subtalar kann trotz anatomischer Bandrekonstruktion im Verlauf auftreten. Knorpelschäden können bei der obligaten Arthroskopie auftreten [13]. Auch über mögliche Begleitoperationen, deren Indikationen sich erst intraoperativ ergeben, wie z. B. die Refixation einer Osteochondrosis dissecans über eine Innenknöchelosteotomie, muss ebenso aufgeklärt werden wie über die sich daraus ergebenden Konsequenzen für die Nachbehandlung und die Krankheitsdauer. Bei transossärer Bandreinsertion können die Wände der Bohrkanäle ausbrechen.

! AUFKLÄRUNGSPUNKTE

- Allgemeine chirurgische Komplikationen
- Bewegungseinschränkung im Rückfuß
- Arthrose im OSG und subtalar
- Ausbruch ossärer Bohrkanäle
- Rezidiv
- Hypertrophe Narben/Keloid
- Folgeoperationen mit Bewegungsverlust, möglicherweise Versteifung oder Amputation
- Chronisches regionales Schmerzsyndrom (CRPS)
- Mögliche Begleitoperationen, z. B. Refixation einer Osteochondrosis dissecans
- Dauer der Nachbehandlung

17.5.3 Anästhesie und Lagerung des Patienten

Die Operation kann in Allgemein- oder Spinalanästhesie durchgeführt werden. Ein postoperativer Schmerzkatheter ist nicht erforderlich. Im Falle einer Allgemeinanästhesie wird die Wundrandinfiltration mit einem lang wirksamen Lokalanästhetikum empfohlen, um den postoperativen Analgetikabedarf zu senken. Der Patient liegt in Rückenlage, die gleichseitige Gesäßhälfte wird mit einem Keil unterlagert, damit der Fuß nach innen gedreht liegt und der Zugang zur Fibula möglich ist. Der Eingriff erfolgt in Oberschenkelblutleere (350–400 mmHg, in Abhängigkeit vom systolischen Blutdruck). Die sterile Abdeckung erfolgt bis zur Mitte des Unterschenkels.

17.5.4 Instrumentarium und Operationsvorbereitung

Arthoskopie-Instrumentarium mit feinen Fasszangen, einem Shaver und/oder Vapor zur Synovialektomie, kleine Lambotte-Meißel zur Osteophytenresektion. Skalpell mit 15er-Klingen, feine Präparierschere, feine chirurgische Pinzetten, kleine Lid-, Langenbeck- und Sehnenhaken, Elektrokoagulationspinzette mit Fußschalter. Vicryl-Faden mit kleiner kräftiger Nadel (z. B. 2–0 UCL®), Hautnaht der Stärke 3–0.

17.5.5 Operationsschritte

Pitfalls bei der Operation

- Eine fehlende laterale Aufklappbarkeit im OSG unter der Arthroskopie schließt eine fibulare Bandinstabilität nicht aus!
- Keine arthroskopische Resektion im lateralen Rezessus zur Vermeidung des Verlusts nahtfähiger Bandstrukturen.
- Vermeidung von Haken wegen der Gefahr der Wundrandnekrose.
- Die Bandnaht sollte in 90°-Stellung des OSG und leichter Pronation erfolgen.
- Postoperative Ruhigstellung zum Schutz der Bandnaht erforderlich.

Zunächst erfolgt obligat die Arthroskopie des OSG von ventral. Freie Gelenkkörper, Narben (Briden) und interponierende hypertrophe Synovialfalten werden entfernt. Keinesfalls darf bei geplanter Bandrekonstruktion im lateralen Rezessus im Rahmen der Bridektomie ein Bandstumpf reseziert werden, welcher für die Sekundärnaht benötigt wird! Nach der Arthroskopie, welche eine dynamische Stabilitätsprüfung einschließt (➤ Abb. 17.2), erfolgt dann die Rekonstruktion des geschädigten Bandapparats.

Der Hautschnitt beginnt 1 cm proximal des ventralen OSG-Spalts in der Fibulamitte, folgt der Fibula nach distal und biegt an der Fibulaspitze in Richtung Sinus tarsi zum Fußrücken hin um. Spreizen der Subkutis und stumpfe Präparation auf dem Periost des Außenknöchels, welches sorg fältig geschont wird. Der Einsatz von Hauthaken sollte unterbleiben, um Hautdruckschäden, welche zu Wundrandnekrosen führen können, vorzubeugen. Präparation nach distal auf den Kapselbandapparat. Eröffnung der OSG-Kapsel am unteren Rand der vorderen Syndesmose im lateralen Gelenkwinkel des OSG und Kapsulotomie nach distal zur sichern Identifikation der FTA-Stümpfe. Diese werden aus dem Narbengewebe präpariert (➤ Abb. 17.3a).

Gelegentlich ist der FTA-Stumpf zwischen Außenknöchel und Talus eingeschlagen und verwachsen. Ist das FTA nur elongiert, so wird es intraligamentär quer durchtrennt. Bei der Präparation zwischen Talus und den Peronealsehnen von ventral kann das FCL identifiziert werden (➤ Abb. 17.3b).

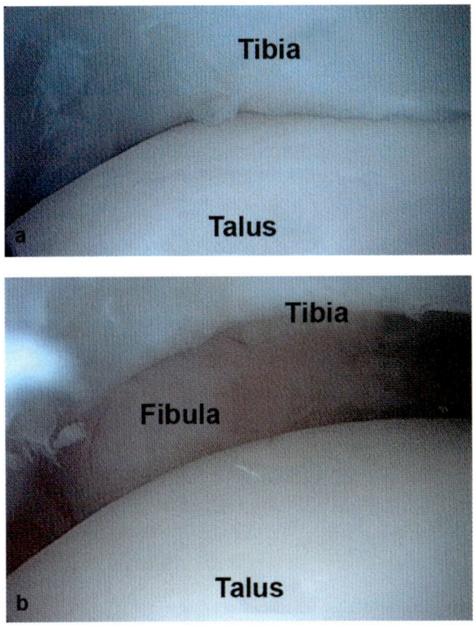

Abb. 17.2 Arthroskopischer Blick vom medialen Zugang auf die laterale Talusschulter. **a** Unter Valgusstress. **b** Unter Varusstress. [M729]

Die Peronealsehnen werden bei intaktem SPR nach lateral gehalten. Unter Supination, Pronation und Translation kann die OSG- und subtalare Instabilität unter direkter Sicht beurteilt werden (➤ Abb. 17.3a, ➤ Abb. 17.3b). Ist das FCL rupturiert oder elongiert (➤ Abb. 17.3b), so wird das SPR durchtrennt. Die Peronealsehnen werden nach lateral luxiert und das FCL präpariert. Bei Elongation wird dieses quer durchtrennt. Nach kalkanearem Ausriss wird die Narbe reseziert und das FCL transössär reinseriert (➤ Abb. 17.3c).

In der Mehrzahl der Fälle ist eine direkte Krakow-Naht der Stümpfe auch nach veralteten Verletzungen möglich. Elongierte Bänder werden unter Pronation von 5° gedoppelt und in Schnürsenkelnahttechnik genäht. Schnürsenkelnaht der Kapselinzision zur Vermeidung von Gelenkfisteln und Ganglien. Ist ein Band hypoplastisch oder sind keine Bandstümpfe vorhanden, so wird, unter Schnitterweiterung nach proximal, ein Periostlappen von der distalen Fibula von proximal nach distal bis zum Ursprung der Kapsel präpariert (➤ Abb. 17.4a).

Auf der Höhe des Periostumschlags werden Ankernähte gelegt, damit sich der Lappen nicht nach distal abzieht. Je ein Lappen wird im Verlauf des FTA bzw. des FCL am ortständigen Gewebe mit je einer Schnürsenkelnaht fixiert (➤ Abb. 17.4b). Anschließend erfolgt die Stabilitätsprüfung durch den Operateur. Das Retinaculum extensorum inferius kann zur zusätzlichen Stabilisierung des Subtalargelenks an das Periost des ventralen Außenknöchels genäht werden (modifizierte Technik nach Broström) [3, 4, 9, 14, 15]. Öffnen der Oberschenkelblutleere, Wundkompression für 3 Minuten, Blutstillung und Wundrandinfiltration mit 1 : 1-Gemisch aus 0,75 %

17

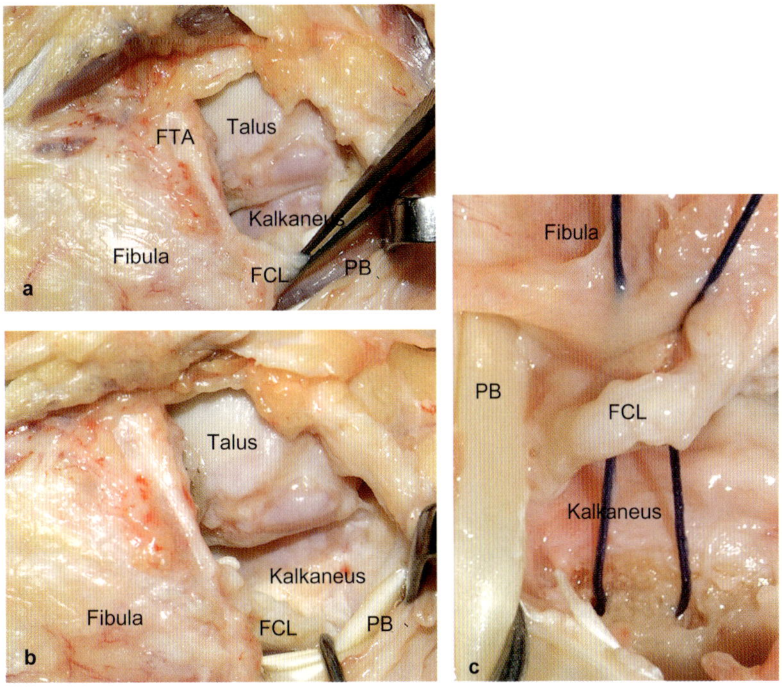

Abb. 17.3 **a** Blick von lateral auf den rechten Außenknöchel: dünne FTA-Stümpfe, elongiertes FCL mit der Pinzette gefasst, Translation des Kalkaneus nach lateral. **b** Talokalkaneare Translationsinstabilität nach medial, FCL angespannt. **c** Re-Insertion des FCL in einer Nut im Kalkaneus mit transossärer Naht. [M729]

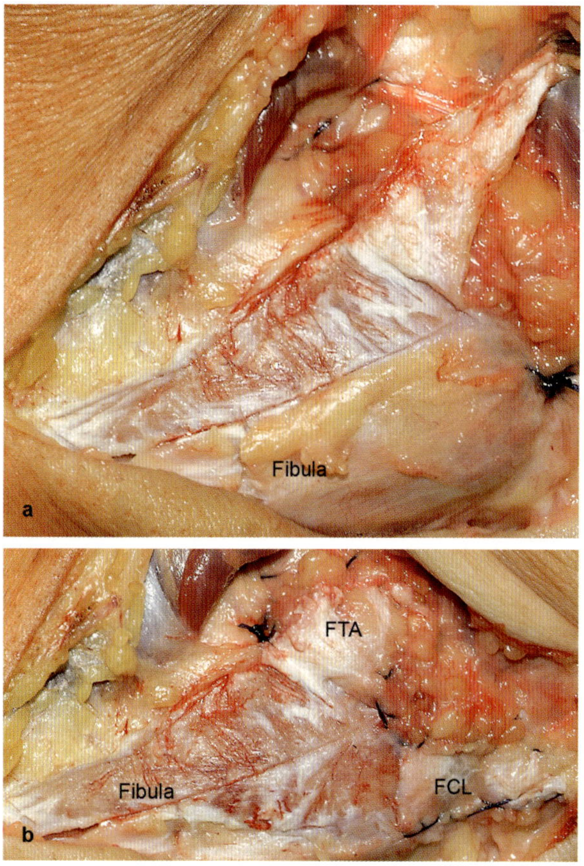

Abb. 17.4 **a** Periostlappen für FTA nach ventral umgeschlagen. **b** Beide Periostlappen transponiert und eingenäht. [M729]

Naropin® und 1% Xylonest®. Donati-Naht mit lappenferner Knotenlage. Bei nicht zu enger Knotenlage ist die Einlage einer Drainage verzichtbar. Sehr dicker Kompressenverband zur Aufnahme des Hämatoms, elastische Wicklung des Beins. Anlage einer Unterschenkelliegegipsschiene oder einer Orthese (z.B. Vacosplint®) in Neutralstellung des Rückfußes.

i

Die anatomische Bandrekonstruktion gilt als Goldstandard. Die extraanatomischen Verfahren bleiben, aufgrund schlechterer Ergebnisse, speziellen Indikationen vorbehalten.

17.6 Nachbehandlung und Komplikationen

Nachbehandlung (> Tab. 17.1)

Nach initialer Hochlagerung über Herzniveau und Ruhigstellung in einer Unterschenkelorthese (z.B. Vacoped®) erfolgt die Mobilisation bis zur Wundheilung mit 15 kg Teilbelastung an Unterarmgehstützen, danach beschwerdeadaptierte Vollbelastung in der Orthese für 6 Wochen, 6 weitere Wochen in einer Knöchelschiene (z.B. Aircast®) [3]. Darin wird bereits mit dem propriozeptiven Training begonnen, welches später lebenslang durchzuführen ist. Die beschwerdeadaptierte Sportbelastung erfolgt bereits in der Knöchelschiene. Thrombembolieprophylaxe bis zur Vollbelastung.

Tab. 17.1 Nachbehandlung schematisch

Maßnahme	Empfehlung
Ruhigstellung	1.–6. Woche: Unterschenkelorthese 7.–12. Woche: Knöchelorthese
Mobilisation	15 kg Teilbelastung bis zur Wundheilung. Danach beschwerdeadaptierte Vollbelastung in der Unterschenkelorthese für 6 Wochen Beschwerdeadaptierte Sportbelastung ab der 7. Woche in der Knöchelorthese
Propriozeptives Training	Ab der 7. Woche in der Knöchelorthese
Thrombembolieprophylaxe	Bis zur Vollbelastung, mind. 5 Tage wegen der Oberschenkelblutleere
Antibiotische Therapie	Bis Wunden trocken

i

Die postoperative Nachbehandlung sollte unter konsequentem Schutz der Nähte erfolgen, um die Narbenreifung nicht zu stören.

Komplikationen

Bei gewebeschonender Operationstechnik und guter Compliance des Patienten sind Komplikationen sehr selten. Am häufigsten tritt eine Sensibilitätsstörung im Innervationsgebiet des N. peroneus superficialis auf. Wundheilungsstörungen und Infektionen treten vor allem bei peripherer arterieller Verschlusskrankheit (pAVK) und bei Rauchern auf. Die Rezidivrate ohne erneutes Trauma ist sehr gering, wenn die restriktive Nachbehandlung eingehalten wird.

LITERATUR

[1] Paulsen F, Waschke J. Sobotta, Atlas der Anatomie des Menschen, Bd. 1. 23. Aufl. München: Elsevier Verlag, 2010.
[2] Yildiz S, Yalcin B. The anterior talofibular and calcaneofibular ligaments: an anatomic study. Surg Radiol Anat 2013 DOI:10.1007/s00276-012-1071-3 [Epub ahead of print].
[3] Clanton TO, McGarvey. Athletic injuries to the soft tissues of the foot and ankle. In: Coughlin MJ, Mann RA, Saltzman CL (eds.). Surgery of the foot and ankle. 8th ed. Philadelphia: Mosby Elsevier, 2007.
[4] Hua Y, Chen S, Li Y, Chen J, Li H. Combination of modified Broström procedure with ankle arthroscopy for chronic ankle instability accompanied by intra-articular symptoms. Arthroscopy 2010;26:524–8.
[5] Neri C, Raduan F, Del Buono A et al. Arthroscopic-assisted Bromström-Gould for chronic ankle instability: a long-term follow-up. Am J Sports Med 2011;39:2,381–2,388.

[6] Nachtkamp J, Klosterhalfen B, Pott S, Magin MN, Paar O. Die Ligamentisation als Erklärung für die Stabilität der Periostlappenplastik beim Ersatz des fibularen Bandapparates. Chirurg 1997;68:1,146–9.

[7] Bohnsack M, Sürie B, Kirsch IL, Wülker N. Biomechanical properties of commonly used autogenous transplants in the surgical treatment of chronic lateral ankle instability. Foot Ankle Int 2002;23:661–4.

[8] Chen CY, Huang PJ, Kao KF et al. Surgical reconstruction for lateral instability of the ankle. Injury 2004;35:809–13.

[9] kirk KL, Schon LC. Technique tip: periosteal flap augmentation of the Bromstrom lateral ankle reconstruction. Foot Ankle Int 2008;29:254–6.

[10] Krips R, Brandsson S, Swensson C, van Dijk CN, Karlsson L. Anatomical reconstruction and Evans tenodesis of the lateral ligaments of the ankle: clinical and radiological findings after follow up for 15 to 30 years. J Bone Joint Surg Br 2002;84:232–6.

[11] Sjølin SU, Dons-Jensen H, Simonsen O. Reinforced anatomical reconstruction of the anterior talofibular ligament in chronic amterolateral instability using a periosteal flap. Foot Ankle 1991;12:15–8.

[12] Rudert M, Wülker N, Wirth CJ. Reconstruction of the lateral ligaments of the ankle using a regional periosteal flap. J Bone Joint Surg Br 1997;79:446–51.

[13] Choi WJ, Lee JW, Han SH, Kim BS, Lee SK. Chronic lateral ankle instability: the effect of intra-articular lesions on clinical outcome. Am J Sports Med 2008;36:2,167–72.

[14] Coull R, Stephens MM. Bandrekonstruktion bei fibularer Instabilität am Sprunggelenk. In: Wülker N, Stephens MM, Cracchiolo A (Hrsg.). Operationsatlas Fuß und Sprunggelenk. 2. A. Stuttgart: Thieme Verlag, 2007.

[15] Li X, Killie H, Guerrero P, Busconi BD. Anatomical reconstruction for chronic lateral ankle instability in the high-demand athlete: functional outcomes after the modified Broström repair using suture anchors. Am J Sports Med 2009;37:488–94.

KAPITEL

18 Hallux valgus

Jonas Andermahr

18.1 Anatomie

Der menschliche Fuß hat sich in der Evolution von einem Greiforgan zu einem Trageorgan entwickelt (➤ Abb. 18.1c). Die Greiffunktion ist gekennzeichnet durch eine hohe Mobilität des ersten Strahls, vor allem in dem Tarsometatarsalgelenk (TMT-Gelenk) sowie dem Metatarsophalangialgelenk (MTP-Gelenk) der Großzehe. In Äquivalenz zur muskulären Ausstattung des Daumens an der Hand sind die intrinsischen Muskeln für die Großzehe zum Ab- und Anführen sowie zur Beugung und Streckung der Großzehe angelegt (Mm. abductor hallucis und adductor hallucis, Pars transversalis, Pars obliqua) (➤ Abb. 18.1a).

Die Funktion des Lastentragens erfordert jedoch eine straffe und stabile Aufeinanderfolge von Knochen, die idealerweise im Zentrum der Kraftübertragung liegt. Dies bedeutet, dass die mediale Fußsäule (Talus, Os naviculare, Os cuneiforme mediale, Os metatarsale I [MT] und Hallux) eine gerade Linie bildet (➤ Abb. 18.1b). Die Bandführung des MTP-I-Gelenks umfasst das Kollateralband und das Band, welches die Sesamoide an ihrem Platz hält. Die Sehne des M. flexor hallucis brevis wird durch die Sesamoide, zwischen denen sie hindurchzieht, auf beiden Seiten flankiert. Dies verhindert beim belasteten Gang die Kompression der langen Flexorsehne. Distal sind die Sesamoide mit der Plantaraponeurose verbunden. Das MTP-I-Gelenk wird dorsal von der kurzen und langen Großzehenstrecksehne sowie beugeseitig von der kurzen und langen Großzehenbeugesehne gekreuzt. Die Sehnen kreuzen im Normalfall das Gelenk in der Mitte. Diese zentrierte Position verschiebt sich beim Hallux valgus, was zu einem Abkippen der Zehe nach lateral führt.

Da der MT-I-Kopf nicht muskulär stabilisiert ist (keine Insertion von Muskeln), ist er anfällig für extrinsische Kräfte: falsches Schuhwerk, dezentrierte Beuge- und Strecksehnen. Aufgrund der passiven Verspannung des Gelenks besteht eine zunehmende Subluxationstendenz, sobald das Gelenk destabilisiert ist und abkippt.

Die Plantaraponeurose ist für die Stabilisierung der medialen Säule des ersten Strahls im Sinne des Windlass-Mechanismus verantwortlich. Daraus resultiert, dass bei einer Rückfuß-Pathologie (z. B. Plattfuß) eine zusätzliche Gefahr für die Ausbildung eines Hallux valgus besteht.

Bei der Medialisierung des MT-I-Kopfes kommt es zur Lateralisierung der Phalanx und gleichzeitig zur Subluxation der Sesamoide, inkl. der dazwischen gelagerten Beugesehne. (➤ Abb. 18.3d und e) Sobald die Sesambeine nach lateral luxiert sind, führt der ausbleibende Widerstand zum MT-Kopf zu einer Torsionskomponente der Großzehe. Diese Torsion ist insbesondere im belasteten Stand nachweisbar.

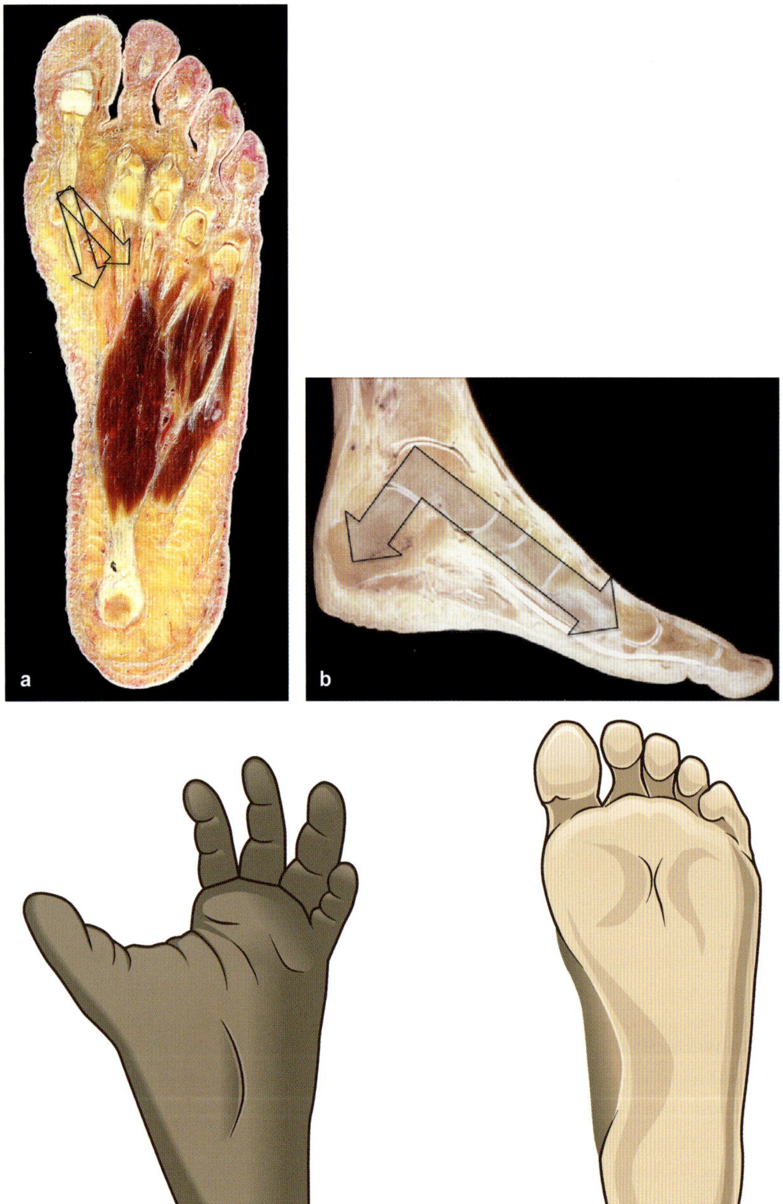

Abb. 18.1 Anatomie des Fußes. **a** Gefrierschnitt eines menschlichen Fußes. Mit den Pfeilen eingezeichnet sind die beiden Köpfe des M. adductor hallucis (Pars transversa und Pars obliqua). Die Flexorsehne wird durch den Sesamoidkomplex flankiert. Er verhindert die Kompression der Sehne beim belasteten Gang. **b** Die Funktion des Lastentragens erfordert jedoch eine straffe und stabile Aufeinanderfolge von Knochen, die idealerweise im Zentrum der Kraftübertragung liegen. Das bedeutet, dass die mediale Fußsäule (Talus, Os naviculare, Os cuneiforme mediale, Metatarsale I und Hallux) eine gerade Linie bildet. **c** Fußsohle eines Schimpansen und eines Menschen. Aus einem Greiforgan mit Oppositionsfähigkeit der Großzehe entwickelt sich ein Schreitorgan mit angelegtem erstem Strahl. (Präparate mit freundlicher Genehmigung von Univ.-Prof. Dr. rer. nat. J. Koebke, Zentrum Anatomie, Universität zu Köln). [a, b: M730/M731; c: L255]

Das TMT-Gelenk ist ein im Vergleich zum Großzehengrundgelenk sehr viel stabileres Gelenk. Die Gelenkform lässt aufgrund der Verzahnung deutlich weniger Bewegung zu. Darüber hinaus sind die Kapsel-Band-Strukturen straff. Die Gelenkebene ist sehr variabel und fällt nach lateral plantar ab.

Die Gefäßversorgung des ersten Strahls erfolgt über die dorsalen und plantaren Zehenarterien (Aa. digitales dorsales und plantares). Die Hauptversorgung erfolgt über den dorsalen Ast, der direkt aus der kräftigen A. dorsalis pedis entspringt. Es bestehen Anastomosen zum plantaren Gefäßgebiet (Arcus plantaris profundus und superficialis). [1, 2]

i

Die besondere Lage der A. digitalis dorsalis lateralis birgt eine hohe Verletzungsgefahr beim lateralen Release, welches häufig bei der Korrektur eines Hallux valgus durchgeführt wird.

18.2 Ätiologie und Pathophysiologie

Lange Zeit wurden extrinsische Faktoren als Ursache für die Entstehung eines Hallux valgus diskutiert und insbesondere das Tragen von zu engem und spitz zulaufendem Schuhwerk als Ursache benannt. Untersuchungen haben jedoch gezeigt, dass es eher intrinsische Faktoren sind, die im Rahmen der Ätiologie eines Hallux valgus eine Rolle spielen.

So berichten bis zu 84 % der Patienten mit Hallux valgus, dass eine positive Familienanamnese bestünde. Männer sind im Vergleich zu Frauen deutlich seltener betroffen (1 : 2). In 84 % der Fälle tritt der Hallux valgus bilateral auf. In der Regel wird der Hallux valgus in der 3.–5. Lebensdekade symptomatisch. Eine Ausnahme bildet hier der juvenile Hallux valgus. [3, 4]

Die Vergrößerung des Intermetatarsalwinkels kann durch folgende Veränderungen verursacht werden:

1. Hypermobilität des TMT-Gelenks
2. Bandlaxizität der Intermetatarsalbänder
3. Medial abkippende TMT-Gelenkfläche
4. Mittelrückfußfehlstellung im Sinne eines Pes planovalgus (selten)

In der Phalanx zeigt sich bei einem Hallux valgus eine Abduktion der proximalen Phalanx des ersten Strahls infolge des Zugs des M. abductor hallucis an der Basis der proximalen Phalanx nach lateral. Zusätzlich ist die Dezentrierung des M. flexor hallucis brevis mit Subluxation der Sesambeine Ursache für das Abkippen der Phalanx nach lateral. Hinzu kommt eine Torsionskomponente mit einer Außenrotationsfehlstellung der Großzehe. [5, 6]

18.3 Klinisches Bild

Die Großzehe zeigt nach lateral. Infolge des Varus des MT I, des vergrößerten Intermetatarsalwinkels sowie der Subluxation des MTP-I-Gelenks mit zusätzlicher Osteophytenbildung über dem MTP-I-Kopf bildet sich auf der medialen Seite ein knöcherner Höcker aus. Häufig ist eine zunehmende Beschwielung Ausdruck der erhöhten Druckbelastung an dieser Stelle (➤ Abb. 18.2).

Mehr oder weniger ausgeprägt ist die Torsionskomponente des ersten Strahls. Es kann eine Kombination mit einem Pes planovalgus bestehen.

18.4 Diagnostische Verfahren

Bei der **klinischen Evaluation** muss die gelenkige Verbindung von MT I und Os cuneiforme mediale bezüglich Gelenkanatomie, Stabilität und Schmerz geprüft werden. Hierfür fixiert der Untersucher das Os cuneiforme mediale und bewegt das MT-I-Köpfchen auf und ab.

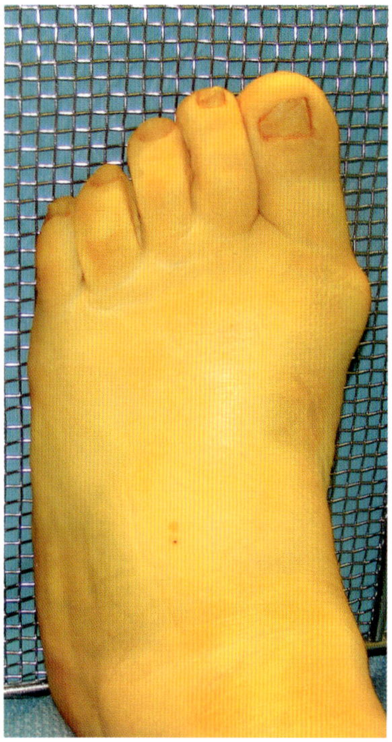

Abb. 18.2 Klinischer Aspekt des Hallux valgus. [M732]

Nach der klinischen Untersuchung des Fußes erfolgt als Basisdiagnostik das **konventionelle Röntgenbild** des Vorfußes im Stehen im a. p.- und seitlichen Strahlengang. Es werden folgende Winkel bestimmt:

- Intermetatarsalwinkel (➤ Abb. 18.3a)
- Metatarsophalangealer Winkel (➤ Abb. 18.3b)
- Metatarsophalangeale Gelenkkongruenz (➤ Abb. 18.3c)

Um die Subluxation der Sesambeine zu sehen, bedarf es Tangentialaufnahmen (➤ Abb. 18.3e). Im belasteten a. p.-Bild sieht man die Lateralisierung der Sesambeine als Hinweis auf die Subluxation der langen und kurzen Beugersehen (➤ Abb. 18.3d).

Weitere diagnostische Verfahren zur Evaluation der Fußfunktion sind die Podometrie und die Ganganalyse. Bei komplexeren rekonstruktiven Eingriffen ist das Vorschalten von Schnittbildgebung (CT und MRT mit 3D-Rekonstruktion) sinnvoll.

Bei Rückfuß-Deformitäten wie z. B. dem Pes planovalgus sind die Tangentialaufnahmen (Rückfuß-Achsenaufnahme nach Salzmann) notwendig. [5, 7]

DIAGNOSTIK

- Klinische Untersuchung der gelenkigen Verbindung von MT I und Os cuneiforme mediale: Gelenkanatomie, Stabilität, Schmerz
- Konventionelles Röntgenbild des Vorfußes im Stehen (a. p.- und seitliche Aufnahmen)

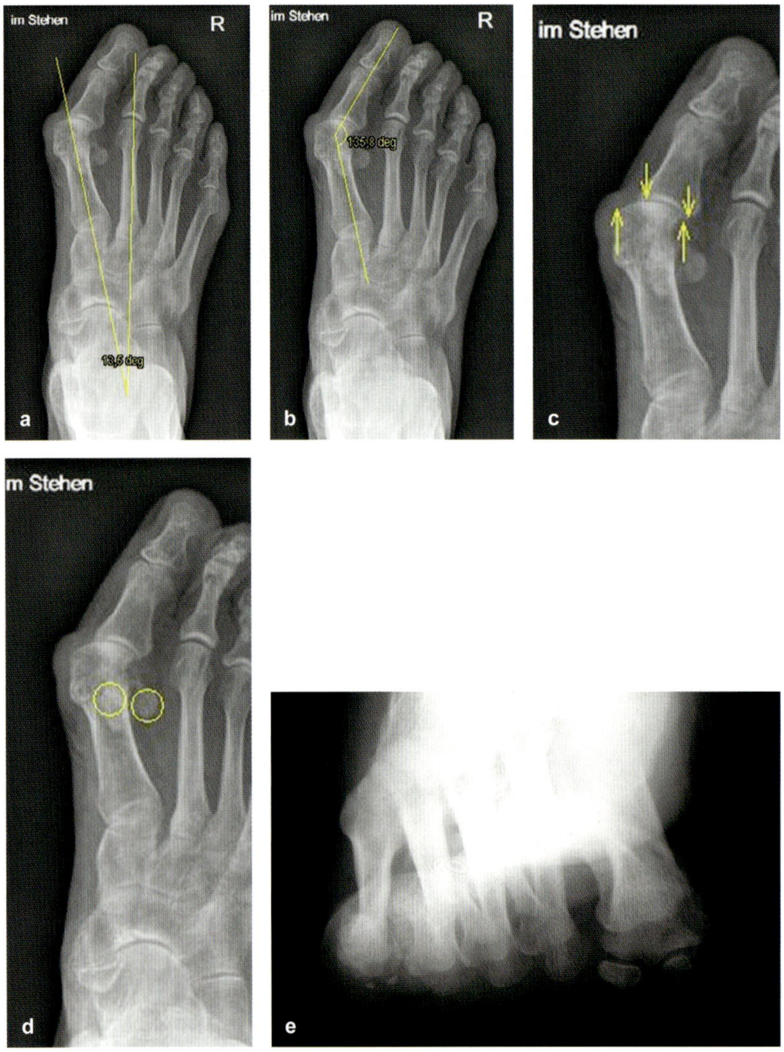

Abb. 18.3 Konventionelles Röntgen des Vorfußes im Stehen. **a** Messung des Intermetatarsalwinkels (IMT-Winkel). **b** Messung des Metatarsophalangealwinkels (MTP-Winkel). **c** Die Überlappung der Gelenkflächen wird gemessen. Damit können die korrespondierenden Gelenkflächen und das Ausmaß der Luxation in diesem Gelenk objektiviert werden. **d** Lateralisierte Sesambeine in der belasteten a. p.-Projektion. **e** Tangentialaufnahme der Sesambeine: in dieser Aufnahme eine physiologische Anatomie. [M732]

18.5 Peri- und intraoperatives Vorgehen

18.5.1 Operationsprinzip

Das Prinzip der Operation ist die Wiederherstellung der physiologischen Anatomie des ersten Strahls: Diese beinhaltet die Achse, Länge, Rotation, Gelenkkongruenz, Sehnenposition, Bandführung und die mechanische Stabilität.

Solange die Gelenke noch ohne wesentliche Arthrose sind, wird versucht, dieses Ziel durch knöcherne und Weichteileingriffe zu erreichen. Wenn die Gelenke durch Destruktion schmerzhaft und instabil sind, wird versteift (TMT- bzw. MTP-Arthrodese). [5, 6, 8]

Therapiealgorithmus

Folgende Faktoren haben Einfluss auf die Wahl des Therapieverfahrens:

1. Hauptbeschwerdesymptomatik des Patienten, Kooperationsfähigkeit und sportliches Interesse
2. Patientenalter
3. Neurovaskulärer Status des Fußes
4. Erwartungen des Patienten
5. Physikalische Untersuchungsergebnisse (Mobilität und Schmerz im TMT-I- und MTP-I- Gelenk, Druckstellen, Torsionskomponente der Phalanx)
6. Radiologische Untersuchung:
   - Intermetatarsal-, Interphalangeal- und Metatarsophalangealwinkel, Gelenkkongruenz, Luxation der Sesambeine
   - Anatomie des TMT-I-Gelenks
   - Osteophyten und Arthrose im TMT- und MTP-I-Gelenk

Neben den knöchernen Korrekturen werden darüber hinaus eine Entlastung der lateralen Strukturen und eine Raffung der medialen Strukturen notwendig.

Unter dem Begriff „distaler Weichteileingriff" werden folgende Maßnahmen zusammengefasst:

1. Laterales Release mit Durchtrennung des Ansatzes des M. adductor hallucis
2. Mobilisation der lateralisierten Sesambeine
3. Mediale Kapselraffung
4. Osteophytenabtragung
5. Gelenkdébridement und -spülung

18.5.2 Patientenaufklärung

Bei der Patientenaufklärung sind neben den allgemeinen Operationsrisiken als spezifische Komplikationen zu nennen: eine persistierende Subluxation der Flexorsehnen und der Sesambeine, erneutes Auftreten der Schmerzen, der Bewegungseinschränkung und der Fehlstellung und Pseudarthrose. Weitere spezifische Komplikationen sind Läsionen der Zehennerven und -gefäße für den Strahl I und II bis hin zur Zehennekrose und sekundären Amputation, Wundrandnekrose und Infektion, Materialbruch und Spanlockerung und Osteitis.

! AUFKLÄRUNGSPUNKTE

- Allgemeine chirurgische Komplikationen
- Rezidiv der Fehlstellung, Schmerzen und Bewegungseinschränkung
- Läsion der Zehennerven und -gefäße für den Strahl I und II
- Zehennekrose
- Sekundäre Amputation
- Wundrandnekrose und Infektion
- Osteitis
- Pseudarthrose
- Persistierende Subluxation der Flexorsehnen und der Sesambeine
- Materialbruch und Spanlockerung

18.5.3 Anästhesie und Lagerung des Patienten

Der Patient liegt in Rückenlage und wird in peripherer oder Vollnarkose operiert.

Es erfolgt die perioperative Applikation einer Single-Shot-Antibiose. In Abhängigkeit vom Gefäßstatus führt die Blutleere zu einem guten operativen Überblick.

18.5.4 Instrumentarium und Operationsvorbereitung

Ein Fußsieb mit feinen Langenbeck- und Hohmann-Haken ist ausreichend. Die Osteosynthese kann mit 2,4-mm- oder 2,7-mm-Minifragment-Kortikalisschrauben als Zugschraube (mit aufgebohrtem Gleitloch) durchgeführt werden. Alternative Befestigungen sind Kirschner-Drähte, Gewindebohrdrähte, Twist-Off-Schrauben, Headless-Screws und Platten-Schrauben-Kombinationen.

Zur temporären Fixierung und zur Definition der Achse bei der Scarf- und Chevron-Osteotomie benötigt man Kirschner-Drähte. Kleine Meißel und eine kleine oszillierende Säge sind sinnvoll. Die mediale Kapselraffung wird mit einem 2–0-PDS-Faden mit UCL-Nadel fortlaufend genäht.

18.5.5 Operationsschritte

Peripherer Weichteileingriff

Der periphere Weichteileingriff umfasst die mediale Kapsuloraphie, die mediale Exostosektomie, das laterale Release der Kapsel des MTP-I-Gelenks und des M. abductor hallucis brevis. Bei Modifikation nach McBride wird zusätzlich das laterale Sesamoid reseziert und der Kopf des M. abductor hallucis von der Grundphalanx auf den Kopf des Metatarsale I transferiert.

Es wird ein medialer Schnitt über dem MTP-I-Gelenk längs verlaufend angefertigt (➤ Abb. 18.4). Sorgfältige Blutstillung und Darstellung der Kapsel des MTP I-Gelenks. Diese wird in Längsrichtung ellipsoid exzidiert, um durch die Reduktion des Kapselgewebes eine mediale Raffung und damit Reposition des ersten Strahls zu erreichen (➤ Abb. 18.4).

Die Osteophyten werden im Verlauf der medialen Kante des MT I mit der oszillierenden Säge reseziert (➤ Abb. 18.5c).

Über einen zweiten Schnitt über der interphalangealen Falte zwischen dem ersten und zweiten Strahl von etwa 3 cm Länge wird nun das laterale Release mit Durchtrennung des Ansatzes des M. adductor hallucis und die Mobilisation des lateralen Sesambeins präpariert (➤ Abb. 18.4c). Hierbei ist sorgfältig auf die Schonung des Gefäß-Nerven-Bündels für den ersten und zweiten Strahl zu achten, da man sonst Nekrosen der Zehe riskiert.

Weiter in der Tiefe ist die Verbindung des lateralen Sesambeins zum Lig. metatarsale transversum und zur Kapsel mit einem 11er-Skalpell zu lösen, um eine Rezentrierung der Flexorsehne zu ermöglichen (➤ Abb. 18.4d). Damit wird bei ausreichender Mobilität des MTP-I-Gelenks eine Wiederherstellung der Achse des gesamten Strahls erreicht. Der MTP-Winkel, die Kongruenz des Gelenks und die Rezentrierung der Sesambeine sollten durch diese Weichteilmaßnahme wiederhergestellt worden sein.

Um nun den Intermetatarsalwinkel wiederherzustellen, bedarf es der knöchernen Umstellung (Chevron-Osteotomie, Scarf-Osteotomie, Lapidus-Arthrodese, proximale Umstellungsosteotomie etc.).

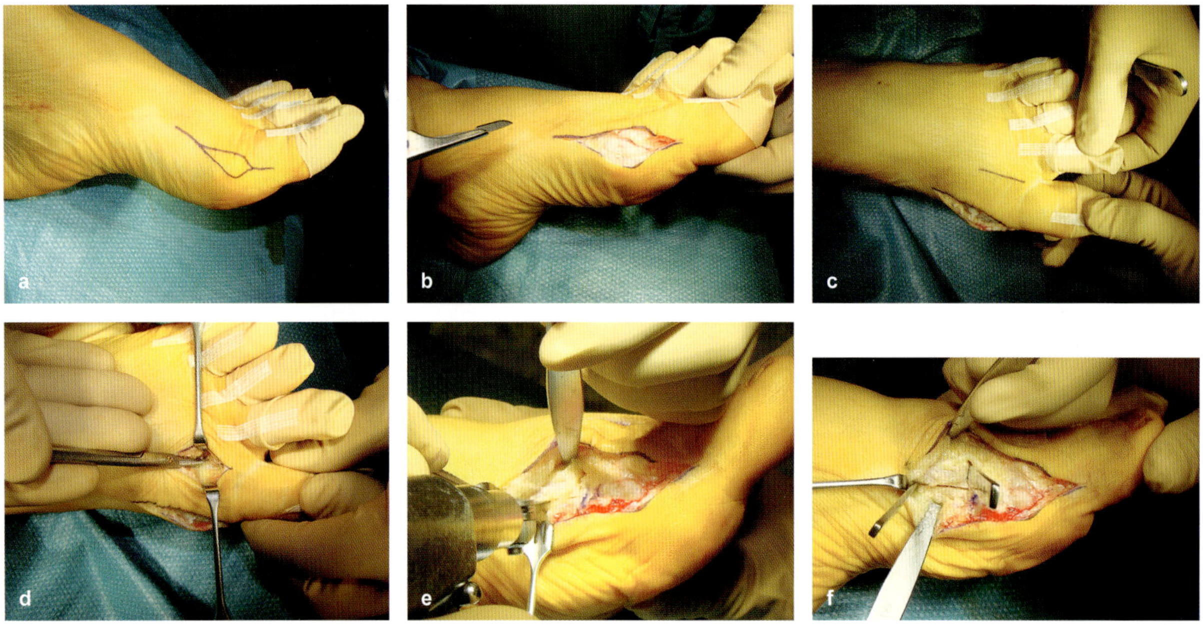

Abb. 18.4 a Ellipsoide Hautschnittführung mit Resektion der Schwiele. **b** Ellipsoide Exzision der medialen Kapsel, um durch eine fortlaufende Naht am Ende der Operation die Zehe nach medial zu ziehen. **c** Hautschnitt in der interdigitalen Falte in Projektion der MTP-Gelenke für das laterale Release. **d** In der Tiefe ist der Ansatz des M. adductor hallucis an der Basis des Grundglieds sichtbar und wird gekappt. **e und f** Längssägeschnitt im Schaft. Vervollständigung der Stufenosteotomie distal nach dorsal und proximal nach plantar. [M732]

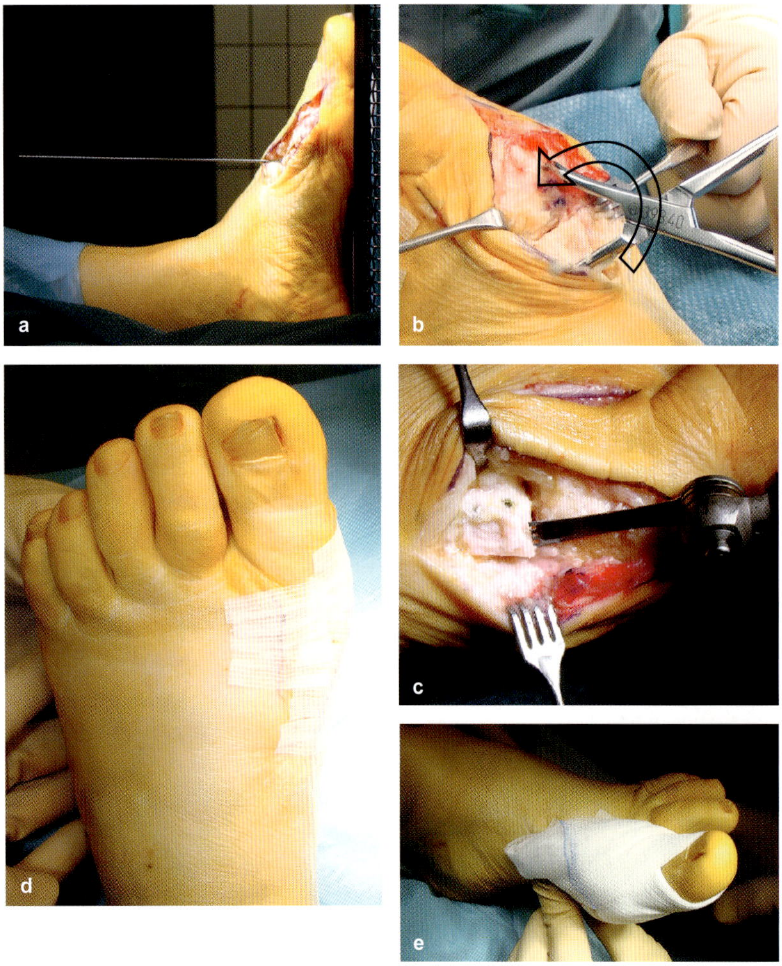

Abb. 18.5 a Festlegung der Rotationsachse mit einem bikortikalen Kirschner-Draht. Das Verkippen der beiden Halbröhren durch eine reine Verschiebung wird so verhindert. **b** Mit einem Kirschner-Draht wird die Rotationsachse festgelegt und mit der Weller-Zange der Kopf nach lateral gedreht. **c** Mit der kleinen Osteotomiesäge werden die überstehenden Knochenanteile entfernt. **d** Die Hautnaht kann für den interdigitalen Eingriff intrakutan, der mediale Eingriff mit transkutanen Nähten verschlossen werden. **e** Danach wird die Zehe mit redressierenden Verbänden orthograd verbunden. [M732]

Chevron-Osteotomie

Zunächst werden die medialen Osteophyten mit der oszillierenden Säge parallel zur Kante des Os metatarsale reseziert. Nun wird eine nach distal spitz zulaufende v-förmige Osteotomie subkapital am MT I durchgeführt (➤ Abb. 18.6a). Hilfreich ist es, die Achse parallel zur planen Fußsohle in der Spitze des Kopfs mit einem Kirschner-Draht zu definieren. Damit wird gewährleistet, dass der Sägeschnitt nicht bis in den Kopf hinein fortgesetzt wird und es gleichzeitig nicht zu einer Plantarisierung des Kopfs durch die Verschiebung kommt. Variabel ist die Länge des in den Schaft zeigenden Schenkels sowohl plantar als auch dorsal. Um eine bessere knöcherne Refixation zu ermöglichen, kann es sinnvoll sein, dass der plantare Sägeschnitt etwas länger in den Schaft hineinzieht. Dies ermöglicht die Platzierung einer bikortikalen Zugschraube, was zu einer deutlich höheren Primärstabilität und zügigeren Knochenheilung führt. Darüber hinaus kann man in der Modifikation nach Watermann-Green den ersten Strahl proximalisieren und plantarisieren, indem man eine 2 mm dicke Knochenscheibe aus dem oberen Schenkel der V-Osteotomie schneidet.

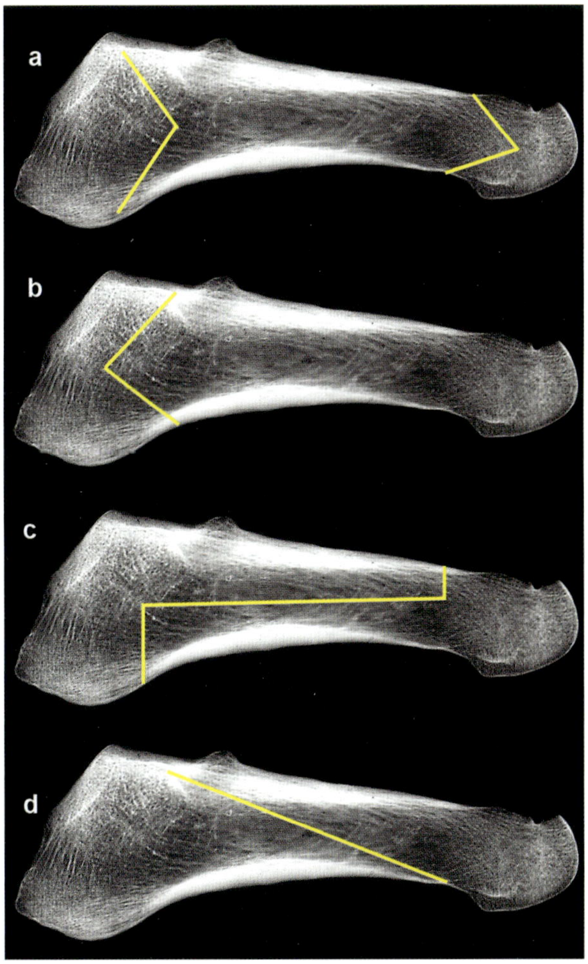

Abb. 18.6 Radiologische Darstellung der Osteotomie am MT I. **a** V-förmiger Sägeschnitt am Übergang von Schaft und MT-I-Kopf. Die Achse wird mit einem Kirschner-Draht an der Spitze des V determiniert. **b** Schnittführung bei Chevron-Osteotomie der Basis mit distaler Basis der V-Osteotomie. **c** Lapidus-Osteotomie. **d** Ludloff-Osteotomie. [M732]

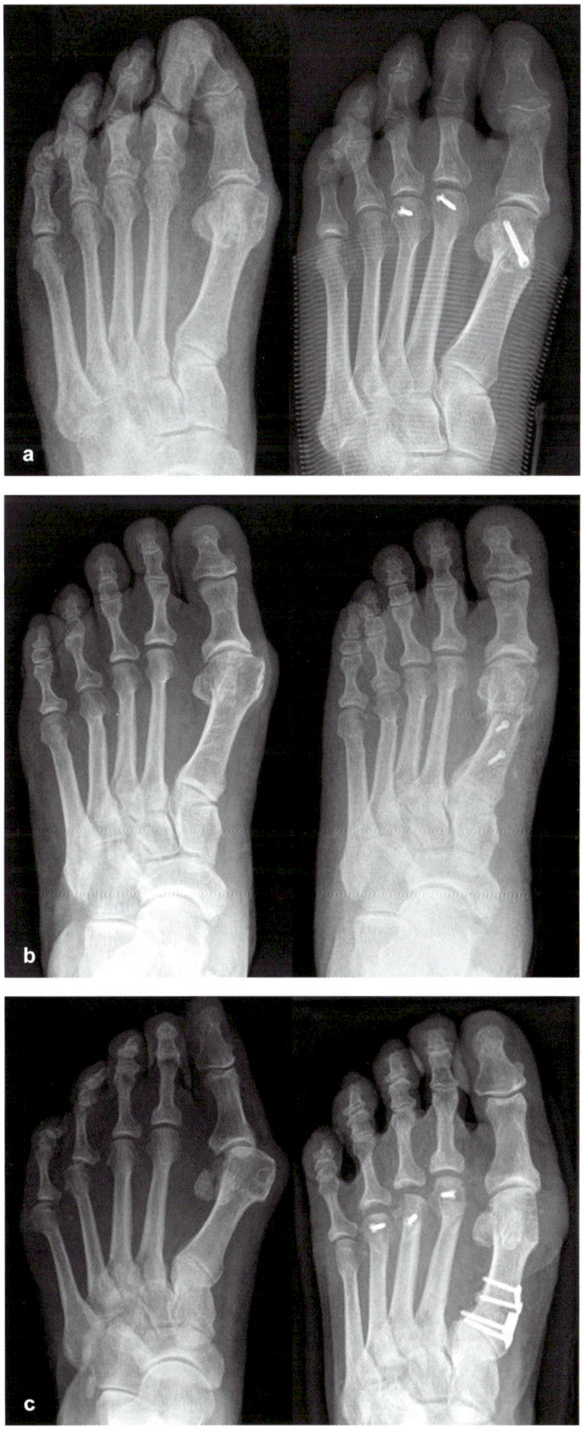

Abb. 18.7 **a** Beispiel einer distalen Chevron-Verschiebeosteotomie und Fixation mit einer Barouk-Schraube. **b** Prä- und postoperatives Röntgenbild nach Scarf-Osteotomie. **c** Basisosteotomie mit winkelstabiler Spacer-Platte. [M732]

Nach Mobilisation des distalen Anteils kann der Metatarsalekopf nach lateral verschoben und ggf. in der a. p.-Projektion gekippt werden. Ziel ist, die anatomische Form des Metatarsale und die korrekte MTP-Gelenkkongruenz wiederherzustellen.

Die Fixation erfolgt durch eine Minifragmentschraube von dorsal proximal nach distal plantar. Die Chevron-Osteotomie wird kombiniert mit dem distalen Weichteileingriff wie oben beschrieben, der in der Regel vor der Osteotomie durchgeführt wird (➤ Abb. 18.7a).

Scarf-Osteotomie

Hier wird ebenfalls ein medialer Zugang zum MTP I gewählt. Nach dem oben beschriebenen, distalen Weichteileingriff werden bestehende Osteophyten reseziert.

Es wird eine Stufenosteotomie im Schaftanteil durchgeführt. Als eine Alternative zur klassischen Scarf-Osteotomie gilt die Ludloff-Osteotomie.

Als erstes wird der waagerechte Osteotomieschnitt angefertigt. Dieser sollte in der Mitte des Knochens parallel zu der MTP-Gelenkachse angelegt werden (➤ Abb. 18.4e).

i

Der Längsschnitt muss in der korrekten Ebene ausgeführt werden, da es sonst zu einer In- oder Eversion des MTP-I-Gelenks kommt.

Die Osteotomie wird komplettiert durch den distalen dorsalen und proximalen Schnitt der metatarsalen Halbröhre. Damit kann das MT I um die Querachse gedreht werden (➤ Abb. 18.5).

i

Möglich ist zusätzlich eine laterale Verschiebung, die jedoch häufig in eine Verkippung der beiden Halbröhren und damit der Gelenkebene des MTP I führt.

Um dies zu verhindern wird als nächstes die Rotationsachse mit einem dorsoplantaren Kirschner-Draht festgelegt (➤ Abb. 18.5a). Durch diese Maßnahme wird die Querverschiebung und damit die Verkippung der Gelenkebene verhindert.

Damit ist die Osteotomie vollständig und der Strahl kann um den Rotations-Kirschner-Draht gedreht werden (➤ Abb. 18.5b). Nach Einstellen der Achse wird die Osteotomie mit zwei dorsoplantaren bikortikalen Minifragmentschrauben fixiert. Überstehende Knochenkanten werden mit der oszillierenden Säge oder dem Luer reseziert (➤ Abb. 18.5c). Nach dem Hautverschluss wird ein redressierender Verband angelegt (➤ Abb. 18.5d und e)

Proximale Osteotomie

Die proximale Osteotomie kann entweder aufklappend oder zuklappend durchgeführt werden. Hierfür entscheidend ist die Frage, ob eine Verkürzung (zuklappende) oder eine leichte Verlängerung (aufklappende Osteotomie) für die Wiederherstellung der Anatomie notwendig ist.

Insgesamt sind sowohl die Primärstabilität als auch die Gefahr einer Late- oder Non-Union bei den kurzen proximalen Osteotomien erhöht. Grund hierfür ist die geringere knöcherne Kontaktzone und die reduzierte Knochenmasse, die für die Osteosynthese zur Verfügung steht.

Es wird ebenfalls ein medialer Zugang zum proximalen Anteil des MT I gewählt. Darstellung der Basis des MT I und oszillierende Sägeschnitte senkrecht zur MT-Längsachse.

Um nunmehr das Heranführen des MT-I-Strahls an den zweiten Strahl zu ermöglichen, kann ein interponierender aufklappender Span auf der lateralen Seite eingebracht werden. Als Alternative ist die Applikation einer Spacer-Platte mit einer Interposition von Metall im Osteotomiespalt möglich. Damit wird der Intermetatarsalwinkel reduziert (➤ Abb. 18.7c).

i

Die interponierenden aufklappenden Spacer-Platten zeigen eine höhere Pseudarthrose- und Lockerungsrate bis hin zum Materialbruch.

Wenn eine Verkürzung des Strahls gewünscht ist, ist die lateral zuklappende Osteotomie durchzuführen. Hierfür wird neben dem Sägeschnitt ein zweiter lateralbasiger Keil aus der proximalen Phalanx herausgesägt, die Achse des Intermetatarsalwinkels eingestellt und mit Kirschner-Drähten oder 2,4-mm-Titanschrauben fixiert.

Eine Alternative zu den proximalen Osteotomien ist die Chevron-Osteotomie (➤ Abb. 18.6c).

Lapidus-Arthrodese

Es wird das metatarsokuneiforme Gelenk (MTC-Gelenk) über einen proximalen medialen Schnitt aufgesucht und vollständig entknorpelt. Hilfreich hierfür ist ein Knochenspreizer, um ausreichend Einsicht in das Gelenk zu bekommen.

Um nun den Intermetatarsalwinkel einzurichten, wird in der Regel ein lateralbasiger Keil entnommen und die Achse des ersten Strahls wieder eingestellt. Die Arthrodese kann mit Kleinfragmentschrauben (3,5 mm) oder alternativ mit anatomischen winkelstabilen Platten fixiert werden (➤ Abb. 18.8).

Alternativ zur lateral zuklappenden Arthrodese ist die Interposition eines medial breiteren, keilförmigen trikortikalen Beckenspans möglich.

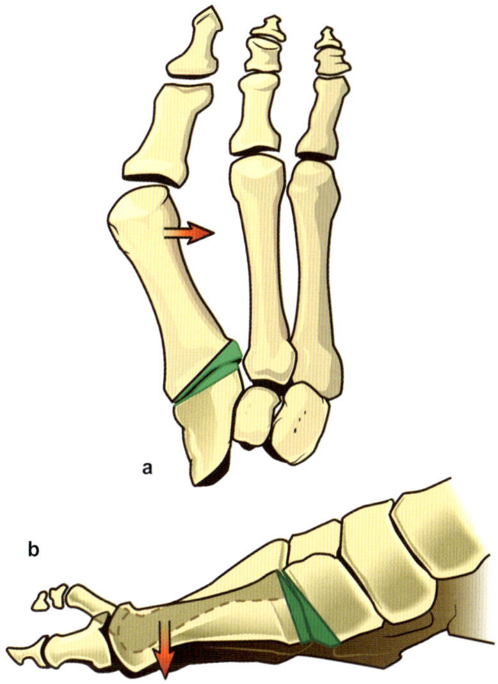

Abb. 18.8 Schematische Darstellung der Lapidus-Arthrodese. Lateral und plantar ist der Resektionskeil breiter, um neben der Lateralisierung auch eine Plantarisierung des Kopfs zu erreichen. [L255]

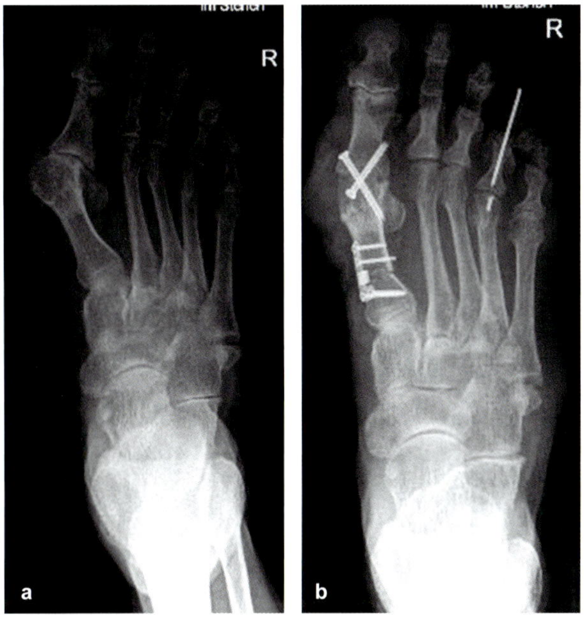

Abb. 18.9 **a** Präoperative Aufnahme einer 56-jährigen Patientin mit einem Hallux valgus (IMT-Winkel von 20°) in Kombination mit einer fortgeschrittenen Arthrose des MTP-I-Gelenks. **b** Postoperativ nach basisnaher Umstellungsosteotomie zur Korrektur des IMT-Winkels. Bei schmerzhafter Arthrose des MTP-I-Gelenks wurde eine Schrauben-Arthrodese durchgeführt. [M730/M731]

Auch für diese Arthrodese sind konfektionierte Interpositions- und Stufenplatten erhältlich.

> **i**
> Jede minimale Veränderung im MTC-Gelenk führt zu einer 10-fach höheren Veränderung (z. B. Plantarisierung) im distalen Metatarsalkopf und damit im MTP-Gelenk. Dies kann zu störenden Fehlpositionen des MTP-I-Gelenks mit gesteigerter Druckbelastung beim Gehen führen.

Arthrodese des MTP-I-Gelenks

Über einen dorsalen Zugang, und nach Retraktion des M. extensor hallucis wird die Kapsel eröffnet und das MTP-I-Gelenk entknorpelt. Die Entknorpelung kann mit dem Meißel oder einer entsprechenden sphärischen Fräse erfolgen. Bei allen entknorpelnden Verfahren ist auf eine sparsame Resektion zu achten, um eine Verkürzung des Strahls zu vermeiden. Nach Entknorpelung wird die Kortikalis mit dem Minibohrer angebohrt und die adäquate Position (15°–20° Valgus und 20° Dosalextension in Relation zum Metatarsaleschaft bzw. 10°–15° Dorsalextension in Relation zum Fußboden) hergestellt. Diese endgültige Position kann zunächst mit einem Kirschner-Draht fixiert werden. Nun wird die Schrauben- bzw. Plattenosteosynthese durchgeführt. Es wird mit der Zugschraubenarthrodese begonnen, um den Arthrodesespalt zu komprimieren. Diese Schraube kann wahlweise von proximal/medial nach distal/lateral oder über einen plantaren Zugang von proximal nach distal zentral eingebracht werden. Reine Schraubenarthrodesen erfordern 3,5-mm-Schrauben, Platten-Schrauben-Kombinationen, 2,7-mm-Implantate (➤ Abb. 18.9).

Nach der Kompressionsschraube sollte von dorsal eine winkelstabile 2,7-mm-Titanplatte appliziert werden. Die Fixierung sollte, wenn möglich, mit zwei bikortikalen Schrauben im Zehengrundglied und drei Schrauben im MT-Schaft erfolgen.

Ausspülen der Wunde, Rekonstruktion der Gelenkkapsel nach Entfernung der Osteophyten und lokalem Débridement. Einlegen einer Mini-Redon-Drainage, Subkutannaht und Hautnaht.

Aiken-Osteotomie

Die Aiken-Osteotomie ist eine mediale Keilresektion und Begradigung der Grundphalanx. Sie wird meist nur in Kombination mit knöchernen MT-Korrekturen durchgeführt. Zusätzlich kann man durch diese Umstellung auch die Torsion der Zehe einrichten. Die Osteosynthese wird meist durch eine Faden-Zerklage komplettiert (➤ Abb. 18.10).

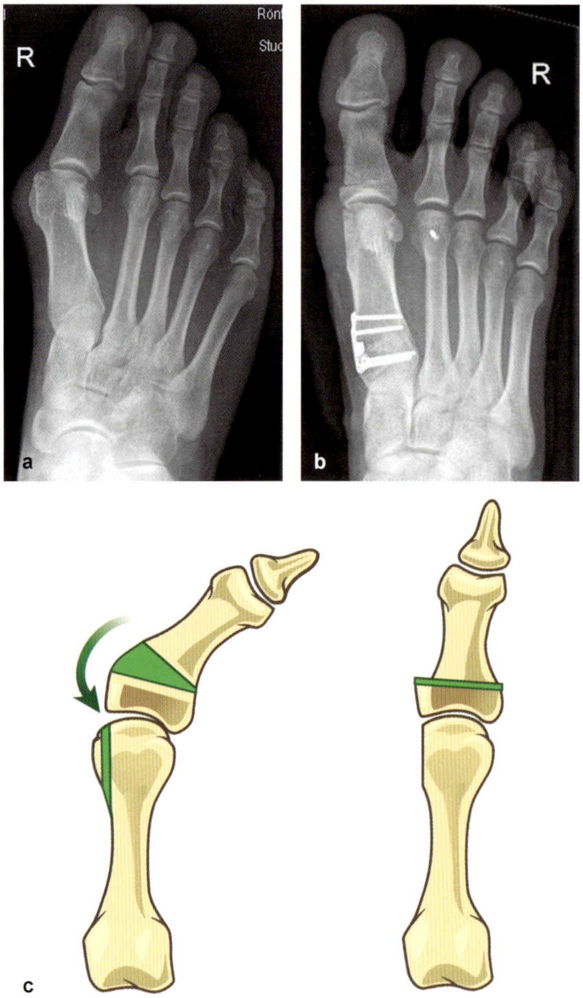

Abb. 18.10 **a** Präoperative Aufnahme einer 45-jährigen Patientin mit einem Hallux valgus (IMT-Winkel 18°, MTP-Winkel 24°) in Kombination mit einem medialen Osteophyten. **b** Nach der proximalen Umstellungsosteotomie des Mittelfußknochens, einer Aiken-Osteotomie der Grundphalanx und der Resektion des medialen Osteophyten. **c** Schematische Darstellung der Aiken-Osteotomie. [a, b: M732; c: L255]

18.6 Nachbehandlung und Komplikationen

Nachbehandlung (➤ Tab. 18.1)

Die Nachbehandlung muss der individuellen Situation angepasst werden. Ziel ist die knöcherne Konsolidierung und Vermeidung einer Pseudarthrose. In der Regel reichen 6 Wochen Verbandsschuh mit harter Sohle und Abrollbelastung an Unterarmgehstützen. Danach kann aufbelastet werden. Sportliche Belastung kann nach radiologischer Konsolidierung der Osteotomie nach 3 Monaten erlaubt werden.

Tab. 18.1 Nachbehandlung schematisch

Maßnahme	Empfehlung
Chevron- und Scarf-Osteotomie	
Mobilisation	• Für 3 Wochen Verbandschuh mit harter Sohle und ½ Körpergewicht • 3.–6. Woche Vollbelastung im Verbandschuh mit harter Sohle • Ab 7. Woche Vollbelastung in normalem Schuhwerk
Lapidus-Arthrodese	
Mobilisation	• Für 6 Wochen Abrollen in steifem Verbandschuh • Ab 6. Woche Vollbelastung in Schuhwerk mit fester Sohle

Komplikationen

In 30 % der Fälle kommt es innerhalb der folgenden 10 Jahre zu einer Reduktion der Korrektur. Late- oder Non-Unions der Osteotomieareale kommen in bis zu 10 % aller Fälle vor.

Eine weitere Hauptkomplikation ist die Verkürzung des ersten Strahls mit konsekutiver Transfermetatarsalgie; in Einzelfällen kommt es zur Arthrofibrose des Metatarsophalangealgelenks.

Aufgrund hoher Non-Union-Raten ist die proximale oder distale Chevron-Osteotomie den queren Schaftosteotomien, wenn möglich, vorzuziehen. Weitere beschriebene Komplikationen in bis zu 5 % der Fälle sind das Versagen der Osteosynthese, eine Überkorrektur mit Hallux varus oder eine Unterkorrektur des Hallux valgus. Beschrieben werden des Weiteren zugangsbedingte, neuromartige Schmerzen in Höhe der Narbe sowohl medial als auch lateral. [6, 7]

LITERATUR

[1] Hardy RH, Clapham JC. Observations on hallux valgus; based on a controlled series. J Bone Joint Surg Br 1951;33-B(3):376–91.
[2] Hardy RH, Clapham JC. Hallux valgus; predisposing anatomical causes. Lancet 1952;14(6720):1,180–3.
[3] Coughlin MJ, Jones CP, Vildadot R et al. Hallux valgus and first ray mobility: a cadaveric study. Foot Ankle Int 2004;25(8):537–44.
[4] Coughlin MJ, Mann RA. The pathophysiology of the juvenile bunion. Instr Course Lect 1987;36:123–36.
[5] Canale ST, Beaty JH. Campbell's Operative Orthopaedics. Philadelphia: Elsevier; 2012.
[6] Mann RA, Coughlin MJ. (1981). Hallux valgus–etiology, anatomy, treatment and surgical considerations. Clin Orthop Relat Res 1981;157:31–41.
[7] Coughlin M. Hallux valgus in men: effect of the distal metatarsal articular angle on hallux valgus correction. Foot Ankle Int 1997;18(8);463–470.
[8] Wülker N. Hallux valgus. Hallux rigidus. Stuttgart: Enke Verlag, 1997.

KAPITEL

19

Jonas Andermahr

Hallux rigidus

19.1 Anatomie

Das Metatarsophalangealgelenk I (MTP-I-Gelenk) besteht aus der Artikulation des Os metatarsale I mit der Phalanx proximalis I der Großzehe (➤ Abb. 19.1). Als Besonderheit gegenüber den übrigen Metatarsalknochen II–V weist das Caput I auf der plantaren Seite 2 Sesambeine auf: Die Ossa sesamoideum mediale und laterale, die in einer Rinne, von einem knöchernen Kamm getrennt, angeordnet sind [1, 2].

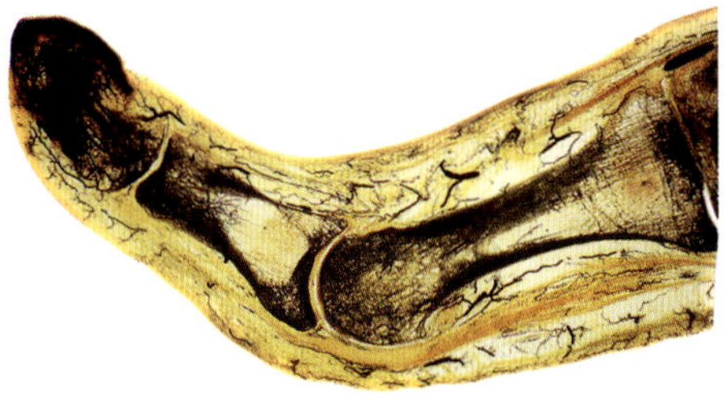

Abb. 19.1 Plastinationslängsschnitt durch das MTP-I-Gelenk nach Gefäßinjektion: Reduktion der Knorpeldicke im dorsalen Drittel bei Hallux rigidus (Präparat mit freundlicher Genehmigung von Univ.-Prof. Dr. rer. nat. J. Koebke, Zentrum Anatomie, Universität zu Köln). [M730/M731]

Auf der dorsalen Seite der Großzehe befinden sich die Mm. extensores hallucis longus und brevis, die mittig an der proximalen und distalen Phalanx inserieren.

Auf der plantaren Seite sieht man den M. flexor hallucis brevis, der zweiköpfig an beiden Sesambeinen und an der Basis der proximalen Phalanx ansetzt. Der M. flexor hallucis longus zieht in der tarsalen medialen Sehnenscheide zur Endphalanx der großen Zehe. Ebenfalls plantarseitig an der medialen und lateralen Phalanx proximalis inserieren der M. abductor hallucis bzw. der M. adductor hallucis (s. a. ➤ Abb. 18.1). Anteile des M. adductor hallucis strahlen in das laterale Sesambein ein. Das Bewegungsausmaß des Metatarsophalangealgelenks I ist in der Dorsalextension am größten, in geringerem Maße folgen die Plantarflexion, dann Abduktion und Adduktion.

Die Dorsalextension beträgt 70°–90°. Bei der Plantarflexion werden Werte von 45° angegeben [3, 4]. Kapandji dagegen differenziert zwischen aktiver und passiver Bewegung: Er gibt für die aktive Dorsalextension 50°–60° an, für die aktive Plantarflexion 30°–40°; die passive Extension erreicht oder überschreitet 90°; eine passive Beugung ist auf 45°–50° möglich [5]. Debrunner und Jacob geben Werte von 60°–70° Extension und 40°–45° Flexion an [6].

19.2 Ätiologie und Pathophysiologie

Die Ätiologie des Hallux rigidus ist vielfältig. Diskutiert wurden metabolische Erkrankungen, Infektionen, entzündliche Gelenkerkrankungen, schlechtes Schuhwerk und verletzungsbedingte Gelenkschäden. Als weitere Faktoren für die Entstehung des Hallux rigidus werden eine Arthrose der Sesambeine, der Metatarsus primus elevatus, die Hypermobilität des Tarsometatarsalgelenks und die avaskuläre Nekrose des MT-I-Kopfs angenommen [7, 8].

Auch der Senkplattfuß scheint ein ursächlicher Faktor zu sein, oft in Kombination mit engem Schuhwerk. Hierdurch kommt es zu einer Bewegungslimitation des MTP-I-Gelenks. Andere Autoren machen eine relative Überlänge des ersten Strahls für die Überlastung des MTP-I-Gelenks verantwortlich.

19.3 Klinisches Bild

i

Neben den charakteristischen Zeichen Schmerzhaftigkeit, Schwellung und MTP-I-Synovialitis ist die limitierte Dorsalextension im MTP-I-Gelenk das klassische klinische Bild des Hallux rigidus.

Die degenerativen Prozesse führen im Verlauf zu einer Proliferation der dorsal gelegenen osteophytären Anbauten (➤ Tab. 19.1). Neben den dorsalen Osteophyten kommt es auch zu einem vermehrten Knochenanbau auf der medialen Seite des MTP-I-Gelenks. Die klassische Reduktion der Beknorpelung infolge der degenerativen Arthritis des MTP-I-Gelenks tritt insbesondere am dorsalen Drittel bis zur Hälfte des Metatarsalkopfs auf. Häufig ist die reduzierte Beknorpelung im konventionellen Bild nicht durch einen reduzierten Gelenkspalt sichtbar.

19.4 Diagnostische Verfahren

Die Diagnostik beinhaltet **konventionelle Röntgenbilder** in a. p.- sowie seitlicher Aufnahme im Stand.

Bei der Betrachtung der Röntgenbilder fallen die typischen Arthrosezeichen auf: Verschmälerung des Gelenkspalts, Sklerosierung der Gelenkpartner, Zystenbildung sowie Deformierung der Gelenkpartner mit Osteophytenbildung. Die folgenden Abbildungen (➤ Abb. 19.2) veranschaulichen die Arthrosezeichen. Insbesondere ist hier ein Abflachen des Metatarsale-I-Kopfs zu sehen [10].

Fakultative Diagnostik stellen die Podometrie zur Analyse der Belastungszonen sowie die Computertomografie und die Kernspintomografie dar, insbesondere zur weiterführenden Diagnostik im Rahmen von aufwendigen knorpelrekon-

Tab. 19.1 Einteilung des Hallux rigidus nach Coughlin et al. [9]

Grad	Bewegungsausmaß	Radiologische Befunde	Klinik
0	• Dorsale Extension zwischen 40°–60° • 10–20 % Verlust im Vergleich zur normalen Gegenseite	Normal oder minimale Befunde	Keine subjektiven Schmerzen, lediglich Steifheit und Verlust der passiven Beweglichkeit bei der Untersuchung
1	• Dorsale Extension zwischen 30°–40° • 20–50 % Verlust im Vergleich zur normalen Gegenseite	Dorsale Osteophyten, minimale Gelenkspaltverkleinerung; periartikuläre Sklerose, minimale Abflachung des Metatarsalekopfs	• Milde oder gelegentliche Schmerzen und Steifheit • Schmerzen bei der extremen dorsalen Extension und plantaren Flexion bei der Untersuchung
2	• Dorsale Extension zwischen 10°–30° • 50–75 % Verlust der Beweglichkeit im Vergleich zur gesunden Seite	Dorsal, lateral und medial Osteophyten und abgeflachter Metatarsalekopf, nicht mehr als 25 % der Gelenkfläche eingebunden. Mittlere Verschmälerung des Gelenkspalts und Sklerose, Sesambeine nicht betroffen.	• Mittlere bis schwere subjektive Schmerzhaftigkeit und Steifheit im MTP-Gelenk • Schmerzhaftigkeit schon vor der maximalen dorsalen Extension und plantaren Flexion
3	Dorsale Extension 10° oder Verlust von 75–100 % im Vergleich zur Gegenseite sowie Verlust auf 10° Plantarflexion	Wie Grad 2, jedoch mit deutlicher Gelenkspaltverschmälerung, zystische Veränderung im periartikulären Anteil, mehr als 25 % der dorsalen Gelenkfläche betroffen, Sesambeine erweitert und irregulär	• Annähernd konstanter Schmerz und Steifheit • Schmerz bei der Untersuchung
4	Dorsale Extension von 10° oder weniger und 75–100 % Verlust der Beweglichkeit im Vergleich zur normalen gesunden Seite. Reduktion der Plantarflexion von < 10°	Wie Grad 3 mit aufgebrauchtem Gelenkspalt, periartikulären Zysten, mehr als 25 % der Gelenkoberfläche betroffen, Sesambeine zystisch, vergrößert und irregulär	Konstante Schmerzen und Steifheit auch in Ruhe

struktiven Verfahren, wie z. B. osteochondrale autologe Transplantation (OATS), oder arthroplastischen Eingriffen.

DIAGNOSTIK

- Klinische Untersuchung
- Konventionelle Röntgenbilder in a. p.- und seitlicher Aufnahme im Stand

19.5 Peri- und intraoperatives Vorgehen

19.5.1 Operationsprinzip

Ziel der Operation ist das schmerzfreie Gehen und Laufen. Priorität hat die Schmerzreduktion. Der Erhalt der Funktion des Gelenks ist diesem Primat untergeordnet. Dennoch sollte soviel Bewegungsausmaß wie möglich erhalten werden (Cheilektomie, Pridie-Bohrung). Das bedeutet, dass versteifende Verfahren erst spät in der Behandlungskaskade diskutiert werden. Es ist jedoch anzumerken, dass die korrekt durchgeführte Arthrodese funktionell besser ist als ihr Ruf. Die Patienten können mit einer MTP-I-Arthrodese häufig exzellent laufen.

Die Indikation und Art der Operation ist abhängig von der Schwere des Hallux rigidus. In den Flow Charts (➤ Abb. 19.3) ist die Indikationsstellung in Abhängigkeit von der Schwere des Befunds dargestellt [11, 12].

Die wesentlichen Operationen sind je nach Schwere des Befunds Cheilektomie, Resektionsarthroplastik, Arthrodese oder Prothese. In den leichteren Stadien kann man proximale Phalanxosteotomien (z. B. nach Moberg [13]) oder Metatarsalosteotomien (z. B. nach Watermann [14] oder nach Green-Watermann [15]) und eine Osteophytenabtragung kombinieren.

19.5.2 Patientenaufklärung

Grundsätzlich ist auf ein Fortschreiten der Beschwerdesymptomatik bei nichtfusionierenden Verfahren hinzuweisen. Aus einer Cheilektomie kann langfristig eine Arthrodese oder Resektionsarthroplastik entstehen. Komplikationen sind darüber hinaus eine persistierende Schmerzsymptomatik und ein Rezidiv mit erneuter Bewegungseinschränkung neben den allgemeinen chirurgischen Komplikationen wie Nerven- und Gefäßläsionen und Wundrandnekrosen.

! AUFKLÄRUNGSPUNKTE

- Allgemeine chirurgische Komplikationen
- Fortschreiten der Beschwerdesymptomatik, das weitere Eingriffe notwendig macht (Arthrodese, Resektionsarthroplastik)
- Persistierende Schmerzsymptomatik
- Rezidiv mit erneuter Bewegungseinschränkung

19.5.3 Anästhesie und Lagerung des Patienten

Der Patient liegt in Rückenlage und wird in peripherer Anästhesie oder Vollnarkose operiert. Die Operation sollte in Blutleere durchgeführt werden. Die seitliche Durchleuchtung kann durch eine untergelegte Lagerungsbrücke erleichtert werden. Eine Single-Shot-Antibiose wird empfohlen.

19.5.4 Instrumentarium und Operationsvorbereitung

Notwendig für die Operation ist ein Fußsieb mit folgender Bestückung: zwei kleine scharfe Haken (Zweizinker), zwei kleine Hohmann-Haken, chirurgische Pinzette und Schere sowie oszillierende Säge, ggf. ein Kirschner-Draht.

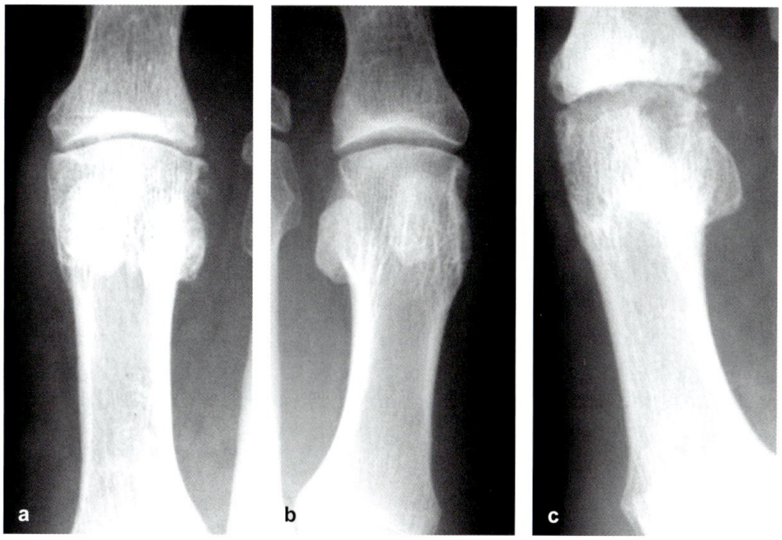

Abb. 19.2 Hallux rigidus mit typischen Arthrosezeichen. **a** Verschmälerung des Gelenkspalts, Sklerosierung der Gelenkpartner, Zystenbildung. **b** Sklerosierung der Gelenkpartner und Verschmälerung des Gelenkspalts. **c** Deformierung der Gelenkpartner mit Osteophytenbildung und Verschmälerung des Gelenkspalts. [M732]

19

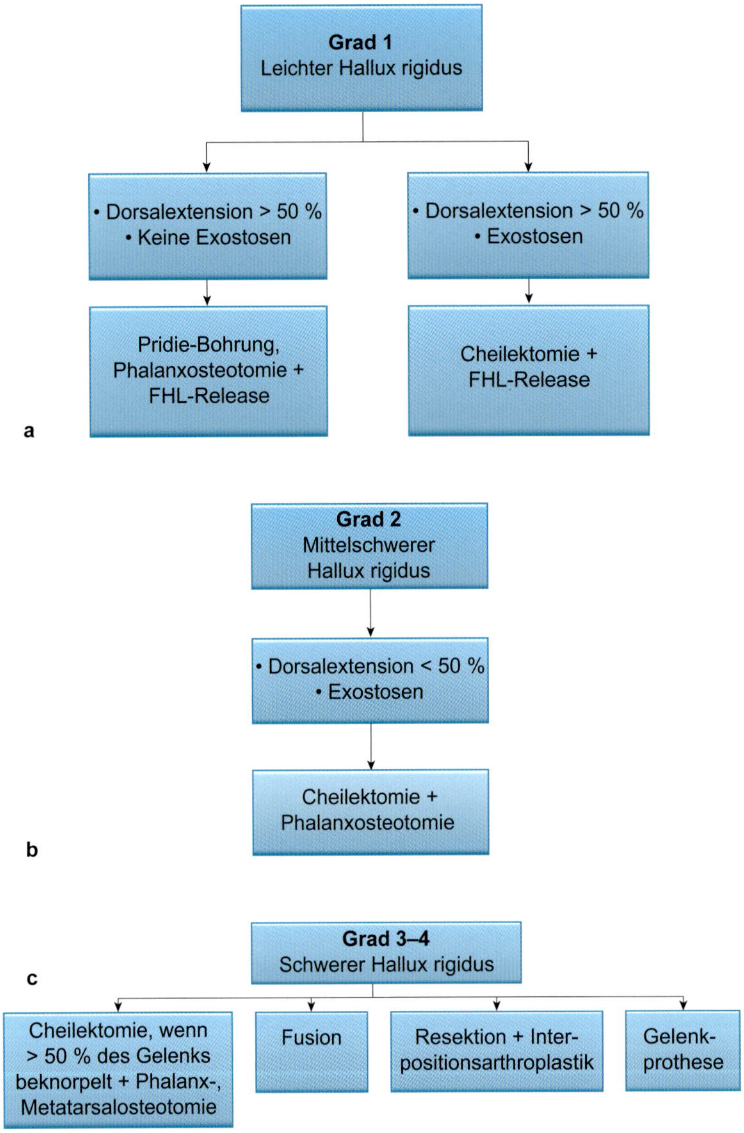

Abb. 19.3 Behandlungspfade. **a** Behandlungspfad bei leichtem Hallux rigidus. **b** Behandlungspfad bei mittelschwerem Hallux rigidus. **c** Behandlungspfad bei schwerem Hallux rigidus. [L255]

19.5.5 Operationsschritte

Cheilektomie

1. Dorsaler Längsschnitt von der Mitte der proximalen Phalanx bis 3 cm proximal des MTP-I-Gelenks. Die Extensor-hallucis-Sehne wird mobilisiert und mit Hohmann-Haken zur Seite gehalten. Es erfolgt die Inzision der MTP-I-Gelenkkapsel.
2. Durchführung einer Synovektomie und Entfernung von mobilen Osteophyten.
3. Die proximale Phalanx wird plantar flektiert, um den gesamten Kopf des Mittelfußkopfs zu exponieren. Osteophyten werden reseziert.
4. Es wird das Ausmaß des Knorpeldefekts bestimmt. Eine Cheilektomie ist nur sinnvoll, wenn 50 % des plantaren Knorpels erhalten sind. Es wird der dorsale Gelenkanteil mit einer 6-mm-Osteotomiesäge schräg osteotomiert (➤ Abb. 19.4).
5. Prüfung des damit erreichten Bewegungsausmaßes. Die Dorsalextension sollte intraoperativ einen Normalwert erreichen.
6. Die freien chondralen sowie osteophytären Fragmente werden entfernt. Das Gelenk wird ausgespült, die Kanten mit dem Luer gerundet.

> **i** Eine Resektion von mehr als 50 % der Gelenkfläche führt zur Subluxation. Eine Cheilektomie ist in diesem Fall nicht sinnvoll.

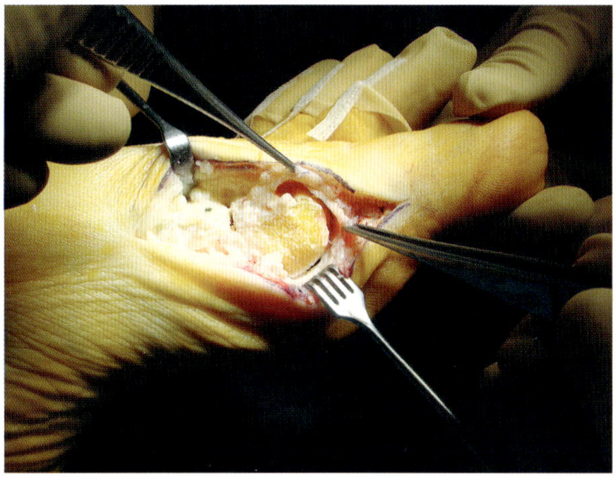

Abb. 19.4 Die Kapsel wird eröffnet und das dorsale Drittel der Gelenkfläche reseziert. Danach wird die Kapsel wieder verschlossen. [M732]

Arthrodese des MTP-I-Gelenks

1. Präparation des dorsalen Zugangs zum MTP-I-Gelenk.
2. Es erfolgt die Darstellung der Gelenkfläche, die Entfernung von Osteophyten sowie die Entknorpelung entweder mittels Meißel, oszillierender Säge oder Cup-&-Cone-Fräse.
3. Nach der Entknorpelung und anatomischen Einstellung der Gelenkstellung ist die Arthrodese durch zwei gekreuzte Zugschrauben oder durch eine Schraubenplattenkombination zu fixieren (➤ Abb. 19.5).

i

Eine wesentliche Verkürzung des MTP-I-Strahls sollte vermieden werden. Die ideale Arthrodesestellung des MTP-I-Gelenks ist eine Dorsalextension von 10°.

Interpositionsarthroplastik nach Coughlin

1. Präparation des dorsalen Zugangs zum MTP-I-Gelenk, Resektion der dorsalen Osteophyten, Entfernung des Gelenkknorpels und Präparation von proximaler Phalanx und Metatarsalkopf mit der Kopffräse.
2. In den Gelenkdefekt wird ein Sehnenknäuel platziert, das aus der Semitendinosussehne gewonnen wird.
3. Fixation des Knäuels mit 1,0-PDS-Fäden an der medialen und lateralen Kapsel.
4. Sukzessiver straffer Wundverschluss von Kapsel und Peritendineum.

MTP-I-Gelenkprothese

Zur Verfügung stehen unipolare oder bipolare Prothesentypen. Problematisch sind die relativ hohen Lockerungsraten; einige Patienten berichten über eine schmerzhafte Steife der Zehe nach Prothese. Revisionen gehen mit Knochensubstanzverlust einher. Technik nach Maßgabe der jeweiligen Instrumentierungsanleitung der Prothese.

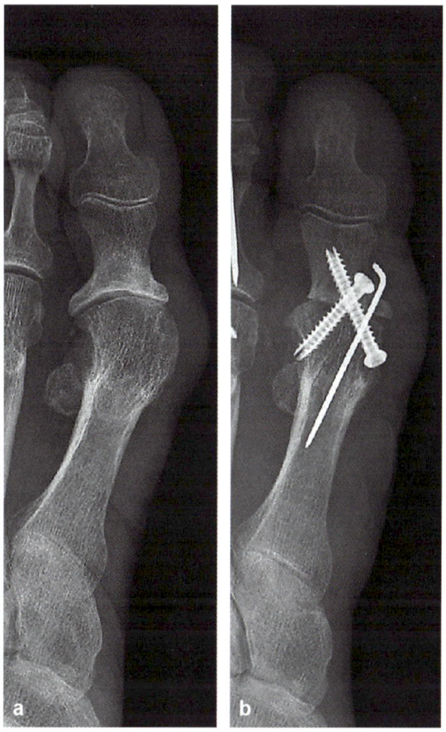

Abb. 19.5 Arthrodese mit zwei gekreuzten Schrauben. [M732]

i

Die Prothesen haben einen guten schmerzreduzierenden Effekt, weisen aber hohe Lockerungsraten auf.

19.6 Nachbehandlung und Komplikationen

Nachbehandlung (➤ Tab. 19.2)

Cheilektomie Es erfolgt die Applikation eines dorsal extendierten Hallux-Tapeverbands (Redressionsverband) für insgesamt 4 Wochen. Danach mobilisierende Krankengymnastik, Vollbelastung. Die frühzeitige volle Mobilisation des MTP-I-Gelenks nach Cheilektomie ist essenziell, um ein Rezidiv der eingeschränkten Dorsalextension zu vermeiden.

i

Bei ausbleibender konsequenter und kontrollierter physikalischer Therapie ist das Operationsergebnis nach Cheilektomie gefährdet.

MTP-Arthrodese 6 Wochen Schuh-Cast, danach Anpassen einer Einlegesohle nach Maß mit steifer Sohle. Vollbelastung im Konfektionsschuh nach knöcherner Konsolidierung (nach 12 Wochen).

Interpositionsarthroplastik 3 Wochen Gipsschuh, danach 20 kg Teilbelastung an Unterarmgehstützen und Gehen im Verbandsschuh mit harter Sohle bis zur 6. Woche, danach Vollbelastung im Konfektionsschuh.

Komplikationen

Die Rezidivrate nach Cheilektomie liegt bei etwa 20 %, was im Verlauf in 10 % der Fälle eine Arthrodese notwendig macht.

Hauptkomplikation nach Arthrodese ist die Pseudarthrose, die in 5 % der Fälle auftritt. Bisweilen muss aufgrund des Knochenverlusts eine Spaninterposition zur Rekonstruktion vorgenommen werden.

Prothesen lockern in der Regel nach 5 Jahren aus oder führen zu erneuter schmerzhafter Steife des Gelenks.

Tab. 19.2 Nachbehandlung schematisch

Maßnahme	Empfehlung
Cheilektomie	
Verband	Hallux-Tapeverband für insgesamt 4 Wochen
Mobilisation	• 4 Wochen Teilbelastung • Nach 4 Wochen Vollbelastung in normalem Schuh
MTP-Arthrodese	
Verband/Einlagen	• Schuh-Cast für 6 Wochen • Ab 7. Woche Einlage mit harter Sohle • Nach 12 Wochen normale Schuhe
Mobilisation	• 6 Wochen Teilbelastung • Ab 7. Woche Vollbelastung
Interpositionsplastik	
Verband/Gips	Gipsschuh für 3 Wochen
Mobilisation	• Nach 3 Wochen Teilbelastung an Unterarmstützen und Gehen im Verbandsschuh mit harter Sohle bis zur 6. Woche • Ab der 7. Woche Vollbelastung im normalen Schuh

LITERATUR

[1] Bonney G, Macnab I. Hallux valgus and hallux rigidus. J Bone Joint Surg 1952;34-B:366–5.
[2] Mann RA, Coughlin MJ. Surgery of the foot and ankle. St. Louis, Baltimore, Boston: Mosby, 1992. p. 167–296.
[3] Hoppenfeld S. Physical Examination of the Spine and Extremities. New York: Appleton-Century-Crofts, 1976. p. 197–210.
[4] Soames R. Joint Motion: Clinical Measurement and Evaluation. Oxford: Elsevier Science Ltd., 2003. p. 160–7.
[5] Kapandji IA (1985). Funktionelle Anatomie der Gelenke. Band 2 Untere Extremität. Stuttgart: Ferdinand Enke Verlag, 1995. S. 194–7.
[6] Debrunner U, Jacob H. Biomechanik des Fußes. Band 49. Stuttgart: Ferdinand Enke Verlag, 1998. S. 41–52, S. 128–33.
[7] Dickson FD, Diveley RL. Functional disorders of the foot. Their diagnosis and treatment. Philadelphia: JB Lippincott, 1939. p. 228–32.
[8] Elmslie RC. The treatment of hallux valgus and hallux rigidus. Lancet 1926;2:665–6.
[9] Coughlin MJ, Shurnas PS. Hallux rigidus. Grading and long-term results of operative treatment. J Bone Joint Surgery Am 2003;85:2,072–88.
[10] Kessel L, Bonney G. Hallux rigidus in the adolescent. J Bone Joint Surg 1985;40-B:668–73.
[11] Mann RA, Clanton TO. Hallux rigidus: treatment by cheilectomy. J Bone Joint Surg 1988;70-A:400–6.
[12] Wülker N. Hallux valgus – Hallux rigidus. Band 67. Stuttgart: Ferdinand Enke Verlag, 1997. S. 121–32.
[13] Moberg E. A simple operation for hallux rigidus. Clin Orthop Rel Res 1979;142:55–6.
[14] Cavolo DJ, Cavallaro DC, Arrington LE. The Watermann osteotomy for hallux limitus. J Am Podiatry Assoc 1979;69(1):52–7.
[15] Dickerson JB, Green R, Green DR. Long-term follow-up of the Green-Watermann osteotomy for hallux limitus. J Am Podiatr Med Assoc 2002;92(10):543–54.

KAPITEL

20

Christian J. P. Simanski

Krallen- und Hammerzehen

20.1 Anatomie

Der Vorfuß wird von den Zehen gebildet und von den Metatarsophalangealgelenken (MTP Gelenken) begrenzt. Die Kleinzehen (2.–5. Strahl) bestehen jeweils aus einem Grund-, Mittel- und Endglied, die Großzehe lediglich aus einem Grund- und Endglied. Dementsprechend findet man an den Kleinzehen ein proximales (PIP-Gelenk) und ein distales (DIP-Gelenk) Interphalangealgelenk, am Großzeh lediglich ein interphalangeales Gelenk (IP-Gelenk, ➤ Abb. 20.1 und ➤ Abb. 20.2).

20.2 Ätiologie und Pathophysiologie

Bei den Kleinzehendeformitäten unterscheidet man zwischen flexiblen und kontrakten Gelenkfehlstellungen. Dabei kommt es zu einem Ungleichgewicht zwischen Zehenbeugern und -streckern, sodass in einigen Gelenken eine Hyperextension, in anderen eine Hyperflexion auftreten kann.

Je nachdem, wo die Kontrakturen bzw. die Hyperextensions- und -flexionsfehlstellungen auftreten, unterscheidet man **Hammer-, Krallen- und Malletzehen** (➤ Abb. 20.3). Abhängig von der Gelenkimmobilisation leiten sich unterschiedliche Behandlungsmaßnahmen ab. Am häufigsten betroffen ist der zweite Strahl, die Deformitäten können aber an allen anderen Kleinzehen und auch an der Großzehe **(Hallux flexus)** auftreten, insbesondere bei neurogenen Grunderkrankungen (Fußspastik nach SHT oder Rückenmarktrauma, Poliomyelitis, Kompartmentsyndrom) (➤ Abb. 20.4a und b, ➤ Abb. 20.5).

Das zentrale Gelenk bei der Entstehung von Kleinzehendeformitäten ist das Zehengrundgelenk. Wenn die Zehenkuppe aufgesetzt wird, spannt sich die kurze Beugesehne an und beugt dabei im PIP-Gelenk. Dabei weicht das Grundglied nach dorsal aus und dorsalisiert so auch die basale Gelenkfläche. Bei Anspannung der langen Beugesehne wird zwar im DIP-Gelenk gebeugt, es kommt jedoch auch zu einer Dorsalextension im Grundgelenk. Plantarflektor für das Zehengrundgelenk ist die intrinsische Fußmuskulatur, d. h. die Mm. lumbricales und die Mm. interossei. Unter Belastung kommt es jedoch ständig zu einer Aktivität der Beugesehnen und damit auch zu einer Dorsalextension im Zehengrundgelenk. Hinzu kommt die Strecksehnenfunktion, die ebenfalls eine Dorsalextension im Zehengrundgelenk zur Folge hat. Im weiteren Verlauf kommt es zu einer Verlagerung der Beugesehnen über den Drehpunkt hinaus nach dorsal, die

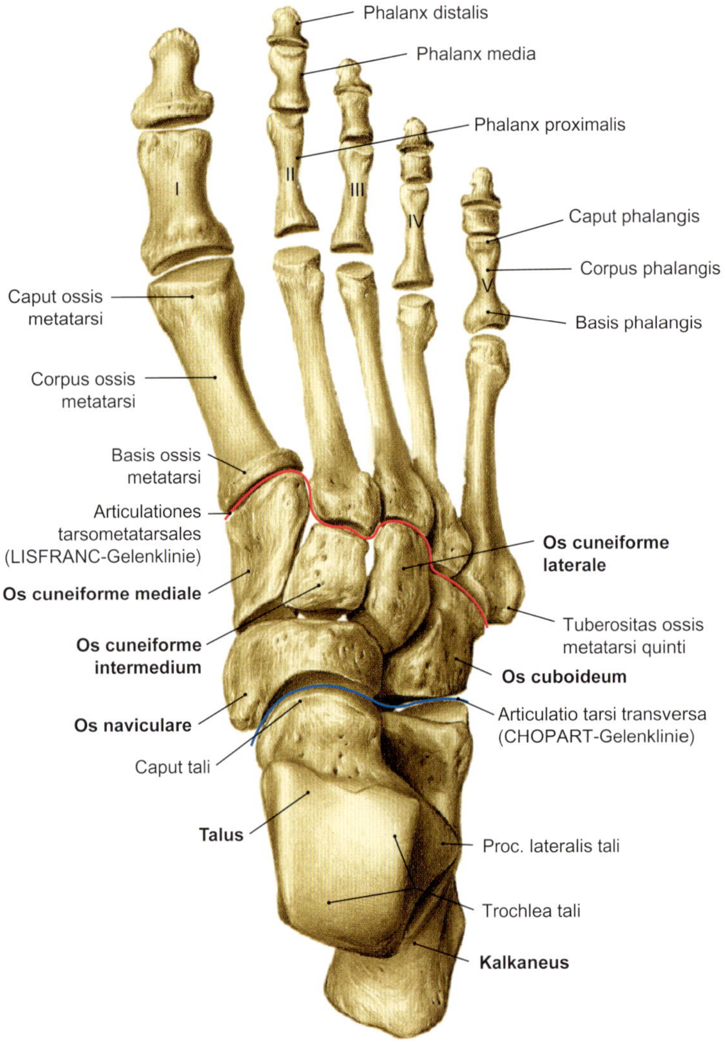

Abb. 20.1 Knöcherne Anatomie des Fußes, Ansicht von dorsal. [S007-1-23]

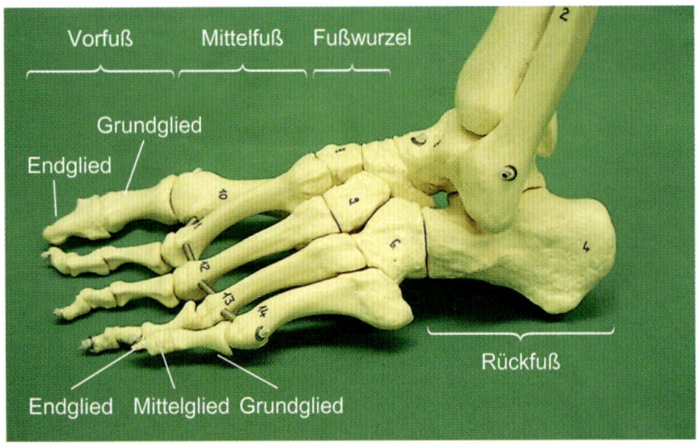

Abb. 20.2 Anatomie des Fußes, regionale Einteilung. [M724]

Strecksehnen vernarben und verkürzen mit der Strecksehnenhaube und es kommt allmählich zu einer Hyperextension, dann Subluxation und schließlich zu einer Luxation im Zehengrundgelenk.

Demgegenüber steht der schwächere Zug der Beugesehnen und der plantaren Gelenkkapsel (sog. plantare Platte), die später elongiert und schlussendlich sogar reißen kann. Daraus resultiert dann eine komplette Zehengrundgelenkinstabilität. Sekundär kommt es aufgrund der folgenden Ursachen zu einem Mittelfußschmerz (**Metatarsalgie,** ➤ Abb. 20.6):

1. Chronische Grundgelenkluxation mit den daraus resultierenden Knorpelschäden am dorsalen Gelenkflächenanteil des Mittelfußköpfchens und an der korrespondierenden Gelenkfläche an der Grundgliedbasis
2. Überbelastung plantarseitig unter dem Mittelfußköpfchen mit druckbedingter Hyperkeratosenbildung der Fußsohle und Atrophie des dämpfenden plantaren Fettgewebes

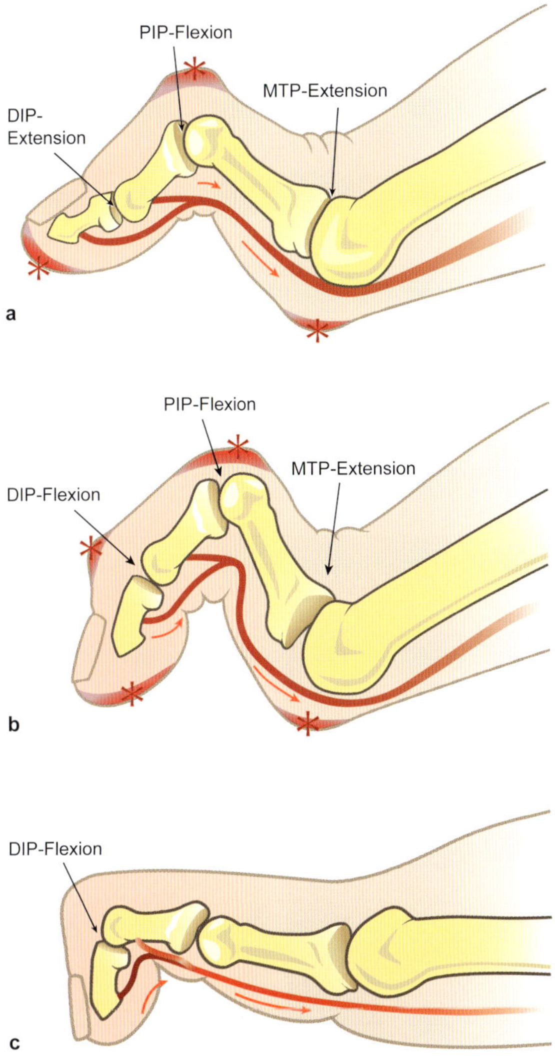

Abb. 20.3 Schematische Darstellung der Kleinzehendeformitäten. Bei der Entstehung von Zehendeformitäten spielt das Gleich- bzw. Ungleichgewicht zwischen Beuge- und Streckapparat eine entscheidende Rolle (* Klavusbildung). **a** Hammerzehe. **b** Krallenzehe. **c** Malletzehe. [L255]

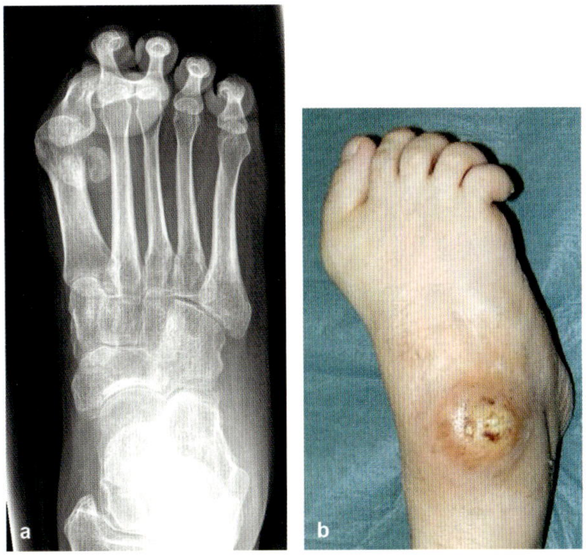

Abb. 20.4 Spastischer Adduktus-Spitzfuß mit neurogenen Krallenzehen und lokalem Druckulkus am ventrolateralen oberen Sprunggelenk. **a** Röntgenbild. **b** Klinisches Bild. [M724]

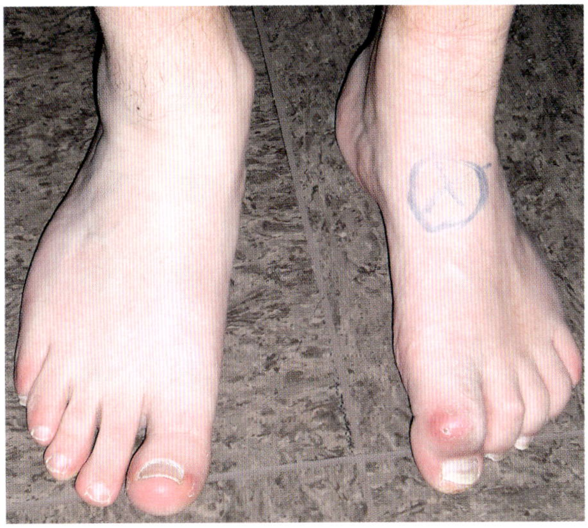

Abb. 20.5 Posttraumatische Krallenzehen (markierter linker Fuß) mit Hallux flexus und dorsomedialem Druckulkus am Großzehengelenk nach Unterschenkelkompartmentsyndrom. [M724]

20.3 Klinisches Bild

Hammerzehe Bei der Hammerzehe (➤ Abb. 20.3a) handelt es sich um die häufigste Fehlstellung der Kleinzehen überhaupt. Es zeigt sich eine vermehrte Extension im MTP-Gelenk mit einer zusätzlichen Beugung im PIP-Gelenk und anschließend einer möglichen Hyperextension im DIP-Gelenk, die anfangs flexibel, später kontrakt sein können. Hierbei können im Anfangsstadium die Zehenendglieder noch Bodenkontakt besitzen, später jedoch nicht mehr (➤ Abb. 20.7).

Krallenzehe Bei der Krallenzehe (➤ Abb. 20.3b) kommt es zu einer Hyperextension im MTP-Gelenk. Korrespondierend kommt es dabei auf der Streckseite des Zehenweichteils oft zu einer Ausbildung einer vermehrten Rötung oder zu einer Hyperkeratose (sog. Klavus), bedingt durch lokal vermehrte Druckirritationen und durch eine Hyperflexion im PIP- und DIP-Gelenk. Aufgrund der Hyperextension im MTP-Gelenk kann es auch plantarseitig zu einer mechanischen Überbelastung kommen, ebenfalls mit Rötung und Hyperkeratosenbildung und damit verbunden zu einer Schmerzhaftigkeit im Sinne einer Metatarsalgie. Im fortgeschrittenen Stadium kann es zu einer chronischen Subluxation oder Luxation im MTP-Gelenk kommen oder zu einem

„Wundlaufen" der Spitze des Endglieds (➤ Abb. 20.7, ➤ Abb. 20.8, ➤ Abb. 20.9).

Malletzehe Bei dieser seltenen Kleinzehenfehlstellung (➤ Abb. 20.3c) kommt es zu einer isolierten Kontraktur der tiefen Beugesehne mit einer entsprechenden Hyperflexion im DIP-Gelenk und unauffälligen Verhältnissen im MTP- oder PIP-Gelenk.

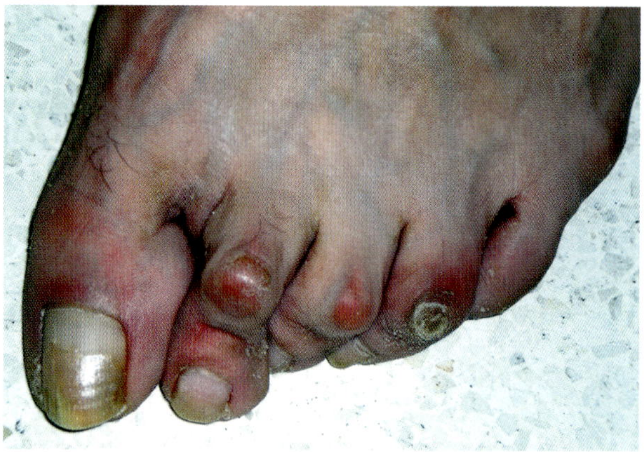

Abb. 20.7 Degenerative Krallen- und Hammerzehen mit Hallux valgus und Klavusbildung. [M724]

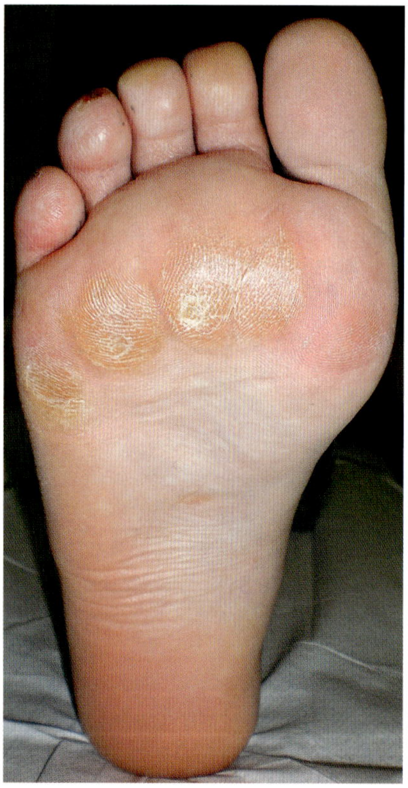

Abb. 20.6 Plantarseitige Hyperkeratosenbildung mit dem klinischen Bild einer Metatarsalgie. [M724]

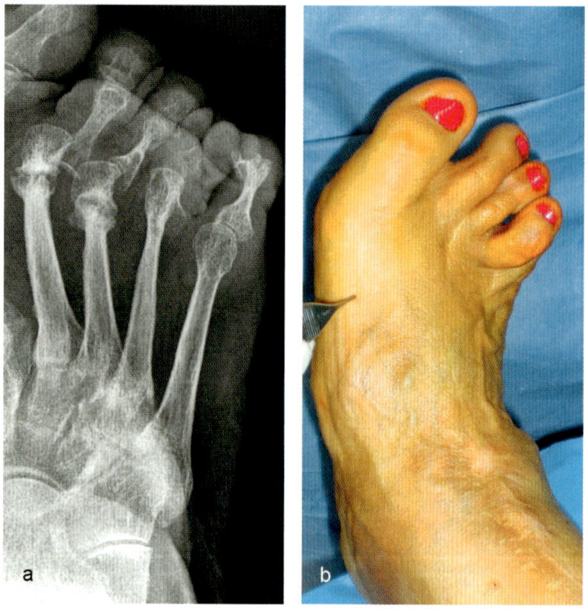

Abb. 20.8 Mehrfach voroperierter Fuß mit Subluxation der MTP-Gelenke. **a** Röntgenbild. **b** Klinisches Bild. [M724]

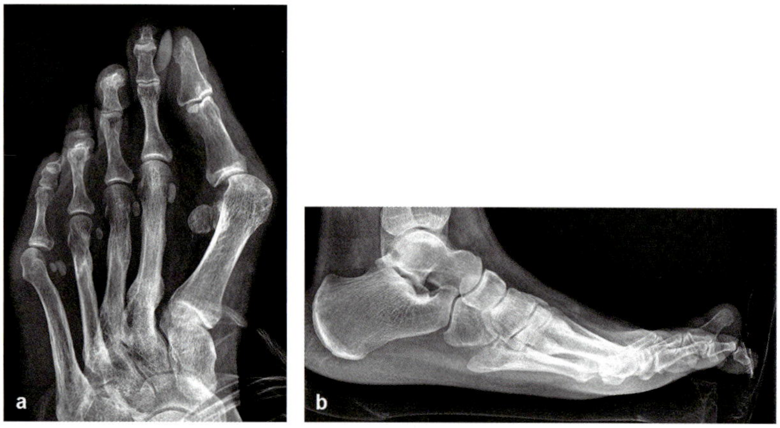

Abb. 20.9 Krallenzehenfehlstellung bei überlangem zweitem Strahl. **a** a. p.-Aufnahme. **b** Seitliche Aufnahme. [M724]

20.4 Diagnostische Verfahren

Die **klinische Untersuchung** mit Überprüfung der Bein- und Fußachse und des Barfußgangs, die Inspektion des Schuhwerks, ggf. der Einlagen (einseitige Abnutzung der Sohle), der Fußsohle (Hyperkeratosen plantarseitig) und der Gelenkbeweglichkeit aller Fußgelenke (kontrakt oder flexibel, Klavusbildung an den Zehen) spielt eine wegweisende Rolle. Hinzu kommen **Standardröntgenkontrollen** des Fußes in zwei Ebenen unter Belastung.

Bei differenzierteren Fragestellungen kann eine computertomografische Darstellung der kleinen Gelenke (genaue Arthroselokalisation, Morbus Köhler II) und ggf. die genaue magnetresonanztomografische Weichteildarstellung (Morton-Neuralgie, Peritendinitis, Osteitis, Bone Bruise) angefertigt werden. In differenzialdiagnostischen Einzelfällen kann auch die Skelettszintigrafie (CRPS, Osteitis) Aufschluss über eine Fußpathologie geben.

Die lokalen Druckverteilungen auf die Fußsohle (z. B. bei Metatarsalgie) können mittels Pedobarografie (Fußsohlendruckmessung) dargestellt werden, um so die therapeutische Planung zu unterstützen.

DIAGNOSTIK

- Inspektion (Bein- und Fußachse, Fußsohle, Schuhsohle, Barfußgang)
- Palpation (Druckschmerz dorsal, plantar, Gelenkbeweglichkeit)
- Röntgenaufnahmen des Fußes in zwei Ebenen unter Belastung

20.5 Peri- und intraoperatives Vorgehen

20.5.1 Operationsprinzip

Primäres Ziel ist die **Wiederherstellung des Zehengeradstands** und das **Ausbalancieren des Sehnengleichgewichts** unter Berücksichtigung der jeweiligen Gelenkverhältnisse.

Ist die Gelenkfehlstellung noch flexibel redressierbar, so kann gelenkerhaltend operiert werden, indem man durch eine Sehnentransposition die Sehne des M. flexor digitorum longus (FDL-Sehne) teilt und die beiden erhaltenen Sehnenzügel dorsalseitig um das Grundglied und mit den Strecksehnenzügeln fixiert (sog. Girdlestone-Taylor-OP [1, 2]). Alternativ kann auch mit einem Vicryl-Faden die tiefe Beugesehne angeschlungen, armiert und über eine Knochennut mit dem distalen Anteil des Grundglieds verknotet werden [3]. So kann effektiv der Entstehung einer hochstehenden Kleinzehe ohne Bodenkontakt des Endglieds (sog. Floating Toe) entgegengewirkt werden.

Zur Sicherung des Korrekturergebnisses sollte das betreffende Gelenk mittels einer temporären Kirschner-Draht-Transfixation ruhiggestellt werden. Bei begleitender Metatarsalgie kann das entsprechende Sehnengleichgewicht auch über eine Verkürzungsosteotomie nach Weil mit einem gleichzeitigen plantaren Release erfolgen.

Liegen arthrotische Gelenkverhältnisse vor und ist das Gelenk kontrakt, können durch eine Hemiresektionsarthroplastik (sog. Hohmann-OP) die Kondylen des Grundglieds distal reseziert werden. Liegen eine noch höhergradige Arthrose und Kontraktur vor, sollte auch die Basis des angrenzenden Glieds reseziert werden und eine Arthrodese unter Berücksichtigung der korrekten Zehenlänge und entsprechender Sicherung mittels Kirschner-Draht erfolgen.

20.5.2 Patientenaufklärung

Neben den allgemeinen operativen Komplikationen sind folgende spezifische Komplikationen zu beachten: Auf eine unter Umständen mehrere Monate bestehende Weichteilschwellung des operierten Fußes muss hingewiesen werden, die die konsequente Hochlagerung und äußere Kompression (z. B. mittels Kompressionsstrumpf, manueller Lymphdrainage) erforderlich macht. Der Patient ist nach der Operation eingeschränkt mobil, d. h. mittels Vorfußentlastungsschuh mobilisierbar, doch sollte der operierte Vorfuß für 6 Wochen entlastet werden. Ab der 3. postoperativen Woche sollten behutsam, doch konsequent, die nicht arthrodesierten Kleinzehengelenke plantarflektiert werden, um eine postoperative Einsteifung zu vermeiden.

! AUFKLÄRUNGSPUNKTE

- Allgemeine chirurgische Komplikationen
- Pseudarthrose bei geplanter Arthrodese
- Durchblutungsstörungen mit anschließender Nekrose
- Floating Toe mit fehlendem Bodenkontakt der Zehe bei zu starker Verkürzungsosteotomie
- Lang andauernde Schwellung des Fußes
- Taubheitsgefühl
- Steifigkeit des MTP-Gelenks und der Zehengelenke [4]
- Hypertrophe Narbenbildung am Fußrücken
- Eingeschränkte Mobilität, 6-wöchige Entlastung im Vorfußentlastungsschuh
- Bei temporärer Kirschner-Draht-Transfixation: Metallentfernung nach 4–6 Wochen
- Rezidiv bei erneuter Vernarbung des Fußrückenweichteils

20.5.3 Anästhesie und Lagerung des Patienten

Die Anästhesie kann als Allgemeinnarkose (Larynxmaske, Intubationsnarkose), als rückenmarksnahe, regionale oder lokale Analgesie durchgeführt werden. Systematische Reviews zeigen, dass lokale und regionale Verfahren die bessere Analgesie auch

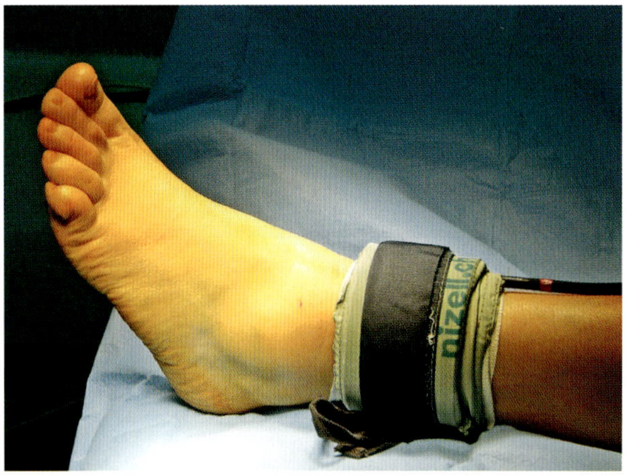

Abb. 20.10 Intraoperative Lagerung mit supramalleolärer Blutleere. [M724]

in der unmittelbaren postoperativen Phase bewirken, nachteilig wirkt sich hingegen die eingeschränkte Beurteilbarkeit von Motorik und Sensibilität seitens des Operateurs aus [5]. Hervorragende Analgesieeigenschaften bei Fußoperationen zeigt ebenfalls der supramalleoläre Fußblock, auch in der Hand des Operateurs [6]. Die Operation erfolgt in Rückenlage (➤ Abb. 20.10).

20.5.4 Instrumentarium und Operationsvorbereitung

Die Operation erfolgt in aller Regel in Blutleere (supramalleoläre Esmarch-Binde, 350 mmHg, ➤ Abb. 20.10). Weiterhin sollte eine perioperative Antibiose erfolgen. Bezüglich des Instrumentariums sind ein Fußsieb und ggf. Kirschner-Drähte vorzuhalten.

20.5.5 Operationsschritte

Pitfalls bei der Operation

- Unkorrektes Einstellen der Weichteilbalance mit postoperativ „hängendem Zeh" (Übergewicht der Plantarflektoren) oder Floating Toe (Überwiegen der Zehenstrecker mit aufgehobenem Bodenkontakt der Zehe)
- Zu starkes knöchernes Verkürzen der Zehe mit daraus resultierenden Belastungsunregelmäßigkeiten und Hyperkeratosenbildung plantar- und dorsalseitig
- Fehlplatzieren der Kirschner-Drähte bei temporärer Arthrodese mit Instabilität im geplanten Arthrodesengelenk
- Mehrfaches Einbringen der Kirschner-Drähte in die Zehenglieder mit möglicher Knochen-Gefäß-Nerven-Verletzung
- Weichteilnekrose zwischen einzelnen Operationslokalisationen bei zu schmaler Weichteilbrücke

Es erfolgt ein querer, längs- oder s-förmiger Zugang zum Gelenk, ggf. muss eine darüberliegende Hornhautschwiele (Klavus) ausgeschnitten werden. Dann werden der Strecksehnenapparat (M. extensor digitorum longus) der Länge nach gespalten und die Streckerhaube abpräpariert. Unter maximaler Flexion der Zehe erfolgt das vorsichtige (**cave:** unmittelbar benachbartes Gefäß-Nerven-Bündel) seitliche Abpräparieren der Gelenkkapsel und des Bandapparats. Die Weichteile werden mit Hohmann-Hebeln geschützt und die Kondylen des Grundglieds reseziert.

Bei einer ausgeprägten Arthrose und Kontraktur der Kleinzehengelenke sollte zusätzlich auch noch die Basis des korrespondierenden Zehenglieds reseziert und eine Arthrodese durchgeführt werden, die mit einem Kirschner-Draht (1,2 oder 1,4 mm) gesichert und transfixiert wird.

Dabei wird ein beidseitig angespitzter Kirschner-Draht zunächst antegrad nach Durchbohren der beiden distalen Glieder, anschließend retrograd in das Grundglied und ggf. auch in das entsprechende Mittelfußköpfchen eingebracht. Je nach Lokalisation der Zehenfehlstellung kann dies am PIP- oder DIP-Gelenk oder an beiden Gelenken vorgenommen werden. Um eine postoperative Einsteifung des MTP-Gelenks zu vermeiden, kann man auch zwei 1,2-mm-Kirschner-Drähte parallel nebeneinander in die Zehenglieder einbringen: Ein Draht reicht bis zum MTP-Gelenk heran, der andere geht darüber hinaus und transfixiert dieses zwecks besserer Stabilität und Einrichtung der Strahlachse.

Den Draht bis zum MTP-Gelenk belässt man 6 Wochen, den Draht zur MTP-Gelenktransfixation entfernt man nach 3 Wochen zwecks früherer Beübung dieses Gelenks und Vermeidung einer postoperativen Einsteifung und der Möglichkeit einer früheren Physiotherapie. Intraoperativ erfolgt eine Stellungskontrolle in zwei Ebenen mit dem Bildverstärker. Bei korrekter Stellung wird der Draht gekürzt und umgebogen. Es erfolgt der Verschluss der Streckerhaube mittels 2.0-Vicryl-Einzelknopfnähten, anschließend der Hautverschluss mit 3.0er-Naht.

Der Draht wird bei der Hohmann-OP 3 Wochen, bei durchgeführter PIP-/DIP-Arthrodese 4–6 Wochen, abhängig von der Knochenqualität, belassen. Als operative Alternative gelten neuere Implantate, die als gewinkelte Doppelgewindeschraube (sog. Pip-Tree™-Schraube) für die intramedulläre Osteosynthese der Arthrodese am PIP-Gelenk der Kleinzehen auf den Markt gekommen sind.

20.6 Nachbehandlung und Komplikationen

Nachbehandlung (➤ Tab. 20.1)

Unmittelbar postoperativ abschwellende Maßnahmen (z. B. manuelle Lymphdrainage, Hochlagerung, milde Kompres-

Tab. 20.1 Nachbehandlung schematisch

Maßnahme	Empfehlung
Belastung	6 Wochen Belastung im Vorfußentlastungsschuh
Manuelle Lymphdrainage	Unmittelbar postoperativ
Nahtmaterialentfernung	2 Wochen postoperativ
Passive und aktive Mobilisation	• Nach teilweiser Metallentfernung nach 3 Wochen • Nach kompletter Metallentfernung nach 6 Wochen
Ergotherapieübungen	Greiffunktion der Zehen beüben nach Weichteilabheilung • a) nach 3 Wochen • b) nach kompletter Metallentfernung nach 6 Wochen

sion), keine Belastung arthrodesierter Gelenke (Gefahr des Metallbruchs bei einliegenden Kirschner-Drähten, versehentliche Entfernung der Kirschner-Drähte). Sobald die Weichteile abgeheilt sind, behutsame Mobilisation der operierten, nicht arthrodesierten Gelenke, um eine sekundäre Einsteifung zu vermeiden (➤ Tab. 20.1). Engmaschige Anbindung des Patienten mit eingeschränkter Compliance an den Operateur, um das Operationsergebnis nicht zu gefährden.

Komplikationen

- Schwellung mit Umfangsdifferenz
- Wundheilungsstörung (oberflächlicher/tiefer Wundinfekt)
- Verletzung von Gefäßen (Zehennekrose)
- Nervenverletzungen (Taubheit/Hyperalgesie)
- Knochenheilungsstörung
- Rezidiv
- Zehen-Malalignment (Floating Toe/hängende Zehe)
- Bruch von Knochen und Implantat
- Metallauslockerung
- Bewegungseinschränkung der Zehe

LITERATUR

[1] Taylor RG. Treatment of clawtoes by multiple transfers of flexor into extensor tendons. J. Bone Joint Surg 1951:33-B:539–42.
[2] Girdlestone GR Physiotherapy for hand and foot. J Chartered Soc Physiotherapy 1947;32:167–9.
[3] Rippstein P. Persönliche Mitteilungen.
[4] Myerson MS, Jung HG. The role of toe flexor-to-extensor transfer in correcting metatarsophalangeal joint instability of the second toe. Foot Ankle Int 2005;26:675–9.
[5] Simanski C JP. Schmerztherapie an den unteren Extremitäten. Orthopäde 2008;37:959–69.
[6] Vadivelu N, Gesquire M, Mitra S et al. Safety of local anesthesia combined with monitored intravenous sedation for American Society of Anesthesiologists 3 and 4 patients undergoing lower limb-preservation procedures. J Foot Ankle Surg 2010;49:152–4.

Register